耳鼻咽喉疾病
诊疗思维与应用实践

Diagnostic Reasoning and Clinical Practice
in Otolaryngologic Disorders

严焕发　周　卫　吴劲波　杨鲁生　王亚梅　乌兰托亚　主编

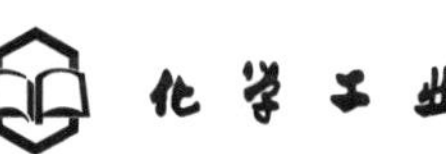

·北　京·

内容简介

全书分为四篇，涵盖了耳、鼻、咽、喉常见疾病及其常用治疗方法。书中首先介绍了耳、鼻、咽、喉疾病的常见症状，如耳聋、耳鸣、鼻溢液、嗅觉障碍等，帮助医生识别病症，然后详细讲解了耳、鼻、咽、喉疾病的常用治疗方法，提供了诊疗思维与治疗策略。

本书适合耳鼻咽喉科医师、住院医师、初级医师及相关医学专业的学生阅读参考，可以帮助他们提高对常见耳鼻咽喉科疾病的诊治能力，提供科学有效的治疗方案，助力临床实践。

图书在版编目(CIP)数据

耳鼻咽喉疾病诊疗思维与应用实践 / 严焕发等主编 . 北京 : 化学工业出版社，2024. 11. -- ISBN 978-7-122-46930-4

Ⅰ. R76

中国国家版本馆CIP数据核字第20247AB190号

责任编辑：王　玮　满孝涵　　装帧设计：史利平

责任校对：宋　夏

出版发行：化学工业出版社（北京市东城区青年湖南街 13 号　邮政编码 100011）

印　　装：三河市君旺印务有限公司

787mm×1092mm　1/16　印张 22¼　字数 504 千字　　2024 年 11 月北京第 1 版第 1 次印刷

购书咨询：010-64518888　　售后服务：010-64518899

网　　址：http://www.cip.com.cn

凡购买本书，如有缺损质量问题，本社销售中心负责调换。

定　　价：88.00 元

编写人员名单

主　　编　严焕发　周　卫　吴劲波　杨鲁生
　　　　　王亚梅　乌兰托亚

副 主 编　段　宏　宿　川　吴晓平　张琳宇
　　　　　李红梅　桂　建

编　　者　严焕发　防城港市中医医院
　　　　　周　卫　江汉大学附属医院（武汉市第六医院）
　　　　　吴劲波　泸州市妇幼保健院（泸州市第二人民医院）
　　　　　杨鲁生　济宁市中西医结合医院
　　　　　王亚梅　内蒙古医科大学
　　　　　乌兰托亚　呼和浩特市第一医院
　　　　　段　宏　内蒙古医科大学附属医院
　　　　　宿　川　济南市历下区人民医院
　　　　　吴晓平　乐山市沙湾区人民医院
　　　　　张琳宇　白银市第一人民医院
　　　　　李红梅　济南市历下区人民医院
　　　　　桂　建　宣汉县中医院
　　　　　李武杰　泰安市中心医院
　　　　　李　乐　巴中市中心医院
　　　　　赵　莉　唐山市迁西康力医院
　　　　　普春丽　楚雄彝族自治州中医医院 云南省彝医医院
　　　　　信　鑫　白城中心医院
　　　　　张传腾　青岛市即墨区中医医院

主编简介

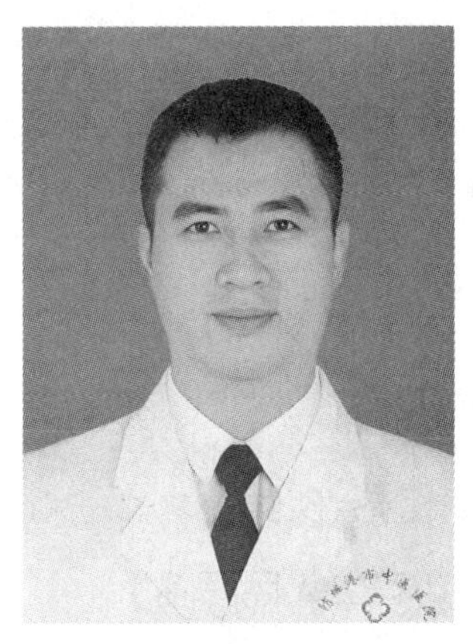

严焕发，男，毕业于广西中医学院临床医学专业。现为防城港市中医医院耳鼻喉科主任，全国耳内镜外科技术规范培训协作组成员，广西中西医结合学会耳鼻咽喉头颈外科分会常务委员，广西临床肿瘤学会头颈肿瘤专家委员会常务委员，广西中医药学会贴敷疗法专业委员会常务委员，广西预防医学会变应性疾病防治专业委员会委员。发表国家级医学论文 5 篇，获医学专利 1 项，主持防城港市科学技术局科研课题 1 项。擅长耳鼻咽喉头颈外科常见病、疑难病的中西医结合诊疗。

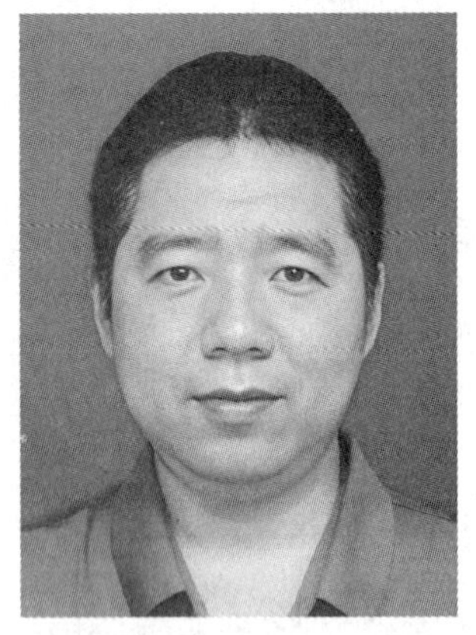

周卫，男，副主任医师，副教授，医学硕士，毕业于华中科技大学同济医学院。从事耳鼻咽喉头颈外科临床工作 20 年。发表核心期刊论文 10 余篇，SCI 1 篇。参编著作 3 部，发明专利 1 项，主持及参与课题近 10 项。现为江汉大学附属医院（武汉市第六医院）耳鼻咽喉头颈外科医师、湖北省科技厅专家评委及武汉市医疗鉴定委员会委员。

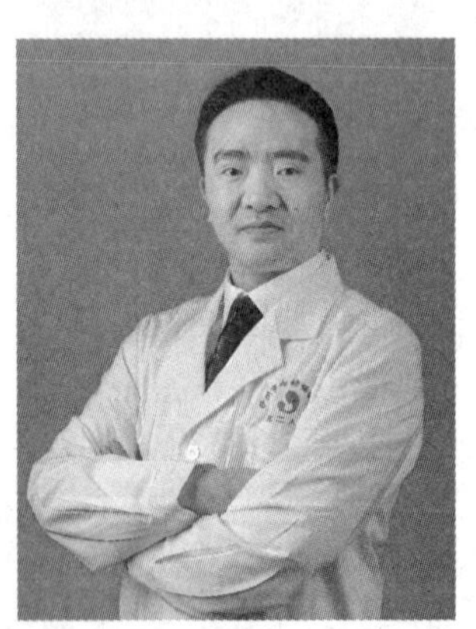

吴劲波，男，副主任医师。现为泸州市妇幼保健院（泸州市第二人民医院）耳鼻咽喉头颈外科主任，泸州市耳鼻咽喉头颈外科质量控制中心副主任，泸州市防聋治聋技术指导专家组副组长，泸州市医学会耳鼻咽喉 - 头颈外科专业委员会副主任委员，泸州市中西医结合学会第二届耳鼻咽喉专业委员会常务委员，四川省妇幼保健协会耳鼻喉与听力保健分会常委，泸州市听力与言语残疾鉴定专家库专家，亚太医学生物免疫学会儿童耳鼻咽喉头颈外科分会首届委员会委员，四川省老年医学会耳鼻喉专业委员会委员。

杨鲁生，男，主治医师，毕业于泰山医学院临床医学专业，从事耳鼻咽喉头颈外科临床工作20余年。现任济宁市中西医结合医院耳鼻咽喉科主任，济宁市医学会耳鼻咽喉头颈外科分会委员。国家级期刊发表论文3篇。负责山东中医药大学等多所大学临床带教工作。

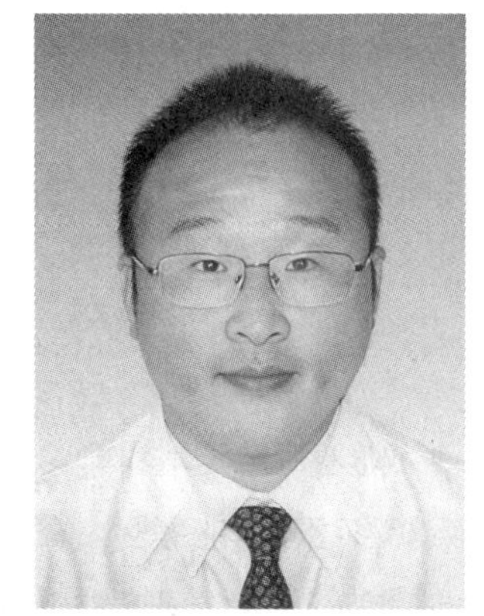

王亚梅，女，毕业于内蒙古医科大学。现任内蒙古医科大学中医学院方剂教研室讲师，内蒙古医科大学附属蒙中医院主治医师。从事中医教学、科研、临床工作10余年。担任中国民族医药学会理事，中华中医药学会方剂学分会青年委员，呼和浩特市医师协会秘书长，第二批内蒙古自治区名老中医学术传承人。主持自治区级及校级科研项目6项，发表论文15篇，参编专著3部、教材1部。

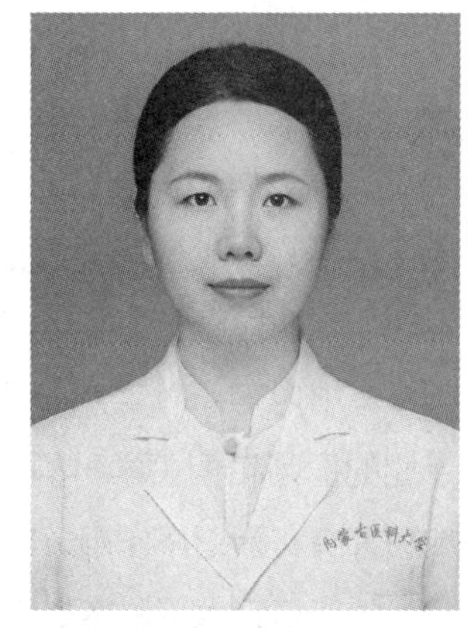

乌兰托亚，女，硕士，副主任医师，毕业于内蒙古医科大学，呼和浩特市第一医院耳鼻喉科副主任医师。从事耳鼻喉科临床工作15年，负责科室教学科研工作。担任内蒙古自治区医师协会耳鼻咽喉科医师分会第一届委员会委员、内蒙古自治区医师协会眩晕医学专业委员会第一届青年委员会委员、内蒙古自治区医师协会女医师分会第一届委员会委员、内蒙古自治区医师协会变态反应学会分会委员。2022年取得临床听力学检测技术培训合格证书，2023年取得颞骨显微手术高级培训课程培训合格证书。

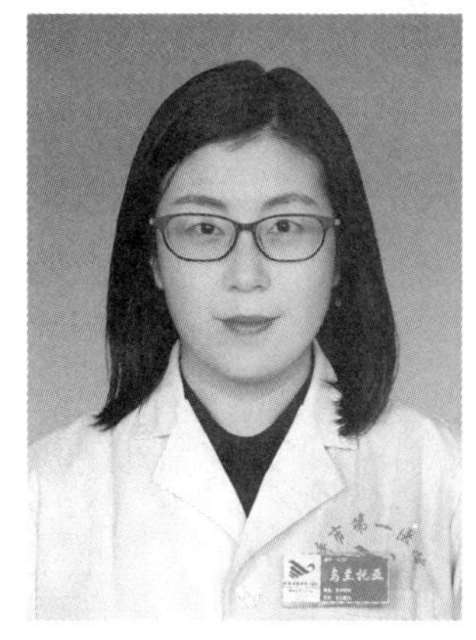

前言

随着耳鼻咽喉科学诊疗技术的迅速发展以及临床相关知识的不断更新，专科医师也面临新的诊疗知识的考验。在学习新观点、新技术、新疗法的同时，希望有一本快捷、实用、易懂易学的工具书来指导医学临床实践。为此，我们组织了相关专业的专家学者，在参阅国内外相关研究进展的基础上，结合其临床经验编写了《耳鼻咽喉疾病诊疗思维与应用实践》一书。

本书共三十一章，主要内容包括耳鼻咽喉科疾病的常见症状、常用治疗方法，以及耳鼻咽喉科常见病和多发病的诊治知识。其内容以循证医学为基础，以突出防治疾病为原则，并紧密结合耳鼻咽喉科发展的现状和趋势，重点介绍了常见耳鼻咽喉疾病的概念、病因、临床表现、辅助检查、诊断、鉴别诊断及治疗方案。

本书内容新颖实用、简明扼要、重点突出，具有很强的实用性。本书对从事耳鼻咽喉科专业的医师和相关学科的医师有一定的参考价值，对临床非本专业医师尤其是实习医师和住院医师有实际指导作用。

限于编者水平，本书内容可能存在不足，恳请广大同仁批评指正。

编　者

2024 年 9 月

目录

第一篇 耳鼻咽喉疾病基础

第二篇 耳科疾病

第三篇　鼻科疾病

第一篇

耳鼻咽喉疾病基础

第一章
耳鼻咽喉疾病常见症状

第一节　耳聋

正常听力是听觉灵敏度的一个范畴，它是健康青年正常耳听力测定的平均值，不是绝对的数值。当听觉系统的传音或感音部分发生病变或功能上出现损伤时，即产生听觉障碍，通常称为听力减退。听力减退的程度有轻有重，轻者为重听障碍，重者或完全丧失者为聋。耳聋是听觉系统的传音、感音功能异常所致听觉障碍或听力减退的现象。一般所说的聋哑是指实用听力全失，如小儿自幼失听，丧失了学习语言的机会则成聋哑。

耳聋根据发生的部位与性质，分为传导性聋、感音神经性聋和混合性聋。因声波传导路径中的外耳、中耳病变导致的听力障碍称传导性聋；因声波感受与分析径路即内耳、听神经及听中枢病变引起者为感音神经性聋；若两者兼有则为混合性聋。感音神经性聋按病变部位还可再分为感音性聋、神经性聋和中枢性聋。

一、病因

（一）传导性聋

1. 外伤性传导性聋

（1）鼓膜创伤。

（2）听骨链创伤。

（3）颞骨纵行骨折。

2. 炎症性传导性聋

（1）急性非化脓性中耳炎。

（2）分泌性中耳炎。

（3）慢性非化脓性中耳炎。

（4）急性化脓性中耳炎。

（5）急性大疱性鼓膜炎。

（6）慢性化脓性中耳炎：①单纯型；②肉芽骨疡型；③胆脂瘤型。

3. 其他传导性聋

（1）耳硬化症。

（2）鼓室硬化症。

（3）耵聍、异物或外耳道肿瘤。

（4）颈静脉球体瘤。

（5）早期梅尼埃病。

（二）感音神经性聋

1. **先天性**

（1）遗传因素

① 单纯内耳发育不全。

② 遗传性内耳退变。

③ 遗传聋伴身体其他部位畸形。

（2）孕期因素。

（3）产期因素。

2. **后天性**

（1）传染病源性。

（2）药物中毒性。

（3）噪声性。

（4）老年性。

（5）突发性。

（6）外伤。

（7）自身免疫性感音性。

（8）脑桥小脑三角病变。

（9）中枢性。

二、发病机制

耳聋多由胚胎发育、遗传因素、孕期、分娩时损害及各种后天原因，引起内耳毛细胞、听神经、听通路、听皮质病变所致。耳聋按性质分为器质性与功能性两大类。器质性聋根据损害部位可分为以下四种。

1. **传音性聋**

传音性聋病变在外耳、中耳，少数耳蜗内的损害亦可表现为传音性聋。

2. **感音神经性聋**

感音神经性聋为耳蜗及蜗后的病变致使不能或难以感受声音。根据病变解剖部位的不同又可分为四类。

（1）耳蜗性聋由于各种原因，如耳毒性药物中毒所引起的毛细胞病变，以致声波的刺激不能产生正常的电活动。

（2）神经性聋由于蜗神经病变使毛细胞的电活动不能引起神经的应有兴奋或不能上传到脑干。

（3）脑干性聋由于脑干的病变妨碍蜗神经的冲动上传到皮质中枢。

（4）皮质性聋为病变妨碍传入信息的感受和综合分析的能力。每侧的听觉系由两侧的皮质中枢所控制，因此皮质性聋必须两侧中枢同时有病变方能致聋。

3. **混合性聋**

混合性聋系传音及感音部分同时、同一原因或两种不同的原因而引起的耳聋，如长期

患有慢性化脓性中耳炎其细菌毒素可以侵入迷路引起耳蜗内损伤或在慢性化脓性中耳炎的基础上又患有腮腺炎等。

4. 功能性聋

功能性聋无器质性病变，如精神性聋，其听力曲线不稳定，但系“真聋”，常见于癔症或神经症患者。伪聋纯系装聋，多为单侧性“全聋”。

三、诊断

（一）诊断依据

1. 病史

对每一位耳聋患者都应尽可能找出耳聋原因，详细询问病史对耳聋的诊断极为重要。在病史询问中应着重注意以下六个方面。

（1）耳聋为先天性或后天性：先天性者常为螺旋器及有关结构未发育或发育不良。后天性者与内耳末梢感受器变性有关。

（2）有无遗传因素：在重度小儿耳聋中，约半数属于遗传性。

（3）耳聋是否伴有其他部位的异常：伴有其他器官异常者多与先天性或遗传因素有关。

（4）是否伴有耳部其他症状：对耳高音调耳鸣常示病变部位在中枢或全身病变引起。波动性耳鸣多发生在传音性聋或颈静脉球体瘤。低调耳鸣多与中耳疾病有关。单耳高音调耳鸣常示耳蜗供血不足。耳胀闷感、压迫感，可能与鼓室积液或耳蜗积水有关。耳痛、耳流脓提示中耳有炎症。

（5）询问耳聋的特点：如一侧性或双侧性。双侧性聋多为全身因素引起，如脑膜炎、麻疹、耳毒性药物中毒等。单侧耳聋多为局部因素或带状疱疹、腮腺炎等引起。突发性聋和功能性聋常突然发生。听神经瘤一般是单侧耳进行性耳聋。梅尼埃病为波动性聋。另外，要询问有无糖尿病、高血压、高血脂、动脉硬化性心脏病、梅毒史等。

（6）其他：如创伤史、爆震史、职业噪声史、手术史、传染病史等。由于急性传染病致聋者，发病年龄多在 4 岁以下，半数在 2 岁以下，与急性传染病易感年龄有密切关系。在病情严重时常已发生耳聋，但不易被察觉，愈后又未进行听力检查和语言训练，常导致聋哑。

2. 体格检查

根据病史，对耳聋患者可做重点或全身的检查。前庭功能检查对耳聋的定位诊断有价值。全身检查应酌情对神经系统、心血管系统、内分泌系统等做必要的检查。

3. 听力检查

听力测定是诊断耳聋的主要方法。随着检测仪器的不断改进和发展，不仅可以精确地测定听觉功能，而且可以区别器质性聋与功能性聋。在器质性聋中可以根据听觉的各种异常表现进行定位诊断。

（1）音叉试验

① 林纳试验（Rinne test）：又称气骨导试验。用于试验的音叉以 256Hz、512Hz 为宜，

频率太低（128Hz）患者可能将振动感误认为骨导；频率太高（2048Hz），虽系传音性聋，亦可表现为气导＞骨导。此外，如一耳为重度感音性聋，另一耳正常或为传音性聋，则可能出现林纳试验假阴性，即受试耳的听觉系对侧耳所感受，可用韦伯试验加以验证。如为假阴性，则韦伯试验偏向对侧耳。传音性聋的严重程度，还可从不同音叉的林纳试验转阴性情况来判断。轻度传音性聋仅有 128Hz 音叉为阴性，转变为林纳试验阴性的音叉频率越高，则传音性聋越严重。

② 韦伯试验（Weber test）：又称骨导偏向试验。将音叉的柄端置于头额部正中线的一点上，让受检者指出那一耳听到声音或听到的声音较强。测试结果有韦伯正中和韦伯偏向一侧两种。传音性聋时，偏于患侧或较重侧。感音性聋时，则偏于健侧或较轻侧。

③ 施瓦巴赫试验（Schwabach test）：又称骨导对比试验，系比较受试耳与正常人的骨导听力。传音性聋的骨导延长，感音性聋的骨导缩短。

④ 盖莱试验（Gelle test）：为试验镫骨是否活动的方法，故又称镫骨活动试验。先将振动的音叉置于受检耳乳突部，用波氏（Politzer）球塞紧外耳道口。若镫骨活动，则向外耳道加压时，骨导音减弱，是为盖莱试验阳性。若镫骨固定，则骨导音无变化，为盖莱试验阴性。此法在耳硬化症及中耳先天畸形、鼓室硬化症的诊断及鼓室成形术前测试听骨链功能等方面，均有重要价值。

（2）听力计检查

听力计检查包括听阈检查和阈上功能检查两部分。听力计发出特定强度和频率的纯音、脉冲音和各种掩蔽音，能测试从 125Hz 到 10kHz 或更高频率的听阈。它不仅能判断耳聋的程度、性质，而且能诊断耳聋的部位。听阈不等于听力。听力是包括从感受声音到分析其意义以及各种阈上现象的全部能力。听阈是能引起听觉的最小有效声压，能在很大程度上反映听力。

① 纯音听阈测试：纯音听阈测试是指应用纯音听力计测试听力的方法。纯音听力计测试听阈，包括气导听阈和骨导听阈测定。听阈乃受检耳对某一频率纯音感知的最小声压级（SPL），在听力计上以听力级（dB HL）来表示。正常人的听阈是通过对健康青年测试所得到的各频率平均听阈的声压级。在听力计上以零分贝听力级（dB HL）来代表，即听力零级。

听力测试时，要求避免环境噪声的掩蔽作用，应在隔音室内进行测试。一般要求测听室内总噪声级不超过 30dB。如利用自由声场测试，则环境噪声级不能超过 10dB。一般气导耳机因内装有海绵垫圈，可隔声约 20dB。

听阈测定包括气导和骨导两种，通常先测试气导，两耳分别进行。若两耳有不同性质和程度的听力损伤，可测试听力较好的一耳。测气导时，先从 1000Hz 开始，每 5dB 一档，由低到高逐渐增加声强，直到受检者从耳机内刚能听到声音为止。为了减小误差，可以测试 2 ～ 3 次，测得确切听阈后，记录在听力图上。依次测试 2000Hz、4000Hz、8000Hz 的高频音，再测 500Hz、250Hz、125Hz 的低频音。测完一耳，再测另一耳。

骨导听阈测定用骨导器进行。骨导器应放在受检耳乳突的相当于鼓窦处。在测试过程中一般不摘下气导耳机，方法与气导测试相同，但不一定从 1000Hz 开始。一般仅进行 250 ～ 4000Hz 各倍频程声音的测试。骨导的最大输出一般听力计为 60 ～ 70dB。

如两耳听力相差 50dB 上下，检测较差耳听力时，声音即可从较差耳传至较佳耳，这时较差耳所听到的声音实际上是较佳耳所听到的，这种听力称为越边听力。查骨导时，只要两耳听力不同（5 ～ 10dB）就有可能发生越边听力。在听力图上这种听力曲线称为影子曲线。为了避免得出影子听力图，在测较差耳时，就要加噪声掩蔽非测试耳。通常先试用 60dB 的噪声，测试中还可酌情做适当调整，但过强的噪声同样可以越边传至受检耳而影响该耳的真实听阈。

② 纯音阈上听力测试：利用听阈级以上强度的声信号（纯音、噪声、语言）进行听觉功能测试的方法称为阈上听力测试，又称超听阈检查法，可通过纯音听力计、自描听力计，也可用语言听力计、阻抗听力计和电反应听力计进行检查。

阈上听力测试，能进一步对听觉神经通路的病变做出定位诊断，为鉴别耳蜗聋、神经性聋以及中枢性聋提供听力学方面的资料，且对了解耳聋患者的实际交往能力、功能性聋的诊断、职业性噪声聋的预防以及助听器的选配和调试等均有一定价值。

③ 双耳交替响度平衡试验：先测试纯音听阈，以聋耳听阈不超过 50dB，且与健耳之差不低于 25dB 为宜。测试时，在健耳或较佳耳逐次增加声强，每次 10 ～ 20dB，继之调节患耳或较差耳的阈上刺激声强度，直至感到两耳响度相等为止。在听力表上分别记录两耳响度感到一致时的分贝值，并将两耳的分贝值画线连接。当双耳在同一听力级上响度感到一致时，表示有复响。若虽经调试两耳不能在同一级上达到响度一致，表示无复响。

④ 短增量敏感指数试验：短增量敏感指数试验是测试受试耳对阈上 20dB 强度的连续声信号中出现的强度微弱变化（1dB）的敏感性，计算其在 20 次声强微增变化中的正确辨别率。将受检耳听到的增音数乘 5，即得短增量敏感指数。耳蜗病变患者的短增量敏感指数可高达 80%～ 100%，正常人群及其他耳聋患者的短增量敏感指数一般为 0 ～ 20%。

⑤ 音衰变试验：音衰变试验又称阈音衰减试验。有些听力减退的患耳对持续音能听到的时间很短，这种听敏度衰减现象称为音衰变。测试方法很多，但基本原理相同。Carhart 音衰变试验是先用断续音测出某一频率的听阈。从感觉级 0dB 开始，在开始时以秒表计时，让受检者在听到和听不到声音时做出表示，记下 0dB 的听取时间。如不满 60 秒，则不中断纯音并加 5dB，重新开始计时。如此继续进行直至受试耳在 1 分钟内始终能听到刺激声为止。计算测试结束时刺激的声强级和听阈阈值的差值。正常耳及传音性聋耳无明显衰变。衰变 30dB 以上者为蜗后病变，10 ～ 25dB 者为耳蜗损害。

（3）自描听力计测试：此系 Bekesy（1947 年）介绍的一种测听法，故也称 Bekesy 自描听力计测试。该法使用一种主观测听装置，对纯音听阈测定、感音性聋病变定位以及功能性聋的诊断均有一定价值。检查时，仪器发出频率渐变的纯音，并自动描记。检查时，用脉冲音和连续音从低频（125Hz）至高频（8000Hz），也可从高频向低频递变。声音强度的增减键由患者自己控制，受试者听到声音时按减弱键，听不到声音时按增强键。这样，脉冲音与连续音可分别描绘为锯齿形曲线。根据两条曲线的锯齿形状、曲线坡度及两线的相互关系把 Bekesy 听力图分为 5 型：Ⅰ型多为正常耳或传音性聋；Ⅱ型多见于耳蜗损害；Ⅲ型见于蜗后病变；Ⅳ型既可见于蜗后病变，亦可见于耳蜗损害；Ⅴ型见于非器质性聋。

（4）言语测听：言语测听是以语言作为声信号，利用阈上强度进行听觉检查的一种主观测听法。言语测听作为听功能检查法的组成部分，可以弥补纯音测听法的不足。言语测听是将标准词汇录入声磁带或语言唱片中，检查时将语言信号通过收录机或唱机传入听力计输送至耳机进行测试。主要测试项目有言语接受阈和言语识别率。言语接受阈即言语可懂度阈或言语听阈，是指受试者能正确重复语言词意50%时为最低听阈级。言语接受阈相当于气导听阈，其正确性和稳定性高，误差比纯音测听小，可用于核查纯音气导曲线。言语识别率是指受试耳能够听懂测试词汇的百分率。将不同声强级的言语识别率绘成曲线，即成言语听力图，根据言语听力图的特征，可鉴别耳聋的种类。

（5）声阻抗测听：声阻抗测听用于测试鼓膜、鼓室、听骨链及听骨肌在传音过程中的功能。声波到达鼓膜，经听骨链传导，该系统受力时产生的阻力，即为声阻抗。声能传递的流畅性，称为声导纳。对声能传递的顺应性，称为声顺，是声导纳的一部分。声能一部分被介质吸收传导，一部分被反射回来。声阻抗越大，声顺越小，则传导得越少，反射得越多。通过测量被反射的声能大小，可以了解中耳的传导机制和功能状态。

当鼓膜完整时，耳塞探头将外耳道封闭，使探头与鼓膜间的外耳道形成一封闭腔。随着耳道压力的改变，鼓膜有不同程度的移位，此封闭腔也随之改变。此时，根据测定外耳道内的声压级，可推算出封闭腔的等效容积，此即为鼓膜的声顺值。进而可估测中耳传音结构的完整性或其功能状态。

① 静态声顺值测定：静态声顺值测定用于测试外耳道与鼓室压力相等时的最大声顺。测试方法为先测耳道内＋1.96kPa（＋200mmH_2O）压力时的声顺值，即C_1，此时鼓膜僵硬，阻抗加大。然后再测试鼓膜的最大声顺值，即鼓膜内外压力相等时所测得的声顺值，即C_2。由于两次测量均包含外耳道容积的影响，通过计算两次测量值的差值（C_2-C_1）即可消除外耳道容积的干扰，最终得到的净差值即为反映鼓膜-听骨链系统本身顺应特性的静态声顺值。正常中耳系统静态声顺范围在0.3～1.6mL，小于0.8mL或大于2.5mL，应考虑异常。但正常声顺值变异很大，与年龄、性别及功能状态等多种因素有关。由于病理状态下，声顺值有较大重叠，如有耳硬化症并有鼓膜松弛者，则显示为高声顺型；听骨链中断并有粘连者，则显示为低声顺型，分析时应加注意。

② 鼓室压声顺功能测定：该法用于测定传音系统的声顺在不同气压下的动态变化，故又称鼓室压测量。所绘制的鼓室压曲线为鼓室压图或鼓室声顺图，即代表鼓室的声顺功能。采用抽气和灌气，也即对外耳道先加压后减压的方式，以更变鼓膜-听骨链的僵硬度，范围在＋3.92kPa（＋400mmH_2O）到−3.92kPa（−400mmH_2O）之间变动，以观察鼓膜被压入或拉出时的声顺变化。正常耳当鼓膜内外的压力相等时，其声顺最大，阻抗最小；当外耳道与鼓室之间有压力差别时，其声顺变小，阻抗增大。

③ 声反射测定：一定强度的声刺激可引起双侧镫骨肌反射性收缩，增加听骨链和鼓膜的劲度，出现声顺变化，在平衡计上显示并画出反应曲线，用这一客观指标来鉴别该反射通路上的各种病变。

④ 镫骨肌反射阈试验：正常耳需要用较强音才能引出镫骨肌反射，一般在听阈上70～95dB。如引不出镫骨肌反射，可能存在面神经麻痹（镫骨肌失支配）；单侧传音性

聋≥ 30dB 时；听力减退声音响度不足以引出镫骨肌反射；听骨链中断。如病变在内耳，重振试验阳性，只需用较弱的强度即可引出镫骨肌反射。

⑤ 镫骨肌反射衰减试验：用听阈上 10dB 的纯音持续刺激 10 秒，正常镫骨肌反射收缩保持稳定水平，无衰减现象。蜗后病变者，听觉易疲劳，镫骨肌收缩很快衰减，衰减的程度到达收缩初期幅度的一半时所需的时间，称为声反射半衰期。蜗后病变半衰期不超过 5 秒。镫骨反射的用途较广，并日益扩大。目前主要用来了解中耳传音功能，确定有无响度重振现象，识别蜗后性聋与非器质性聋，对周围面瘫做定位诊断和预后预测，对重症肌无力做客观辅助诊断及治疗效果的评价。

（6）电反应测听（ERA）：通过观察声音刺激所引起的生物电的变化来测定听觉通路功能状态的方法，称为电反应测听法。由于声音刺激所产生的听觉系统的一系列电位变化不受被检查者的主观意志支配，因此是一种客观测听法。电反应测听法包括耳蜗电图、脑干诱发电位和皮质诱发电位等。

① 耳蜗电图（ECochG）：对声音刺激所诱发的耳蜗电反应的描记即为耳蜗电图，为近场电位记录，包括微音电位（CM）、总和电位（SP）及动作电位（AP）三种电位。耳蜗电图中各种电位的来源和特性不同，因此意义也不一样。例如微音电位与总和电位是感受器电位，对某些耳蜗病变可出现特征性变化，但在蜗后病变时则正常。动作电位是反映耳蜗功能最敏感的电位，在耳蜗内电位中占主要地位。正常动作电位反应阈与主观听阈接近，因此可作为客观听阈测定。

② 脑干电反应测听（BSR）：脑干电反应测听属远场电位记录。测试时患者无痛苦，不受主观意志及意识状态的影响，也可在睡眠、麻醉或昏迷状态下进行。用短声刺激记录到一组潜伏期为 1 ～ 10ms 的快反应电位，来源于脑干，命名为波Ⅰ～波Ⅶ。波Ⅰ来自听神经，波Ⅱ为蜗核，波Ⅲ为上橄榄核，波Ⅳ为外侧丘系，波Ⅴ为下丘，波Ⅵ及波Ⅶ不稳定。脑干电反应测听不需受检者做出反应就能得出客观数据，为快速、客观、精确地估计听觉状况提供最新手段。不仅可用于检查婴幼儿、精神病患者、伪聋者，还可协助诊断某些蜗后病变及脑干疾病，鉴别器质性聋与功能性聋等。

③ 电反应测听（ERA）：由于该法受被检者意识状态的影响，作为客观测听不如脑干诱发电位应用广泛，但对皮质功能的测定尚有一定价值。声音诱发的各种皮质电位可按潜伏期长短来分辨，在 8 ～ 50ms 间的电位称为顶叶快反应，即中等潜伏期成分，50 ～ 300ms 出现的电位称为顶叶慢反应，为长潜伏期成分。

（7）儿童听力检查：检查内容包括 4 个方面，① 1 ～ 6 个月婴儿的听力检查：a. 听睑反射测听：闻声后出现眨眼、闭眼表现。b. 惊跳反射：闻声后全身惊动、伸臂、伸腿或头向后仰。c. 条件反射测听：用铃声刺激后针刺足底，重复 15 次后仅摇铃而不刺足底，如仍缩足，则说明听力大致正常。② 6 ～ 12 个月幼儿的听力检查：此时定向反射完善，即闻声后眼头转向声源。③ 2 ～ 6 岁小儿的听力检查：可用定向条件反射听力计检查法，如游戏检查法、配景听力检查法等。④阻抗测听或电反应测听。

（8）精神性聋听力检查：耳科医师不能单独进行精神性聋的正确诊断，需要与精神病科医师合作，全面分析才能做出正确判断。有条件时最好用脑干电反应测听法，这种方法既适用于伪聋也适用于精神性聋。

（二）诊断要点

对耳聋必须借助一系列的主观和客观测听进行“三定”检查，即定性（耳聋的性质）、定量（耳聋的程度）、定位（病变的部位）测试。然后分析测听结果，最后才能对听功能状况做出评价。由于诊断技术的发展，目前由外耳、中耳、内耳、听神经、脑干、中枢听神经系统病变引起的耳聋，均可得到诊断。

1. 定量测试

定量测试可作阈值测定来了解耳聋的程度。主观测试法可测试气导阈、骨导阈、言语识别阈、言语识别率。客观测试法可测试声反射阈、听性脑干反应阈、40Hz 听觉相关电位（40Hz AERP）阈。

2. 定性测试

定性测试可由纯音听力曲线的类型、气骨导间距、声导抗鼓室图及声反射检查等，从而确定是传导性聋、感音神经性聋还是混合性聋。

3. 定位测试

定位测试主要针对感音神经性聋患者，要鉴别蜗性病变，可选择做双耳交替响度平衡试验（ABLB）、SISI、Metz（声反射阈 ART- 纯音听阈 AT ＜ 60dB）、EcochG、OAE 来确诊；而怀疑蜗后病变时，可做音衰变试验、声反射衰减试验、听性脑干反应等。当然还要辅以影像学检查、神经系统检查等来明确部位。

要做正确的耳聋诊断，应注意测听方法的选择，首先根据不同病情选择不同方法，但基本测试为纯音测听，如怀疑内耳疾病，应再做耳蜗电图、耳声发射、高频测听。如要鉴别蜗性病变及蜗后病变，应做耳声发射及听性脑干反应检查等，而且推荐听力测试组合，不应根据单一的测试结果下结论。

只有主客观测试结合，选用快速、准确的方法，才能得到较可靠的结果。在分析测听结果时，要综合评价，切忌以单项结果下结论（如伪聋等），另外要动态观察（如药物中毒、噪声损伤），最后才能做出正确的耳聋诊断。

第二节　耳鸣

耳鸣是听觉功能的紊乱现象，也是听分析器对适宜的和不适宜的刺激所产生的反应。耳鸣多属噪声，有间歇性的，也有持续性的；有单一频率窄带噪声、白噪声等多种表现形式。耳鸣的原因很多，常为某些疾病特别是重听的伴随症状。耳鸣一般可分为中枢性及周围性两大类。周围性耳鸣根据是否被别人听见，分为主观性耳鸣（非搏动性耳鸣）和客观性耳鸣（搏动性耳鸣），前者多见，后者少见。耳鸣又可根据其特征分为持续性耳鸣与节律性耳鸣，持续性耳鸣可有单一频率或多频率声调的混合，多为主观性耳鸣；节律性耳鸣多为客观性耳鸣，多与血管跳动一致，偶尔与呼吸一致，耳鸣的频率较低，如为肌肉收缩引起，则耳鸣的频率较高。

一、病因

根据病因和解剖的特点，可将耳鸣分为主观性耳鸣和客观性耳鸣两大类。

（一）主观性耳鸣

1. 耳部疾病

（1）迷路血液循环障碍。

（2）耳毒性药物中毒。

（3）梅尼埃病。

（4）急性中耳炎。

（5）慢性中耳炎。

（6）耳硬化症。

（7）老年性聋。

（8）听神经瘤。

2. 全身性疾病

（1）高血压。

（2）自主神经功能紊乱。

（二）客观性耳鸣

（1）颅内外血管病变。

（2）腭肌阵挛、中耳肌包括镫骨肌或鼓膜张肌的痉挛性收缩。

二、发病机制

外界声音传入耳，最终达到听觉中枢被大脑皮质所感知，有赖于以下三个环节：一是中耳传音结构的阻抗匹配作用；二是内耳听觉感受器将声能转变成神经冲动；三是从耳蜗神经核经脑干至颞叶听皮质的神经传导畅通。这三个环节的任何一个发生故障均可产生耳鸣。

（一）主观性耳鸣

主观性耳鸣是指在无声源的条件下，仅患者本人能听到耳鸣声，检查者听不到，又称为自觉性耳鸣或非搏动性耳鸣。

1. 器质性因素

（1）外耳道阻塞病变：中耳急性炎症、慢性炎症、先天性镫骨固定等，耳鸣多呈低音调，与耳聋程度不一致。

（2）内耳感受器病变和听神经损害：常见于脑干的缺血性疾病。听毛细胞受刺激而引发异常的听觉信号可能是产生耳鸣的最主要的原因。毛细胞的激惹状态（去极化）可因短暂的缺氧而诱发，出现早期或一过性耳鸣。如毛细胞变性及听纤毛与盖膜接触不良，则可出现持久性耳鸣。如为局限性毛细胞损伤，耳鸣的性质接近于纯音。耳蜗神经纤维若受到机械性刺激，可直接作用于神经细胞而引发异常的神经冲动，引起节律性耳鸣。在正常情况下，耳蜗的传出通路具有调节神经传导的作用，该束的任何障碍亦可引起耳鸣。

2. 神经反射因素

（1）鼓室神经丛反射：由于鼓室神经丛属于中枢神经丛，通过舌咽神经、三叉神经及颈动脉交感神经纤维的联系，接受兴奋刺激后向中枢颞上回传导，形成耳鸣。

（2）内脏慢性病反射：内听动脉的血管运动神经纤维来自颈下神经节与第一神经节融合为星状神经节，通过迷走神经与腹部脏器发生联系，因此内脏产生神经冲动，可引起内耳血管痉挛性收缩或扩张，改变内耳的血液供应，引起耳鸣。

（3）神经精神因素：神经症、自主神经功能紊乱等引起的耳鸣的发病机制尚不太清楚。

（二）客观性耳鸣

客观性耳鸣即振动性耳鸣或颤动性耳鸣、外在性耳鸣，是在耳附近有声源，可由肌肉痉挛、血管收缩等因素导致。此类耳鸣有真正的声音存在，具有声波能量，而不是声音的感觉，故能用仪器检查和记录。腭肌阵挛引起的耳咽管软骨节律性开放，发生咔嗒声是客观性耳鸣的症状之一。颞颌关节弹响，也可成为客观性耳鸣的原因。

三、诊断

（一）病史

详细询问以往耳部及全身各个系统的疾病史，如使用耳毒性药物史、创伤史、中耳炎病史等皆对耳鸣的诊断有重要价值。另外，也要注意以下四个方面。

1. 年龄和性别

小儿发病率较低，青春期发病率较高，30 岁以后发病率较低，老年人发病率较高。老年人发病率高与动脉硬化和神经退变有关。发病与性别无较大关系。

2. 起病方式

发病急骤者，在传音系统中以咽鼓管阻塞、急性中耳炎多见；在感音系统中以外伤、中毒、爆震、梅尼埃病多见。起病缓慢者，多与全身性疾病有关。

3. 耳鸣音色

一般情况下，低音调耳鸣多为传音系统病变所致。高音调耳鸣，多在迷路、听神经、中枢病变时发生。但有时也有相反的现象。

4. 耳鸣的持续性和间歇性

持续性耳鸣一般发生在感音神经部分。间歇性耳鸣多为传音性耳鸣。

（二）检查

耳鸣多为一种主观感觉，难以检测，但可以用纯音听力计进行频率匹配及响度平衡的方法测出耳鸣的强度和频率。

客观性耳鸣可用助听器或听诊器检查。若怀疑有腭肌阵挛，可利用肌电图检查，将电极放入肌肉内，记录肌肉活动时电位改变与耳鸣的关系。X 射线血管造影有助于诊断血管畸形、动静脉瘘、血管分布等。颈椎 X 线检查可显示有无骨质增生压迫血管。X 线检查、头颅 CT 可排除颅内病变。

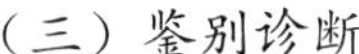

（三）鉴别诊断

1. 外耳道疾病

主要是耵聍栓塞、外耳道表皮栓塞症、外耳道胆脂瘤，当洗澡、洗头受水浸湿后，突然引起低音调耳鸣和听力减退。

2. 中耳疾病

（1）卡他性中耳炎：常有低音调、不规则的耳鸣，咽鼓管吹张后耳鸣可消失，但易复发。

（2）急、慢性化脓性中耳炎及其后遗症：可引起低音调耳鸣，很顽固，治疗困难。

（3）耳硬化症：可引起低音调耳鸣，常因不适当的吹张治疗、月经、疲劳而加重。

3. 内耳疾病和听神经损伤

（1）迷路血液循环障碍：是主观性耳鸣中最严重的原因，耳鸣通常表现为高音调或汽笛声、蝉鸣声等声音。起病突然，可能是由于变态反应、内分泌紊乱、贫血等引起的迷路贫血或充血。耳鸣的强度变化大，时强时弱，时有时无，也有持续性。

（2）耳毒性药物中毒：所有耳毒性药物都可引起耳鸣，耳鸣常出现在耳聋之前。可以是一侧耳先发病，逐渐发展成双耳。耳鸣为高音调，约半数患者有头鸣。急性中毒者停药后耳鸣症状可缓解或消失，慢性中毒者停药后耳鸣不消失。

（3）梅尼埃病：多引起低调吹风样耳鸣，常在眩晕发作之前出现，或与耳聋、眩晕同时出现。在疾病的缓解期，耳鸣可以消失或减轻。反复发作的患者可转为持久性高音调耳鸣。

（4）老年性聋：常见于60岁以上的老年人，多为双侧性、高音调耳鸣。耳鸣常常是耳聋的先兆。

（5）听神经瘤：耳鸣的特点为单侧性、高音调，如蝉鸣或汽笛声。初期为间歇性，逐渐转为持续性。常同时伴有其他脑神经症状，如头痛、面部麻木等。内耳道X线检查、CT内耳道扫描、脑干电反应测听检查可确诊。

4. 全身性疾病导致的耳鸣

（1）高血压：多为双侧性，常与脉搏的节律一致。除耳鸣之外，还可有头痛、头晕等高血压症状。听力检查正常。服降压药后耳鸣可减轻或消失。

（2）自主神经功能紊乱：常见于女性青春期或围绝经期，耳鸣多变，有时为高音调，有时为低音调；有单耳耳鸣，有双耳交替的耳鸣；有时为持续性，有时为间断性。另有头晕、失眠、多梦等全身症状。

5. 血管性耳鸣

血管性耳鸣常见于颈静脉球瘤、颈动脉系统动脉瘤、颅内动脉瘤、颅内动静脉瘘等。这种耳鸣的特点是频率常与心跳或脉搏同步，可以用听诊器听到响声，用力压迫相应血管时耳鸣可以减轻或消失。

6. 肌肉收缩性耳鸣

肌肉收缩性耳鸣常因腭帆张肌、腭帆提肌、鼓膜肌、镫骨肌的阵挛性收缩而引起，耳鸣声为“咔嗒”声。此种响声由检查者的耳郭贴近患者的耳部即可听到。

第三节　耳漏

耳漏又称耳溢液，系指外耳道积聚或从外耳道流出的液体，是耳部疾病常见症状之一。偶尔可由邻近组织的病变所致。

一、病因

（一）外耳道炎

（1）外耳道湿疹。

（2）念珠菌感染。

（3）细菌感染，如外耳道疖、弥漫性外耳道炎、坏死性外耳道炎。

（二）中耳炎

（1）大疱性鼓膜炎。

（2）急性化脓性中耳炎。

（3）慢性化脓性中耳炎。

（4）结核性中耳炎。

（三）耳部恶性肿瘤

（1）外耳道癌。

（2）中耳癌。

（四）脑脊液耳漏

（1）创伤性脑脊液耳漏：多见于颞骨外伤或中耳内耳手术后。

（2）自发性脑脊液耳漏。

二、发病机制

正常外耳道软骨部的皮肤有皮脂腺，几乎所有的腺体都有导管开口于毛囊腔内，皮脂腺分泌物极少，一般不构成溢液。另外一种腺体为耵聍腺，经常分泌耵聍，有防止异物深入耳道的作用，一般也不构成耳漏。但有的人耵聍分泌较多，似凡士林堆积在外耳道口且带有特殊的异味，容易被误认为脓液，这种现象称为“油耳”，属正常现象。当外耳道发生炎症、变态反应或肿瘤时，则可出现浆液性、浆液血性或脓性分泌物。

正常鼓室及乳突气房系统内衬以立方上皮黏膜，除下鼓室及咽鼓管开口附近有腺体及杯状细胞外，其余部分无分泌功能。正常情况下仅分泌少量黏液及水分。当中耳有炎症时，鼓室甚至整个乳突气房系统的黏膜有不同程度的上皮和腺体化生，并出现大量杯状细胞，分泌物大量增加，形成各种不同性质的耳漏。

三、诊断

（一）诊断依据

根据耳漏的性质、色泽、气味、实验室检查结果，综合分析，确定诊断。

1. 耳漏的性质

耳漏的性质多种多样，有不少的患者在同一疾病的不同阶段，可兼有两种或两种以上的性质，如慢性单纯性化脓性中耳炎可兼有黏液性、黏液脓性、脓性等性质的耳漏。

（1）浆液性：浆液性耳溢液可以是外耳皮肤的渗出液，也可以是中耳黏膜浆液性炎性渗出或血管壁炎性扩张后血清渗出等。常见于外耳道湿疹、变态反应性中耳炎或急性非化脓性中耳炎的早期。

（2）黏液性：黏液性耳漏多见于无混合感染的慢性单纯型化脓性中耳炎。耳漏中含有大量的黏液，可拉长呈丝状应鉴别因创伤或感染发生腮腺瘘通往耳道，有黏液性分泌物流出。

（3）脓性：脓性耳漏可见于弥漫性外耳道炎、外耳道疖，特点是脓量少，患者听力好。化脓性中耳炎患者出现耳漏时，脓量多且混有黏液，患者听力差。

（4）血性：血性耳漏见于耳部创伤、外耳道乳头状瘤、中耳癌、急性化脓性中耳炎鼓膜穿孔期。颞骨骨折伴鼓膜破裂时，耳漏混有血液呈红色水样液体。

（5）水样耳溢：多为脑脊液耳漏，耳漏呈水样或与血混合。多见于头部创伤、先天性缺损、圆窗或卵圆窗破裂。经迷路听神经瘤切除术后，也可发生脑脊液耳漏。

2. 耳漏的色泽和气味

（1）耳漏的色泽：可以判断感染细菌的种类。溶血性链球菌感染的分泌物呈淡红色，脓性耳漏稀薄。金黄色葡萄球菌感染的分泌物呈黄绿色，脓性耳漏黏稠。铜绿假单胞菌感染的脓性耳漏呈铜绿色。真菌感染，因菌种不同颜色也各异。结核性中耳炎的脓性耳漏呈米汤样。

（2）耳漏的气味：臭味多因脱落上皮和细菌腐败、骨质腐烂形成，如胆脂瘤型中耳炎，耳漏气味特殊，有奇臭、尸臭之称。霉菌感染的耳漏有霉臭等。

3. 耳漏的量

耳漏的量常因病因的不同而有差别。局限于上鼓室的胆脂瘤，干酪样分泌物甚少，只有当拭子伸入小穿孔擦拭才能拭出干稠分泌物，有时松弛部穿孔被干痂覆盖，如不拭去易漏诊；急性化脓性中耳炎有穿孔或穿刺后开始流脓，量较多，可见穿孔处分泌物呈搏动状流出；耳流脓突然减少或突然增多，伴有头痛、发热、白细胞增多等，应考虑颅内并发症的发生或恶化；非中耳炎性耳漏，如先天性脑脊液漏或颅底骨折损伤硬脑膜引起脑脊液耳漏，流量有时较多，尤其平卧时，浸湿枕巾；颅底骨折损伤颈内动脉颅内段或恶性肿瘤破坏大动脉，可发生耳内出血，量多如泉涌，可同时经咽鼓管流向鼻咽部；外耳道疖，破溃后脓头有少量脓栓，形成脓肿，脓量不多；耳后囊肿或鳃裂囊肿化脓，可有小孔通向外耳道，经常有脓液流出，但鼓膜完整，脓量可较多，挤压脓肿，可见外耳道流脓开口；耳周腮腺化脓性感染，可破溃，导致外耳道有大量脓液流出。

（二）鉴别诊断

1. 外耳疾病

（1）外耳道疖：外耳道局限性红肿，有剧痛和明显的耳屏压痛、耳轮牵拉痛。脓肿破溃后，流出纯脓性分泌物、量不多、无黏液。

（2）外耳湿疹：耳郭、耳道、耳后沟弥漫性或局限性皮肤表层糜烂、渗液。渗液为淡黄色浆液性渗出物，量多少不一。水分蒸发后形成黄褐色痂皮。

（3）弥漫性外耳道炎：外耳皮肤表层糜烂，急性感染的早期为稀薄的浆液性分泌物，逐渐变为浓稠的脓性分泌物。鼓膜完整。

（4）外耳道真菌病：潮湿环境易发病。在外耳道深处，甚至鼓膜表面覆盖有黄褐色膜状物，干燥状态可呈粉末状，潮湿后犹如湿润的吸墨纸样膜，奇痒难忍。移去膜状物，拭净，表皮糜烂、充血，有浆液渗出。

（5）坏死性外耳道炎：常发生于老年糖尿病患者。为铜绿假单胞菌感染，病位涉及外耳、中耳和乳突，可发生严重组织破坏甚至死骨形成。疼痛严重伴有耳漏，分泌物恶臭，脓稀薄，呈铜绿色。

2. 中耳疾病

（1）大疱性鼓膜炎：为病毒感染，在鼓膜表面接近鼓膜处的外耳道皮肤有一个或数个紫红色大疱，破溃后流出血浆性渗出物。

（2）急性化脓性中耳炎：有耳痛、头痛、发热等症状。穿孔后开始流血性脓液，后为黏液脓性分泌物，量较多，呈波动性溢出。接近痊愈时分泌物则呈黏液性，量减少。若鼓膜穿孔后，经2～3周的治疗，脓液突然增多，或大量脓液骤然减少或停止，并伴有耳痛、头痛加剧、发热等症状，应考虑有急性乳突炎的可能。

（3）慢性化脓性中耳炎：①单纯型，鼓膜有中央性穿孔，分泌物呈黏液性或黏液脓性，一般无臭味，若有臭味，经反复清拭后会消失。流脓多为间歇性，量多少不等。②骨疡型，中耳骨质和听骨有骨疡、坏死并有肉芽或息肉。分泌物呈脓性，黏液少，有臭味。乳突X线检查显示有骨质破坏。③胆脂瘤型，鼓膜松弛部或后上边缘性穿孔，穿孔内有干酪状分泌物，量少、有奇臭。乳突X线检查有助于诊断。

（4）中耳癌：外耳道内有血性分泌物，检查可见耳道深部有肉芽组织，触之易出血。

（5）结核性中耳炎：本病病程缓慢，中耳鼓膜有无痛性穿孔，耳流脓（如米汤样），有特殊腥臭味。

3. 脑脊液耳漏

（1）颞骨岩部纵行骨折时，可发生外伤性脑脊液耳漏。

（2）乳突手术器械使用不当或标志不清，误伤脑膜可致脑脊液耳漏。

（3）自发性脑脊液耳漏。先天性内耳、中耳发育异常时，脑脊液可从蛛网膜下腔经解剖异常的内耳道与外淋巴腔相通，一旦脑脊液压力增高，即可形成脑脊液鼻漏（鼓膜未穿孔时）或耳漏（鼓膜有穿孔时）。乳突X线检查有助于诊断。

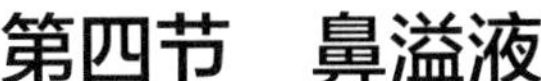

第四节　鼻溢液

鼻溢液，又称鼻分泌物增多、流涕或鼻漏，是鼻部疾病常见症状之一。鼻分泌物可经前鼻孔流出，称为前鼻溢液；也可经后鼻孔流入鼻咽部，称为后鼻溢液。在正常鼻腔中只有少量黏液，呈湿润状态，以维持鼻腔正常的生理功能。任何原因引起的鼻分泌物性质和量的改变，均称为鼻溢液。

一、病因

（1）鼻腔异物，如死骨、凝血块、鼻石。

（2）鼻息肉。

（3）鼻腔炎症：①急性鼻炎。②慢性鼻炎，分为慢性单纯性鼻炎和慢性肥厚性鼻炎。③干酪性鼻炎。④血管运动性鼻炎。⑤变应性鼻炎。⑥嗜酸细胞增多性非变应性鼻炎。

（4）坏死性肉芽肿。

（5）鼻窦炎：①急性鼻窦炎。②慢性鼻窦炎。

（6）鼻念珠菌病。

（7）鼻腔鼻窦肿瘤：①乳头状瘤。②上颌窦癌。

（8）脑脊液鼻漏。

二、发病机制

正常情况下，鼻黏膜腺体（包括浆液腺、黏液腺、浆液黏液腺、杯状细胞和嗅腺）产生的分泌物具有维持黏液纤毛系统的运动、调节吸入空气的温度和湿度，以及维持正常嗅觉功能的作用。鼻腔的加温加湿需要大量水分。正常的黏液纤毛功能每小时需要更新鼻腔的黏液毯 2 ～ 3 次，需要大量水分。正常人每日从鼻分泌物中排出的水分可达到 500 ～ 1000mL，一部分水分随呼吸气流而蒸发，另一部分则由纤毛运动送往鼻咽部，咽下或咳出。这些水分主要来源于鼻黏膜表面细胞的无数微绒毛，其次为黏膜上皮中大量杯状细胞和各种腺体的分泌物。有病变时，这些分泌物的量和性质发生变化，依其性质可分为水性、浆液性、黏液性、脓性和血性。

三、诊断

（一）诊断依据

应根据鼻溢液的性质、色泽、气味、混入物，以及检查发现等综合分析，进行判断。

1. 性质、色泽、气味、混入物

（1）水性分泌物：稀薄，透明似清水，为血管渗出液与黏液的混合物，内含脱落的上皮细胞、白细胞、少量红细胞和黏蛋白。见于血管舒缩性鼻炎、变应性鼻炎和急性鼻炎的早期。

（2）黏液性分泌物：黏稠，透明似清水样，内含多量黏蛋白。正常人鼻腔遇冷刺激或感情冲动时，经反射作用可分泌大量黏液。常见于慢性单纯性鼻炎。

（3）黏液脓性：是黏液和脓液的混合物。见于急性鼻炎的恢复期、慢性鼻窦炎。

（4）脓性：多见于炎症侵及骨质，如上颌骨骨髓炎、牙源性上颌窦炎、鼻腔异物及恶性肿瘤部分坏死，均伴有不同程度的恶臭、粪臭等黄绿色的分泌物。干酪性鼻炎和鼻窦炎则经常排出豆渣样物质，并有臭味。

（5）血性分泌物：带血或血性分泌物可见于鼻腔异物、真菌性鼻窦炎，也是鼻部恶性肿瘤的早期症状。

2. 辅助检查

（1）鼻腔一般检查：注意鼻腔黏膜色泽、鼻甲、鼻道、嗅沟等情况。急性鼻炎时黏膜急性充血，伴水肿，鼻道有清水样、黏液性、脓性分泌物。慢性鼻炎，黏膜暗红、肿胀，鼻道有黏涕。变应性鼻炎、血管运动性鼻炎，鼻黏膜苍白略带紫灰色。急、慢性鼻窦炎，中鼻道及嗅沟有脓液。X 线检查有助于诊断。

（2）鼻及鼻窦内镜检查：可以明确脓性分泌物的来源，也可以对脑脊液鼻漏的瘘孔进行定位诊断。

（3）CT 检查：CT 检查可以发现 X 线检查未能显示的鼻窦病变。CT 检查既能检查鼻窦，又能检查颅脑，因此对有致命危险的鼻窦疾病的诊断是一种重要方法。鉴别早期的良性与恶性病变，可通过 CT 值的检查来区别血管性、脂肪、坏死、出血、囊性或钙化病变，有利于对病因的分析。

（二）鉴别诊断

1. 鼻腔异物

鼻腔异物多发生于 5 岁以下的儿童，也可见于成年人。异物的大小、性质、存留时间不同，临床表现也不尽一样。常见症状为一侧鼻塞，分泌物多，呈黏液性或黏液脓性。异物存留时间长者，分泌物可呈血性，且有恶臭。鼻腔检查可见异物多在下鼻道的前部，时间久者异物周围有肉芽，检查困难。X 线检查可显示不透光异物。

2. 鼻腔牙

鼻腔内有异位牙、额外牙或逆生牙，称为鼻腔牙。其形成原因主要为上颌牙始基被挤压于异常位置发育而成。患者上列牙齿排列不整，缺牙；也有额外牙齿生长者，称为额外牙或逆生牙。鼻腔牙多位于鼻腔底，以上颌切牙或尖牙最常见。症状为一侧鼻塞，流脓涕间有血性脓涕，有臭味。检查可见鼻底有质硬、色白、不活动的突起物。X 线检查可确诊。

3. 慢性单纯性鼻炎

慢性单纯性鼻炎的主要症状为鼻塞和鼻分泌物增多。鼻塞的特点为交替性和间歇性。鼻腔分泌物常为黏液性，当有继发感染时呈黏液脓性。小儿患者的分泌物较多，可刺激鼻前庭和上唇皮肤引起鼻前庭炎、湿疹或毛囊炎。检查可见鼻黏膜肿胀，表面光滑湿润，呈暗红色。

4. 急性鼻窦炎

急性鼻窦炎多为急性鼻炎的并发症，在急性鼻炎时，窦内黏膜亦有相似的病变。随着鼻腔炎症的消退，窦腔黏膜也恢复正常。如急性鼻炎发病 2 周后，鼻塞和黏液脓涕无缓解反而加重，伴有头痛或面痛，则可能并发急性鼻窦炎。急性鼻窦炎的病位以上颌窦最

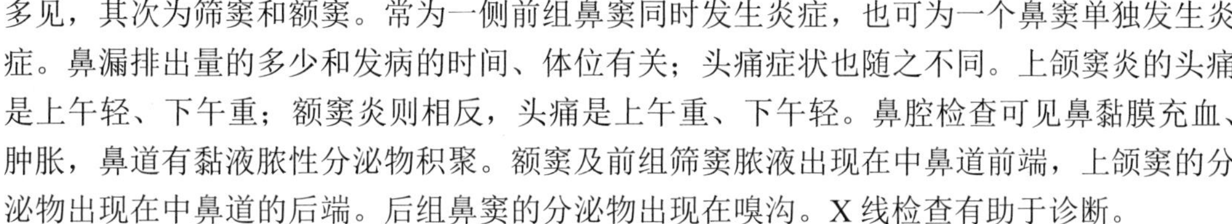

多见，其次为筛窦和额窦。常为一侧前组鼻窦同时发生炎症，也可为一个鼻窦单独发生炎症。鼻漏排出量的多少和发病的时间、体位有关；头痛症状也随之不同。上颌窦炎的头痛是上午轻、下午重；额窦炎则相反，头痛是上午重、下午轻。鼻腔检查可见鼻黏膜充血、肿胀，鼻道有黏液脓性分泌物积聚。额窦及前组筛窦脓液出现在中鼻道前端，上颌窦的分泌物出现在中鼻道的后端。后组鼻窦的分泌物出现在嗅沟。X 线检查有助于诊断。

5. 慢性鼻窦炎

慢性鼻窦炎较急性者多见，常继发于急性鼻窦炎反复发作之后。可以单一鼻窦出现炎症，但常为多个鼻窦或全鼻窦出现炎症。其主要特点是长期大量脓性鼻溢液。鼻溢液呈黏液脓性或脓性，如为黏液性或胶冻样，提示有变态反应性质。鼻腔检查与急性鼻窦炎相似。

6. 干酪性鼻炎

干酪性鼻炎又称鼻胆脂瘤，其特点为鼻腔积聚有恶臭的干酪样物，日久可侵蚀软组织和骨质，造成鼻内外畸形。病变也可发生于鼻窦，称为干酪性鼻窦炎。主要症状为进行性鼻阻塞，奇臭的浆液性分泌物，伴少量鼻出血，嗅觉减退。检查可见一侧鼻腔有乳酪状豆渣样物质堆积，呈白色或黄褐色，量较多，甚至可将鼻中隔推向对侧或造成鼻中隔穿孔。在干酪样物质中可发现鼻石或死骨。诊断多无困难。

7. 血管运动性鼻炎

血管运动性鼻炎是一种非 IgE 介导的鼻黏膜自主神经功能紊乱性疾病，即鼻黏膜对某些刺激因素过度反应。其发病机制可能是在乙酰胆碱和一些神经肽的介导下发生鼻黏膜副交感神经系统对刺激因素的过度反应，致使鼻黏膜功能紊乱，出现阵发性打喷嚏、流清涕、鼻塞等症状。病因尚不明了，可能与下列因素有关，①感染：多数患者在发病前先有细菌或病毒感染病史。②心理和情绪因素：紧张、过劳、情绪波动等有一定影响。③外界刺激：气候变化，如空气温度、湿度的改变可引起发作。烟雾、粉尘等亦可诱发。④内分泌因素：青春期、月经期易患病，性兴奋时也可引起发作。

本病的症状与变应性鼻炎相似，容易混淆，应注意鉴别。变应性鼻炎是抗原、抗体相互作用的结果，而血管运动性鼻炎则为非变态反应性疾病。

8. 变应性鼻炎

变应性鼻炎又称变应性鼻炎、过敏性鼻炎，是由 IgE 介导的鼻黏膜Ⅰ型变态反应。此种反应发生于细胞内或细胞表面。抗原与抗体相互作用后，使细胞遭到破坏，释放出组胺，产生一系列的变态反应症状。临床上根据其发病特点分为两类。一种为常年发作无季节性，称为常年性变应性鼻炎；另一种为季节性发作，称为季节性变应性鼻炎。在我国以常年性变应性鼻炎为多见。本病主要发生于青少年和成人，临床表现差异很大。由于接触变应原的时间长短及机体反应状态的不同，症状可轻可重，发作时间可长可短。可突然出现鼻内发痒，继之连续不断地打喷嚏、大量水样鼻涕，伴有流泪、眼部发痒，两侧鼻阻塞。发作期检查见下鼻甲呈浅紫灰色，以探针触之甚软，有凹陷性水肿。分泌物中可找到嗜酸性粒细胞。间歇期黏膜可能正常。皮肤试验可找到特异性抗原。免疫学检查可测定鼻腔分泌物及鼻黏膜组织中的 IgE 抗体。

9. 嗜酸性粒细胞增多性非变应性鼻炎

嗜酸性粒细胞增多性非变应性鼻炎又称非变应性鼻炎伴嗜酸性粒细胞增多综合征，其症状与常年性变应性鼻炎相似。本病病因不明，与变态反应无关。有人认为可能是补体激活的结果，后者可引起肥大细胞脱颗粒，释放化学递质，从而引起鼻黏膜腺体分泌亢进等病理现象。临床症状与变应性鼻炎相似，特异性皮肤试验阴性，鼻腔分泌物中有大量嗜酸性粒细胞。

10. 坏死性肉芽肿性血管炎

坏死性肉芽肿性血管炎又称面中部特发性损害。原因尚不清楚。其特点为鼻部溃烂，可延及面部、口腔、咽喉，造成广泛的破坏。患者常因大出血、脓毒血症或全身衰竭而死亡。早期症状为鼻塞、流清水样或黏液性分泌物，有时带血。检查时可见鼻中隔或硬腭处有表浅溃疡，但不疼痛。晚期面中部大面积坏死，并持续高热、恶病质。本病的诊断主要靠排除其他疾病的方法予以确诊，特别是病理诊断。

11. 鼻腔鼻窦肿瘤

（1）鼻乳头状瘤：主要症状是一侧鼻阻塞、鼻出血或血脓性分泌物，也可有头痛、嗅觉障碍等症状。检查在鼻中隔或鼻腔外侧壁可见乳头状或息肉样、粉红色或灰白色、基底较宽、质地较硬的肿物。组织学检查是确诊的依据。根据组织病理学的特征，鼻乳头状瘤可分为外生性和内翻性两种，前者多发生在鼻前庭或鼻中隔前下方，主要引起鼻塞，鼻溢液不多；后者多发生于鼻腔侧壁或鼻窦，常引起脓血性鼻溢液，量较多。有 2%～3%的患者可恶性变。病理组织检查可确诊。

（2）鼻腔鼻窦恶性肿瘤：多发生于 40～60 岁。发生在鼻窦的恶性肿瘤较原发于鼻腔者更多见。鼻窦恶性肿瘤中以上颌窦癌最常见，筛窦次之，蝶窦罕见。鼻窦肿瘤早期尚局限于某一解剖部位时，很难诊断。待到晚期，肿瘤互相浸润发展，很难区分原发部位是鼻腔还是鼻窦。

12. 鼻念珠菌病

在机体抵抗力正常的情况下，感染霉菌一般并无临床表现，只有在全身抵抗力低下及使用某些药物，如抗生素、肾上腺皮质激素等，侵入体内的真菌始有致病作用。

第五节　嗅觉障碍

嗅觉是具有气味的微粒（嗅素）随吸入气流进入鼻腔，接触嗅区黏膜，溶于嗅腺的分泌物中，刺激嗅细胞产生神经冲动，经嗅神经、嗅球、嗅束传至皮质中枢所产生的感觉功能。

嗅觉通路包括嗅黏膜、嗅神经、嗅球和嗅皮质。成人的嗅黏膜分布在两侧鼻腔的上鼻甲、部分中鼻甲及鼻中隔的上 1/3 处，总面积约 500mm²。嗅黏膜为假复层柱状上皮，由支持细胞、基底细胞及嗅细胞所组成。嗅细胞为双极神经细胞，有胞体、周围突和中央突，均匀分布于支持细胞之间。周围突的轴长为 20～90μm，富含线粒体、微管及囊包，其末端呈球形膨大，直径约 2μm，称为嗅泡，突出于黏膜表面。每个嗅泡表面有 1～10 根嗅毛，其内含有许多中心粒，一般认为具有感受嗅觉的功能。嗅细胞的中央突在黏膜下汇集成细微嗅丝，穿过筛孔和硬脑膜进入颅内，在筛板上面成为嗅球。

根据嗅觉障碍程度的不同，嗅觉障碍可分为 7 种类型，①嗅觉丧失：即不能嗅出任

何气味；②部分嗅觉丧失：有部分气味嗅不出；③特殊嗅觉丧失：只对少数气味嗅不出；④嗅觉减退：表现为嗅觉迟钝，嗅阈提高；⑤嗅觉过敏：对气味敏感性提高；⑥嗅觉反常：对某些气味敏感性降低，无特殊气味时也嗅到不快感；⑦嗅觉性识别障碍：不能区分是何种气味，只感到某种异常气味及恶臭。

一、病因

1. 机械性嗅觉下降

其原因包括各种原因引起的鼻塞，如鼻炎、鼻窦炎、鼻息肉、鼻窦肿瘤等，鼻塞导致气味不能到达引起嗅觉的鼻腔相应部位，多为一侧，也可以为双侧。另外鼻中隔穿孔、腭裂、喉切除术或者气管切开术后气流均无法到达嗅区从而引起嗅觉下降。

2. 神经性嗅觉下降

药物、毒物、有害气体损伤嗅区黏膜、嗅神经，老年性的嗅觉退变。

3. 癔症性嗅觉下降

癔症性嗅觉下降多为一过性出现。

4. 幻嗅

幻嗅是一种精神性疾病的表现。

5. 嗅觉过敏

嗅觉过敏即轻微的气味闻起来却十分强烈，可由嗅神经炎症或者神经症引起。

6. 恶嗅

恶嗅即闻到臭味，可以出现在鼻窦炎、鼻腔异物或者神经病变的患者中。

二、诊断

1. 传导性嗅觉障碍

传导性嗅觉障碍是指有气味物质不能到达嗅觉黏膜。变应性鼻炎是导致嗅觉减退或丧失的常见原因之一，另外前、后鼻孔粘连或闭锁，急、慢性鼻炎，鼻窦炎、鼻息肉、萎缩性鼻炎、鼻中隔偏曲等病变均可引起不同程度的嗅觉减退或丧失。鼻内肿物或鼻部特异性感染亦能影响嗅觉。喉全切除术后或行气管切开术后，因不能经鼻呼吸，不能吸入气体刺激嗅黏膜，因而无法嗅知气味。上述各种原因均为鼻腔阻塞而非嗅神经功能丧失。因此，如果患者在嗅神经未因失用而发生萎缩前能解除呼吸道阻塞，即能恢复其嗅觉功能。

检查此类患者时，应重点询问病史及失嗅经过。一般来说，此类病多与鼻部疾病的发作以及病变程度有密切关系。在其失嗅过程中，嗅觉障碍的轻重程度与鼻部疾病的发作情况成正比。在其嗅觉丧失期间，患者在某一时刻仍可突然嗅到一阵气味。鼻部检查时，应注意其鼻部解剖构造、黏膜色泽是否正常，有无感染、肿物、息肉、脓液或干酪样物充满鼻腔上部或中鼻道，有无急性变应性鼻炎发作等。在中鼻道和嗅裂若肉眼检查未能发现有明显病变，可将1%麻黄碱溶液棉片放在嗅沟、中鼻道，数分钟后取出，此时鼻甲收缩，再详细检查各部位。此时可用樟脑等测其嗅觉，若患者仍不能嗅知，则须考虑其他原因引起的嗅觉障碍。

2. 末梢性神经性嗅觉障碍

末梢性神经性嗅觉障碍指嗅细胞和筛板以下的嗅神经损害，可能由外伤、萎缩性鼻炎、重度变应性鼻炎、化学损伤，以及铅中毒、吸烟损伤和流感病毒感染等引起。嗅神经纤维受到损伤后，可以使神经元组织发生纤维性改变。老年性退行性变可导致嗅上皮的嗅细胞及支持细胞的排列异常，细胞减少，老人年龄在 60 ～ 80 岁者，约有 1/4 发生嗅觉障碍，大于 80 岁者，约有 1/2 失嗅。这些损害常是不可逆的。末梢性神经性嗅觉障碍的患者，常诉及在闻各类强烈气味时，不能分辨其各自的气味，而只能嗅到相似的同一气味，即是嗅觉同一反应。检查时须详细询问病史，并检查鼻腔顶部及中鼻道附近有无病变。若局部未发现存在导致嗅觉障碍的病变，且在用多种浓度的测嗅剂测试时，患者有嗅觉同一反应或根本就不能嗅知；或者在做静脉注射法试验时，其潜伏期延长，持续时间缩短，或完全无反应，应考虑患者患有末梢型神经性嗅觉障碍。

3. 颅内型神经性嗅觉障碍

颅内型神经性嗅觉障碍是指颅内嗅球、嗅囊、嗅通路和嗅皮质中枢的病变引起的症状。见于颅底的骨折、脑膜炎、脑肿瘤、脑脓肿及脑软化等。老年性退行性变，可导致嗅球神经元减少或消失。血管硬化症所引起的供血障碍，可导致海马体和嗅叶中的神经细胞有不同程度的退行性变。在全部头部创伤中，共有 4.2％的患者发生嗅觉障碍，在颅面创伤中更高。前颅骨凹陷骨折可引起筛板断裂，嗅神经被切断，嗅丝受损，颅前窝血肿可以引起失嗅。颅部创伤所引起的失嗅，常是在受伤后立即出现，并伴有鼻出血、脑脊液鼻漏及脑震荡表现。患者在经过适当治疗后，嗅觉或可有恢复，但在受伤后 6 个月尚未恢复，则可认为已永久失嗅。

脑肿瘤可有两种路径引起嗅觉障碍：一是肿瘤压迫嗅神经纤维或嗅球；二是阻断脑内嗅传导路径。颅前窝的颅骨骨瘤或脑膜瘤均能引起嗅觉减退，但常为一侧的症状。大脑额叶肿瘤，在初期只引起一侧嗅觉障碍，若完全丧失嗅觉则考虑肿瘤已侵及嗅球，颅前窝的脑肿瘤能引起同侧嗅神经萎缩。额叶胶质瘤及垂体瘤可先引起眼部症状，之后才发生嗅觉障碍；嗅沟脑膜瘤则是先有嗅觉障碍，然后才出现眼部症状。天幕下脑肿瘤一般不引起嗅觉障碍，但由于颅内压增高，亦可引起嗅觉分辨功能下降。

颞叶癫痫常有嗅觉异常的先兆，可嗅到异常气味。脑实质内的肿瘤可以影响嗅觉疲劳试验，并提高最小嗅辨阈值。额叶肿瘤导致的嗅觉障碍可行 Elsberg 嗅觉检查法。若嗅辨阈值有改变，可考虑其病变是位于额叶的下方附近，肿瘤已侵及嗅神经，其中包括嗅球和嗅囊，直接或间接压迫引起损伤。用 Elsberg 测试其疲劳阈值，若疲劳阈值无变化或有轻度改变时，可以考虑为额叶皮质下有侵蚀性病变，若疲劳阈值明显上升，则应考虑有额叶深部肿瘤压迫嗅神经传导路径所致。

4. 精神性嗅觉异常

某些精神性疾病伴有嗅觉异常与患者强烈的感情混乱有关，嗅觉在他们身上常常呈现出强烈的主观色彩。有些人并无精神性疾病，也可表现出某种精神性嗅觉异常。

（1）嗅觉过敏：是指嗅觉特殊过敏，别人嗅不到的气味该患者能嗅到，常由此而感到困扰。常见的病因有中枢病变影响嗅觉中枢及嗅球、癔症及癫痫发作的先兆症状、神经衰弱、疑心病、躁狂症等，妇女月经期、妊娠期、产褥期、绝经期有时也表现为嗅觉过敏。

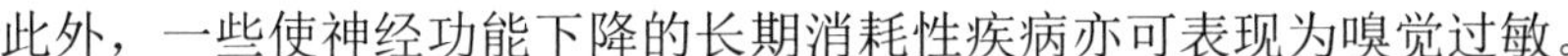

此外，一些使神经功能下降的长期消耗性疾病亦可表现为嗅觉过敏。

（2）嗅觉倒错：患者把甲味错嗅为乙味，且经常把非恶味的气味错嗅为恶味。这种情况，一部分是和嗅觉过敏一样，发生在嗅觉暂时丧失后的恢复期中，属暂时性嗅觉倒错；另一部分是发生在头部创伤、脊髓结核、应用安替比林后或在妊娠期。检查可用嗅谱图法进行测试，令患者说出 7 种测嗅剂的名称并绘出方格图。

（3）幻嗅：是由大脑皮质障碍引起，由海马旁回、钩回的嗅觉皮质中枢受刺激而产生的钩回发作，多发生在有神经性或精神性疾病，如精神分裂症、抑郁症或癔症的患者，或是酒精中毒性精神障碍及癫痫先兆，本病不是嗅神经局部损害所引起的症状。

（4）恶臭幻觉：有主观性恶臭幻觉和客观性恶臭幻觉两种类型。一是周围人并未闻到恶臭气味时，患者能闻到恶臭味，称为主观性恶臭幻觉；二是周围的人均能闻到恶臭气味，但患者并未闻到，称为客观性恶臭幻觉。上述情况与幻嗅不同，恶臭幻觉可以发生于鼻局部病变或有中枢病变的患者。主观性恶臭幻觉多发生于有潜在性鼻窦炎、牙源性上颌窦炎、鼻咽炎、扁桃体炎或癔症患者。客观性恶臭幻觉多发生于患有萎缩性鼻炎、干酪性鼻炎、鼻窦炎、鼻腔异物、上颌骨骨髓炎、额骨骨髓炎及鼻腔特异性感染的患者。检查此类患者时，首先检查鼻及口腔等处有无上述疾病，之后再行屏气反应检查法、Morrison 测嗅法及嗅阈值检查法（稀释法）帮助明确诊断。

（5）嗅盲：与色盲相似，对某几种特定的气味不能嗅知。本病属遗传性疾病，检查此类患者时，应用嗅阈值检查法（稀释法）或用嗅觉计法测试。

第六节 咽痛

咽部从上到下分为鼻咽、口咽、喉咽三部分，范围很广，功能复杂，参与发音、吞咽、呼吸等功能。咽痛是咽部常见症状，主要由咽部疾病引起，也可能是咽部邻近器官的疾病或全身疾病在咽部的表现。

一、病因

1. 咽部的普通感染性疾病

（1）急（慢）性咽炎。

（2）疱疹性咽炎。

2. 咽部的特异性感染性疾病

（1）白喉。

（2）溃疡膜性咽峡炎。

（3）真菌性口炎（鹅口疮）。

3. 咽部的溃疡性疾病

（1）复发性阿弗他溃疡。

（2）白塞综合征。

4. 扁桃体组织的炎症

（1）急性扁桃体炎。

（2）急性舌扁桃体炎。

（3）急性咽扁桃体炎。

5. 咽深部感染

（1）扁桃体周围脓肿。

（2）咽旁脓肿。

（3）咽后脓肿。

二、发病机制

咽部黏膜有丰富的神经与血管，任何因素刺激咽部，即可引起神经末梢的痛觉反应。咽部感觉主要来自舌咽神经。另外，三叉神经的上颌支、蝶腭神经节的分支、副神经和颈上交感神经节的分支组成的咽丛，接收咽部感觉。蝶腭神经节的腭后神经司扁桃体上部的感觉。鼻咽部由三叉神经的上颌支支配。

三、诊断

（一）病史

1. 询问咽痛的性质、部位和程度

咽痛的性质有隐痛、钝痛、针刺痛、跳痛、撕裂痛、吞咽痛、自发痛等，咽痛的部位有左侧、右侧或正中部等。起病急骤或缓慢，持久或短暂。

2. 询问伴随症状

如发热、声音嘶哑、言语不清、张口困难、吞咽困难、呼吸困难、颈部活动受限等，有助于诊断。

（二）检查

（1）口咽部若发现有黏膜急性充血、水疱、溃疡、白膜及假膜等，诊断比较容易。

（2）口咽部检查正常时，应详查舌根部、会厌及喉咽部，尤其是梨状窝，注意有无充血水肿、溃疡、肿物等。舌咽神经痛时，舌根部常有扳机点。

（三）鉴别诊断

1. 咽部普通感染性炎症

（1）急性咽炎：往往是急性鼻炎、鼻咽炎向下蔓延而致，也可能是麻疹、猩红热等急性传染病的前驱症状。很多病毒都与咽炎有关。有研究认为50%的咽炎是由病毒引起，已证实有腺病毒、流感病毒、柯萨奇病毒等，另有50%左右的咽炎为A组乙型溶血性链球菌感染。急性咽炎常表现为高热、咽痛、吞咽困难、食欲下降，颈淋巴结肿大压痛。检查咽黏膜可有充血、红肿，腭垂水肿，咽后壁可覆有黄色分泌物。

（2）疱疹性咽炎：疱疹性咽炎一般认为是A组柯萨奇病毒感染。临床表现有发热、咽痛、吞咽困难。前后弓及咽后壁有散在的直径为1～2mm的典型疱疹，水疱周围有红晕，成熟后自破，形成灰白色的小溃疡。

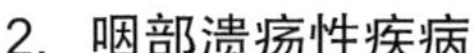

2. 咽部溃疡性疾病

（1）复发性阿弗他溃疡：“阿弗他”是指小而浅的溃疡，可发生于口腔的任何部位。本病的原因尚不清楚，其特征是反复发作。

（2）白塞综合征：是一种全身性免疫系统疾病，可累及口腔、咽部、生殖器等多个部位。咽部溃疡特点与复发性阿弗他溃疡相似，但常伴有眼部病变、皮肤结节红斑、生殖器溃疡等其他症状。

3. 扁桃体组织炎症

（1）急性化脓性扁桃体炎：多为溶血性链球菌感染，表现为咽痛、发热，检查可见扁桃体表面黏膜急性充血。扁桃体隐窝开口有白色渗出物，后期渗出物可融合成片状，易被拭去，无出血。同侧下颌角下淋巴结肿痛。

（2）急性舌扁桃体炎：多发生于成年人，是舌根部淋巴组织的急性炎症。多为一侧性，舌根部扁桃体充血肿胀，化脓后突出更明显。有重度的自发性疼痛及吞咽疼痛。严重的可伴有高热、呼吸困难。

4. 咽深部感染

（1）扁桃体周围脓肿：为扁桃体炎的并发症，多继发于急性扁桃体炎之后，表现为一侧剧烈咽痛，言语不清，似口中含物。同侧下颌角下淋巴结肿大压痛。全身可有高热。舌腭弓及患侧软腭明显肿胀隆起，将扁桃体推向下内方。腭垂水肿偏向对侧。脓肿位于咽腭弓之后，扁桃体则向前推移。穿刺抽出脓液可确诊。

（2）咽后脓肿：急性咽后脓肿为咽后间隙的淋巴结化脓性炎症。婴幼儿多见。起病急，有畏寒、低热，头向后仰或偏向一侧。哭声似鸭鸣。因咽痛剧烈、吞咽困难而拒食，可伴有吸入性呼吸困难。检查可见在咽后壁的一侧有局限性隆起。颈侧位 X 线检查可见椎前软组织阴影增宽。

（3）咽旁脓肿：为咽旁间隙的化脓性炎症形成的脓肿。颈侧及咽部疼痛较重，伴有吞咽困难。咽旁间隙前部的翼内肌受刺激时可引起牙关紧闭。如为后隙感染，有腮腺区和下颌角后区肿胀压痛。

5. 咽创伤及异物

咽创伤及异物一般都有明显的创伤史，如机械伤、烫伤、腐蚀伤，误咽鸡骨、鱼骨等。创伤所致的黏膜损伤常发生在前弓、软腭、腭垂及会厌等处。过硬、过热、过粗的食物，可引起黏膜下出血或血肿，破裂后引起不同程度的咽痛。异物引起的咽痛取决于异物的大小、形状、部位、组织损伤的程度及有无感染等。小的鱼刺常常深刺在扁桃体隐窝、舌根等处，因细小检查不易发现，应密切观察。如在 24 小时后症状逐渐加重，应反复详细检查。

6. 咽部肿瘤

口咽癌多发生在咽后壁、舌根及会厌谷。喉咽癌常发生在梨状窝及环状软骨后部。早期常有一侧性无固定部位的咽部异物堵塞感，吞咽不适或疼痛。若不详细检查，常被误诊为“慢性咽炎”。

7. 咽部邻近器官的疾病或症状

（1）急性会厌炎：又称急性声门上喉炎，因炎症浸润会厌根部引起会厌回流受限，迅速发生高度水肿并伴有蜂窝织炎或会厌脓肿。起病急，以咽喉剧痛、吞咽困难、呼吸困难及全身中毒为主要症状。若不能及时诊断和治疗，则有喉阻塞窒息的危险。

（2）舌咽神经痛：是一种症状，其病因很多，可见于小脑脑桥角肿瘤、脑干血管异常、颅底血管瘤、鼻咽部恶性肿瘤、茎突过长等。原因不明者称为原发性舌咽神经痛。舌咽神经痛多为单侧性的，以阵发性咽喉部疼痛为主，并常在咽部、舌后的扳机点受刺激而诱发。疼痛持续时间很短。

（3）茎突综合征：由于茎突过长或角度的异常，刺激邻近的血管和神经，引起咽部不适和疼痛，可伴有耳痛和颈痛。在吞咽、说话或头部转动时加重。用手指在扁桃体窝部触诊，有时可触到硬性条状隆起。X 线检查可以辅助诊断。

8. 血液病性咽峡炎

本病为全身疾病的局部表现，常见于粒细胞缺乏症和急性白血病等。血液病性咽峡炎是一种咽部组织的坏死性炎症，坏死病变始于扁桃体，继而延及邻近组织，可深达肌层。患者常表现为咽痛剧烈，吞咽、张口均困难，口臭。检查科见坏死组织呈暗黑色或棕褐色，上覆假膜。坏死病变进展可使软腭穿孔。全身可早期出现中毒症状或循环衰竭。

第七节　咽部异物感

咽部异物感是一些症状的组合，它包括阻塞感、压迫感、贴叶感、狭窄感、干燥感、灼热、瘙痒、蚁行感或其他不适感。其病因繁多，有时相当复杂，有器质性因素也有功能性因素。功能性因素导致者又称为咽异感症、咽喉异感症、梅核气、咽神经症、癔球症等。一般认为，只有在排除产生咽部异物感的器质性病变后，方可诊断为咽异感症。

一、病因

（一）咽喉部和邻近器官的病变

1. 慢性炎症

咽炎、喉炎、扁桃体炎、鼻咽炎、食管炎、鼻窦炎等。

2. 增生肥大性病变

腭扁桃体肥大、舌扁桃体肥大、咽扁桃体肥大，以及舌根部位的异位甲状腺等。

3. 解剖异常

腭垂过长、茎突综合征、颈椎骨质增生等。

4. 消化系统疾病

食管炎、食管憩室、胃或十二指肠溃疡、胃炎、骨下垂、慢性阑尾炎、食管及胃肿瘤、肠道寄生虫病等。

5. 囊肿

舌根囊肿、会厌囊肿、咽喉部潴留囊肿等。

6. 肿瘤

各种良性或恶性肿瘤。

（二）全身性疾病

（1）缺铁性贫血。

（2）内分泌疾病，如甲状腺功能亢进症、性腺功能异常、绝经期综合征、糖尿病等。

（3）心血管疾病，如高血压心脏病、左心室肥大等。

（三）功能性因素

（1）癔症及其他精神障碍。

（2）神经症、恐癌症。

（3）过度紧张、忧虑、恐惧等精神刺激。

二、发病机制

咽部异物感的发病机制相当复杂，目前尚未完全清楚。多数学者认为与局部病变、全身疾病和精神因素有关。局部的病变刺激由迷走神经、舌咽神经、副神经和颈交感神经的分支及三叉神经第二支的分支组成的咽丛，成为兴奋灶，而出现症状。全身疾病，特别是上消化道疾病，由于胚胎发育中咽与上消化道均由前肠形成，其感觉神经上下互相连通，因而胃及十二指肠的疾病可反射性地引起咽感觉异常。精神因素和自主神经功能的障碍都可与兴奋灶结合而出现症状。

三、诊断

（一）咽部异物感的诊断

主要是找寻病因，首先应详细询问病史，然后做全面、认真的检查，从发病机制方面具体分析主要的致病因素。既不可首先考虑“咽异感症”的诊断，也不可不经过反复细致的检查和观察而轻易地做出“慢性咽炎”的诊断。

（二）排除器质性病变

在排除明显的器质性病变后，可按功能性疾病所致的咽部异物感进行治疗观察。治疗无效时应再进一步查找病因。

（三）局部及全身检查

（1）耳鼻咽喉检查。

（2）精神科、神经科检查。

（3）内科检查：包括血压、血常规、尿常规、粪常规检查，基础代谢率测定，上消化道造影，颈部正、侧位 X 线片，纤维鼻镜、咽喉镜、食管内镜检查，以及胃液分析等。

上述检查在临床实际工作中不可能逐项进行，主要以病史及一般检查为主，根据具体情况，再在某些方面进行必要的检查。

（四）鉴别诊断

1. 咽部疾病

（1）慢性肥厚性咽炎：有急性咽炎反复发作史，咽部有持续性的异物感、阻塞感、胀感、吞咽不适、咽反射敏感等。咽部有黏稠分泌物，常做“吭”“喀”动作，重者可引起刺激性咳嗽。检查可见咽后壁有颗粒状或堆积成片状的淋巴组织，咽腭弓后淋巴组织呈条索状增生突起。扁桃体黏膜慢性充血，腭垂充血肿胀。

（2）其他：咽部角化症、扁桃体潴留囊肿或瘢痕、咽异物、舌扁桃体肥大、舌下静脉曲张、会厌囊肿、舌根囊肿等疾病，在检查时，不难发现上述相应的病变。对隐匿部位，应仔细观察，必要时可用手指触诊，以了解局部有无硬块。

2. 咽邻近器官疾病

（1）咽 - 食管恶性肿瘤：早期往往表现为进行性加重的咽部异物感。当进食时症状较明显，空咽时可无症状，这是与功能性疾病引起的咽部异物感的重要区别。在肿瘤尚小、未出现其他症状之前，常被误诊为“慢性咽炎”或“咽异感症”。

（2）颈椎病：颈椎骨质及其软组织的病变，如骨质增生、椎间盘脱出等，可压迫颈神经引起咽部异物感。颈椎 X 线检查可确诊。

（3）喉病：风湿性环杓关节炎、风湿性喉上神经炎、喉囊肿、早期声门上喉癌，可引起咽部异物感。

（4）鼻病：慢性化脓性鼻窦炎引起后鼻孔溢脓，经常刺激咽壁，可引起该症状。

（5）茎突综合征：由于茎突过长或其方位异常，在产生咽部异物感的同时，常伴有颈痛、神经痛。触诊时在扁桃体窝外侧可触到变长的茎突。X 线检查有助诊断。

（6）反流性食管炎：胃酸会刺激食管入口，使其运动功能紊乱，而产生咽部异物感。

（7）其他：胃或十二指肠溃疡、胃炎、胃下垂、胃肿瘤、慢性阑尾炎、肠道寄生虫病等均可反射性地引起咽部异物感。

3. 全身疾病

甲状腺功能亢进症、消化不良、性功能异常、风湿病、糖尿病、绝经期综合征、缺铁性贫血等均能引起咽部异物感。

4. 功能性因素

功能性因素，常与神经症、恐癌症、忧虑、恐惧、癔症等有关。此类患者常有相关的精神背景，如家庭或亲友中发生重大矛盾或遭受精神创伤和刺激。每当情绪激动后，咽部异物感的症状则加重，或时有时无，时轻时重。吞咽时无，空咽时重。若能除外器质性病变，则可诊断为咽异感症。中医称之为梅核气。

第八节　吞咽困难

正常吞咽功能发生障碍时称为吞咽困难，即食物从口腔至胃运送过程中受到阻碍的一种症状，可由咽部、食管或贲门的功能或器质性梗阻引起。患者进食后即刻或 8 ～ 10 秒后在咽、胸骨后或剑突后出现黏着、停滞或哽噎感。

一、病因

（一）口、咽和喉疾病

（1）口、咽部创伤。

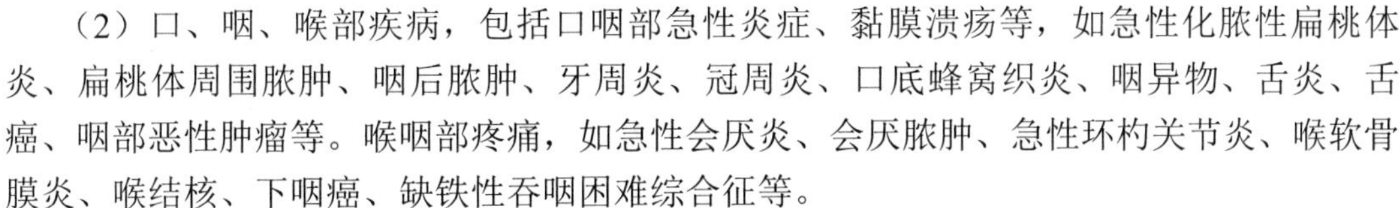

（2）口、咽、喉部疾病，包括口咽部急性炎症、黏膜溃疡等，如急性化脓性扁桃体炎、扁桃体周围脓肿、咽后脓肿、牙周炎、冠周炎、口底蜂窝织炎、咽异物、舌炎、舌癌、咽部恶性肿瘤等。喉咽部疼痛，如急性会厌炎、会厌脓肿、急性环杓关节炎、喉软骨膜炎、喉结核、下咽癌、缺铁性吞咽困难综合征等。

（二）食管疾病

（1）食管炎，包括非特异性食管炎、消化性食管炎等。

（2）食管癌。

（3）食管良性肿瘤。

（4）食管“良性”狭窄。

（5）食管憩室炎。

（6）食管结核。

（7）食管裂孔疝。

（8）Barrett 食管。

（9）食管内异物。

（10）食管黏膜下脓肿。

（11）食管先天性疾病：食管蹼、先天性食管闭锁、先天性食管狭窄、先天性食管过短、先天性食管扩张。

（12）食管受压如颈椎骨质增生、甲状腺肿瘤、巨大咽旁肿瘤、颈部广泛淋巴结转移瘤、纵隔肿瘤、主动脉瘤、锁骨下动脉瘤、心血管先天性畸形、肺门肿瘤等。

（三）神经、肌肉疾病或功能失常

1. 中枢性吞咽困难

中枢性吞咽困难可分核上性损害和核性损害。核上性损害，如两侧锥体束病变、假性延髓麻痹、锥体外系损害、脑炎、脊髓灰质炎、脊髓空洞症、脑出血、脑栓塞、小脑后下动脉综合征等；核性损害，如变性疾病、血管病变、炎症、肿瘤、创伤、先天性疾病及中毒等。

2. 核下性损害

核下性损害如咽部、喉部、食管、颈部等处的多种炎症、肿瘤，以及颈椎病、白喉毒素神经炎、颈静脉孔综合征等。

3. 疾病性和神经肌肉结合处损害

疾病性和神经肌肉结合处损害如特发性重症肌无力、多发性肌炎、多发性皮肌炎、皮肌炎、缺钙性肌痉挛、有机磷中毒、创伤、内分泌障碍（如甲状腺功能亢进症等）。

4. 感觉障碍

咽部和软腭感觉丧失，软腭前方感觉障碍，应考虑三叉神经检查；舌腭弓、咽腭弓和扁桃体感觉由舌咽神经支配，咽侧壁和咽后壁由舌咽神经和迷走神经支配，支配神经受损伤，可出现感觉障碍。白喉毒素、脊髓结核、颅底蛛网膜炎、颅底肿瘤等可导致感觉障碍、咽感觉障碍，吞咽反射受影响，从而出现吞咽困难。

5. 心因性疾病

心因性疾病如癔症，无器质性发现。

6. 儿童吞咽困难

儿童吞咽困难多见于：①先天性食管蹼，多发生在食管上段；②先天性食管闭锁，多发生在食管下段；③特发性食管肌肉肥厚；④继发性食管狭窄，发生于外伤、异物、腐蚀剂损害、感染等。

二、发病机制

正常吞咽动作包括口咽阶段、食管上括约肌阶段、食管阶段和食管下括约肌阶段，某一个阶段发生障碍时，均可引起吞咽困难。

（一）口咽阶段

吞咽动作的起始阶段，食物通过口咽部，正常情况下仅历时 1 秒左右，涉及口咽肌的随意运动。当口咽部有炎症或创伤时，患者可因疼痛而不敢吞咽。当面肌（Ⅶ脑神经）、舌肌（Ⅻ脑神经）、腭弓和咽缩肌（Ⅸ、Ⅹ脑神经）麻痹时均影响吞咽动作，后组脑神经（Ⅸ、Ⅹ、Ⅺ脑神经）损害可引起延髓麻痹出现吞咽困难。

（二）食管上括约肌阶段

每次吞咽动作开始后，食管上括约肌即行松弛，然后出现食管蠕动，食团顺利通过。当支配该部位的迷走神经、吞咽神经功能失常时可引起食管上括约肌功能失常，出现吞咽困难的症状。

（三）食管阶段

食管本身吞咽困难的原因，主要是食管腔内机械性梗阻或闭塞，如食管癌、食管良性狭窄等；食管壁外来性压迫，如胸内甲状腺肿大、主动脉瘤等；食管蠕动减弱、消失或异常，如弥漫性食管痉挛、皮肌炎、硬皮病等。

（四）食管下括约肌阶段

食管下括约肌引起吞咽困难的主要机制是食管下括约肌失弛缓，多见于贲门痉挛；也见于食管下端机械性梗阻，如食管下段癌、贲门癌、食管良性狭窄等。

三、诊断

（一）诊断依据

1. 病史

（1）年龄：出生后或哺乳期即有频繁反食者，要考虑先天性食管疾病，如先天性食管狭窄、先天性食管过短等；儿童突然出现吞咽困难者，多因食管异物引起；老年人出现吞咽困难者，多考虑食管癌。

（2）前驱病史：患者有长期胃病史或反酸、灼热、胃液或胆汁反流等病史应考虑反流性食管炎、食管消化性溃疡与良性狭窄等；凡既往有食管、胃手术史，长期食管胃内置管史、误服腐蚀剂等患者，应考虑食管炎或食管良性狭窄。吞咽困难同情绪有关者应考虑贲门痉挛或弥漫性食管痉挛、精神性贲门失弛缓症。

（3）与饮食的关系：食管腔内或食管腔外因素造成的机械性梗阻的患者，均可出现吞咽困难的症状，而且随着食管腔闭塞的程度不断加重，进食也随之逐渐困难，从普食、软食、半流食、流食，最后可能滴水不入。咽肌失常者，进食液体饮食可能比进食固体饮食更为困难，饮水会引起鼻反流或呛咳。进食过冷、过热、过快或有刺激性食物诱发吞咽困难者多提示食管炎或食管痉挛。

（4）吞咽疼痛：口咽部的炎症、溃疡或创伤患者在进食时可出现吞咽疼痛。食管性吞咽困难伴有疼痛的轻重不等，其分布部位涉及胸骨后、剑突下、肩胛区、背部、肩部、颈部等部位。如果进食酸性食物即可引起疼痛，多见于食管炎症和溃疡。如进食过冷或过热饮食诱发疼痛，多为弥漫性食管痉挛。

（5）食管反流：进流食立即反流至鼻腔及呛咳者，为吞咽神经肌肉失常，餐后较久才有反流，多因食管梗阻的近段有扩张或憩室内有潴留引起，其反流物可为隔餐存留的食物残渣，呈酸臭味。贲门痉挛反流物的量常较多，也常在夜间平卧位时出现，引起呛咳。食管癌的反流物多为血性黏液样。

（6）病期与病程发展：进行性吞咽困难者首先考虑食管癌，而且病程较短，多为7～8个月。病程进展缓慢者，多为良性狭窄。病程较长，吞咽困难症状时轻时重反复出现者，多为贲门痉挛患者。

（7）声音嘶哑：吞咽困难伴有声音嘶哑者应考虑是食管癌引起的纵隔浸润侵及喉返神经；或由于主动脉瘤、纵隔肿瘤或纵隔淋巴结结核压迫喉返神经，引起声音嘶哑。

（8）呛咳：吞咽困难伴发呛咳者应考虑是否患有食管癌、贲门癌、贲门痉挛或食管憩室等疾病；呛咳较重者更须考虑咽部神经肌肉疾病或食管癌患者并发食管气管瘘。

2. 体格检查

体格检查应注意一般营养状况，有无皮肤病或淋巴结肿大，有无口咽炎、溃疡或外伤，有无舌和软腭麻痹。患者饮一口水10秒内在剑突部可否听到喷射性杂音（患者取坐位，听诊器置于剑突左侧，令患者饮一口水，在10秒内如能听到喷射性杂音，说明贲门部无梗阻，如此杂音延迟出现或不明显，提示贲门有梗阻）。

3. 实验室检查

食管酸灌注试验：患者取坐位，经鼻孔插管深30～35cm，滴入生理盐水，每分钟100～125滴，共15分钟，然后换用0.1mol/L盐酸以同样的滴速灌注，如出现胸骨后疼痛或胃灼热，为实验阳性，提示患有反流性食管炎和继发性食管痉挛。

4. 器械检查

（1）X线检查：胸部X线检查可以了解有无纵隔增大、主动脉瘤、左心房增大或心包积液。食管钡餐造影可检查咽部和食管全长及贲门部位有无病变。

（2）食管拉网脱落细胞学检查：食管拉网脱落细胞学检查是诊断早期食管癌和食管癌前病变的经济、简便、易行、安全可靠的一种方法，最适合门诊和食管癌高发区进行防癌普查，阳性确诊率高达87.8%～94.2%。可作为一种粗筛的检查手段。

（3）食管镜检查：吞咽困难的患者应用食管镜检查，可直接观察到病变部位、范围、形态和色泽，并且做脱落细胞学检查和病理组织学检查确诊。如对食管癌、贲门癌、贲门痉挛、食管良性肿瘤、食管良性狭窄、弥漫性食管痉挛、食管异物、食管裂孔疝、食管结核、食管真菌感染等做出明确鉴别诊断。

（4）食管测压检查：食管测压检查对判断食管的运动功能十分重要。对一些运动功能失常的疾病有较大的诊断价值，如多发性肌炎、皮肌炎，可见食管上 1/3 蠕动波消失，食管上括约肌静止压减低，食管痉挛仅见有非蠕动性小收缩波，食管下括约肌不能松弛；食管弥漫性痉挛，检查可发现食管强力和反复出现的收缩波，而食管下括约肌弛缓功能良好。

（二）鉴别诊断

1. 口腔炎症、溃疡和创伤

各种口腔的疾病如炎症、溃疡、创伤等都可因疼痛而引起吞咽困难，口腔部位的疾病诊断较容易。

2. 咽、喉疾病

咽、喉部疼痛性和梗阻性病变可引起吞咽困难，如扁桃体周围脓肿、咽后壁脓肿、咽喉白喉、咽喉结核等。这些疾病的临床诊断都不困难。

第九节　声音嘶哑

声音嘶哑又称声嘶，是指发声时失去了圆润而清亮的音质。临床上表现为程度不同的音质变化，最轻的称为“毛”，即在发高音时有某种程度的音质改变，声音变粗糙。“沙”指几乎所有音调的音质都有改变。中度的音质改变称为“嘶”，此时除音质变得粗糙和不纯外，尚有漏气，表示双侧声带在发音时有明显间隙。重度音质改变称“哑”，即发声时声门间隙很大，声带无法振动，只能发耳语声。

一、病因

1. 急性传染病

如流感、麻疹、猩红热等，属传染性疾病，常伴有急性喉炎引起嘶哑，常发生在儿童，有发热、恶寒、倦乏、不适等全身中毒症状，并伴有喘鸣及呼吸困难，后期出现各自的特异体征。

2. 喉部急性炎症

如急性喉炎、喉水肿、喉白喉、喉软骨膜炎、喉脓肿等，若发生于儿童常伴有全身症状，成人则全身症状轻微。

3. 喉部慢性炎症

如单纯性慢性喉炎、萎缩性喉炎、声带小结、慢性接触性喉溃疡；特异性感染如喉结核、喉梅毒、喉硬结、喉麻风、喉狼疮、喉真菌病等，多无全身症状或症状较轻，但声音嘶哑的时间较久。

4. 慢性职业性喉病

如职业用嗓音工作者，经常因使用不当或妄用，使用过分，尤其是当已发生嘶哑时继续使用，导致损害加重。另外，由于职业生产环境有高温、粉尘、有害气体等长期吸入刺激，引起喉部的慢性炎症。

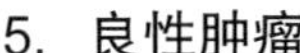

5. 良性肿瘤

良性肿瘤包括非真性肿瘤增生组织，可能与喉部的慢性炎症、变应性疾病或慢性创伤有关，如喉息肉、喉囊肿、喉黏膜肥厚、喉淀粉样变、喉息肉状血管瘤等，直接影响声带振动。真性肿瘤如乳头状瘤、儿童期乳头状瘤、内翻性乳头状瘤、纤维瘤、血管瘤、脂肪瘤、神经鞘膜瘤、软骨瘤、肌瘤、骨外浆细胞瘤等。

6. 恶性肿瘤

恶性肿瘤包括喉癌前期病变如黏膜白斑、喉角化病、喉厚皮病等。喉恶性肿瘤以鳞癌最常见，包括原位癌。腺癌及肉瘤少见。

7. 喉创伤

机械性损伤，如挫伤、爆炸伤、切割伤、穿透伤、刀剪刺伤、挤压伤等，使喉内结构破坏。此外，剧烈毒气，如氯气、芥子气或高热烟雾气，常引起喉和气管黏膜水肿，常影响呼吸及发音。

8. 声带麻痹

支配声带运动的神经受损，可出现声音嘶哑。喉肌运动神经来自迷走神经的喉返神经，该神经受损最常见，如颈部外伤、甲状腺 手术、纵隔肿瘤等；迷走神经在发出 喉返神经前受损，也可导致喉返神经受损，多见于迷走神经鞘膜瘤、颈部外伤等；喉上神经受损可导致声带张力减弱，导致音调变低，临床少见。

9. 其他原因

喉异物、喉先天畸形、喉室脱垂、环杓关节炎或关节脱位固定；内分泌垂体和性腺功能紊乱等，均可引起声音嘶哑。

二、发病机制

喉是以软骨作支架，由软骨、肌肉、韧带和黏膜等构成的精细器官，兼有呼吸、发声、保护下呼吸道和屏气等功能。当发生病变时，这些功能受影响，功能发生障碍。其实声音的产生是由中枢神经的控制系统和末梢的发声器官构成。高级中枢发出指令，经运动皮质至脑干脊髓运动核，使呼吸肌、喉肌和发声肌产生相应的活动。与此同时锥体外系统和小脑对这些肌肉进行附加调节。末梢发声器官包括动力器官，即肺、胸、腹、背部肌肉活动，产生气流；振动器官，包括喉和声带；共鸣器官，包括咽部、口腔及鼻部；构语器官，包括口腔、软腭、舌、牙齿及口唇等四部分构成。声带振动的频率、声带运动振幅的大小、气流的强弱、声带的张力，以及许多与发声有关的因素分别决定音调、音强及音色的特征。圆润而清亮的嗓音，需要有下面的几个基本条件，即有适当的气流、声带表面光滑，声带有一定的张力，正常的环杓关节，有完整运动声带杓状软骨的肌肉以及支配喉肌的正常神经，使声带在闭合状态时发出声音，其中任何一个因素发生病变皆可影响发音，即声音嘶哑。若声带有炎症、创伤、肿瘤、瘫痪时，声带的形状、弹性、紧张度便出现异常，因而声带振动既不对称，又不均匀，便产生声音嘶哑。

三、诊断

（一）病史

询问病史时要注意以下几点。

1. 发病诱因

上呼吸道感染可引起急性喉炎。用声过度可引起喉肌无力。精神创伤可引起癔症性失声。开放性肺结核可能引起喉结核。

2. 起病的快慢

声音嘶哑时间长一般多为慢性炎症，且时轻时重。突然发病应考虑颈段食管或上纵隔的疾病。

3. 有无伴随症状

如呼吸困难、吞咽困难、喉鸣、喉痛、咳痰带血等。

（二）检查

1. 间接喉镜检查

首先注意喉内全貌，包括各部位的形态、颜色、表面情况和声门运动。除明确声带有无病变外，对其邻近的组织，特别是假声带、梨状窝等处要仔细观察。

2. 直接喉镜检查

在间接喉镜检查咽喉部过度敏感或声门暴露不清时，可用此法或悬吊喉镜法进行检查。

3. 纤维喉镜检查

声音嘶哑患者，如有张口困难，不能经口咽检查或经口咽检查不满意时，可用纤维喉镜通过鼻腔进行喉部检查。

4. 喉功能检查

喉的发音功能很复杂，检查喉部功能的方法也很多。如喉动态镜，喉部高速摄影和录像、录音，喉肌电图，声门图，声谱分析等对检查喉的解剖、喉肌功能，以及早期发现病变均有较大的价值。

5. 喉部X线检查

可利用喉部X线检查、断层片、喉部造影以及CT检查，对喉异物、喉狭窄、喉创伤、喉软骨骨折的诊断很有价值，必要时用MRI对观察喉肿瘤的侵犯范围有帮助。

（三）鉴别诊断

1. 急性喉炎

急性喉炎最为常见，声音嘶哑为主要症状。小儿急性喉炎较成人重，除声音嘶哑外，并有发热、咳嗽等症状。喉镜检查，可见喉黏膜急性充血，声带水肿并附有脓性分泌物，声带运动有不同程度的受限。本病应与白喉和呼吸道异物鉴别诊断。

2. 喉白喉

喉白喉多继发于咽白喉。声音嘶哑和干咳为喉白喉的首发症状，多见于儿童。起病初期，发音粗糙，逐渐加重，以致声音嘶哑至完全失声。患者除有喉部症状外多有明显的中毒现象。喉镜检查，见黏膜红肿，表面盖有白色假膜。涂片及培养可确诊。

3. 慢性喉炎

慢性喉炎患者常诉咽喉干燥不适，晨起频咳，有黏稠分泌物。声调低沉、声质粗糙到沙哑、嘶哑不等，与炎症的轻重不尽一致。喉镜检查有助于鉴别。

4. 喉结核

原发者少见，多继发于开放性肺结核。早期患者感觉喉内干燥不适或微痛，用声易疲劳或轻度声音嘶哑。检查可见喉黏膜苍白，也有一侧声带充血者。晚期声音嘶哑显著，检查喉黏膜有溃疡，常位于一侧声带或杓间襞。溃疡表浅，边缘不整齐，有假膜覆盖。胸部X线检查、活组织病理检查可确诊。

5. 声带小结

声带小结是慢性喉炎的一种类型，又称结节性声带炎。本病多见于女高音演员、小学教师、噪声环境中的工作人员。发生部位主要在声带边缘的前、中1/3段的移行部。早期结节较软，后期变硬。小结节多对称、大小相等，但也有一侧较大，一侧较小，甚至仅一侧者。小结节仅呈现小的局限性隆起，但不至于过度增大。病理表现为声带上皮局限性增厚和角化。

6. 声带息肉

声带息肉多发生于用声过度、发声不当或始于一次强烈的发声之后，局部损伤是主要因素。早期的声带息肉局限于一侧声带前、中段的上面或下面的Reinke层，呈水肿变性。后期可呈现小黏液囊肿、玻璃样变性或纤维增生等。息肉基底多有蒂，但也有表现为广泛基底者。声带息肉一般仅引起声音嘶哑，其程度与息肉的位置和大小有关。

7. 声带乳头状瘤

声带乳头状瘤的病因未明，多认为与病毒感染或性激素有关。儿童乳头状瘤有多发性倾向，随着年龄的增长，肿瘤有自限趋势。成人乳头状瘤易发生癌变。乳头状瘤可发生在喉黏膜的任何部位，以声带前段为多。瘤体呈菜花样或鸡冠花样。

8. 喉的恶性肿瘤

喉的恶性肿瘤以鳞状细胞癌多见。按其发生的部位不同，临床上分为声门上、声门、声门下三型。声门型常位于声带的中段或前段，所以很早就有声音嘶哑症状。喉镜检查可见一侧声带充血、表面粗糙不平、呈颗粒状隆起或乳头样增生，活检可证实，诊断比较容易。声门上型及声门下型的早期症状往往不是声音嘶哑，诊断较为困难。

9. 喉瘫痪

（1）喉上神经瘫痪：由于喉上神经支配喉黏膜的感觉，并支配环甲肌运动。因此，一侧喉上神经瘫痪时，声带缺乏张力，发声时声弱，易疲劳，声质粗糙。检查时患侧声带呈波纹状，随呼吸气流上下扑动。

（2）单侧喉返神经瘫痪：发声嘶哑，易疲劳，常呈现破裂声，说话、咳嗽有漏气感，后期出现代偿，健侧出现内收超过中线靠拢患侧，发声好转。

（3）双侧喉返神经瘫痪：突然发生两侧声带外展瘫痪则可引起急性喉阻塞。如系逐渐发病，患者可能适应而无呼吸困难，对发声的影响也不大。如内收、外展均有瘫痪，则发声嘶哑、无力，说话费力且不能持久。双侧声带居旁中位，松弛，边缘尚规则。易发生误吸，咳嗽排痰困难。

（4）甲杓肌瘫痪：多属肌病性瘫痪，系由于甲杓肌过度疲劳所致。表现为发声低沉而粗，容易疲劳。声带内收及外展运动正常。发声时声门闭合正常，但膜间部出现菱形裂隙。

（5）杓间肌瘫痪：杓间肌单独受损者很少见，常为两侧神经损害引起。见于喉部的急、慢性炎症。发声时，两侧声带闭合后，其后端有三角形裂隙。

（6）单侧环杓后肌瘫痪：又称单侧声带正中位瘫痪，是一种最常见的声带瘫痪。主要是喉返神经末梢支的后支受损所致。自觉症状不明显，开始有暂时性的声音嘶哑，代偿后症状全部消失。患侧声带固定在正中位。随后，瘫痪肌肉失去肌张力，致使杓状软骨隆起。因杓状会厌襞失去支撑作用，使患侧杓状软骨前移。

第二章

耳鼻咽喉疾病常用治疗方法

第一节　耳部疾病常用治疗方法

一、局部给药方法

耳部疾病局部用药非常重要，其病位深在，必须掌握正确的给药方法，才能起到应有的效果。用3%双氧水清除外耳道内分泌物或脓液，然后再滴药。滴药时患耳向上，一手将耳郭拉向后上方，推耳屏向前，使外耳道变直，另一手持滴耳液滴6～10滴入耳内。保持患耳向上约10分钟，并同时反复按压耳屏，迫使药液进入中耳。

二、外耳道冲洗法

冲洗外耳道用于清除已润滑的耵聍或某些外耳道异物。临床上已经较少使用，多被耳内镜监视下负压吸引、清洗所代替。

三、咽鼓管吹张法

咽鼓管吹张既是一种检查方法，也是一种治疗方法，在中耳炎的诊疗中有着重要的地位。详见相关章节。

四、鼓膜穿刺术

鼓膜穿刺术既是某些中耳疾病的重要诊断方法，又是行之有效的治疗方法。鼓膜穿刺术的适应证有分泌性中耳炎、鼓室内积液、梅尼埃病、鼓室内注射庆大霉素治疗、突发性聋、鼓室内注射糖皮质激素。

1. 术前准备

①向患者或家属做好解释工作，讲明鼓膜穿刺的目的和可能发生的问题，征得他们的同意和配合。②备好无菌消毒的穿刺针头，针头斜面部分要短，约1mm，坡度要小。接2mL注射器。③外耳道和鼓膜表面用75%的乙醇消毒。

2. 体位和麻醉

①体位：成人取正坐位；儿童最好采用卧位，也可取与检耳时相同的体位。②麻醉：在鼓膜表面用浸有1%丁卡因液的棉片或用Bonain液（由等量的石炭酸、可卡因结晶和薄荷脑晶体混合而成，近年有用丁卡因代替可卡因配成麻醉液）麻醉10～15分钟。

3. 手术步骤

①用蘸70%乙醇的卷棉子消毒外耳道和鼓膜。②选用适当大小的耳镜显露鼓膜，并

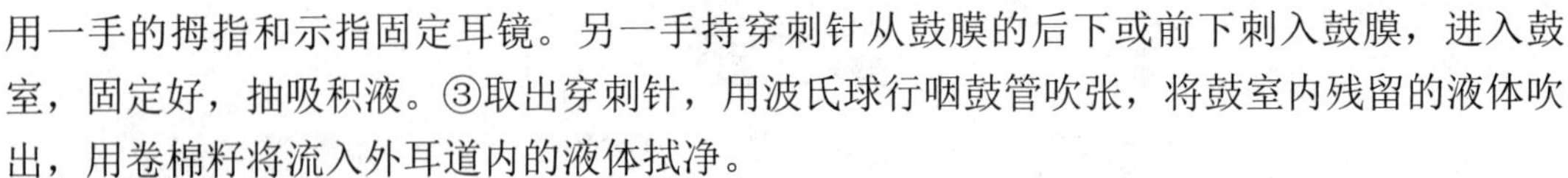

用一手的拇指和示指固定耳镜。另一手持穿刺针从鼓膜的后下或前下刺入鼓膜，进入鼓室，固定好，抽吸积液。③取出穿刺针，用波氏球行咽鼓管吹张，将鼓室内残留的液体吹出，用卷棉籽将流入外耳道内的液体拭净。

4. 术后处理

嘱患者鼻腔滴用减充血剂，行咽鼓管吹张术，保持咽鼓管通畅，将新生成的液体吹出，并防止鼓膜粘连。保持外耳道清洁，预防感染。

五、鼓膜切开术

1. 适应证

①急性化脓性中耳炎鼓膜充血，向外膨隆，或有乳头状突出者，提示鼓室内脓液积聚，尚未穿破鼓膜。②急性化脓性中耳炎，穿孔很小，引流不畅，发热和局部疼痛等症状不缓解。③疑有并发症，无须立即行乳突凿开术者。④急性卡他性中耳炎、航空性中耳炎和分泌性中耳炎，鼓膜穿刺治疗无效者。

2. 禁忌证

①分泌性中耳炎未经过鼓膜穿刺治疗者。②颈静脉球体瘤患者。③严重心脏病和血液病患者。

3. 术前准备

①向患者或家属做好解释工作，讲明鼓膜切开的目的和可能发生的问题，征得他们的同意和配合。②备好无菌消毒的手术器械，包括耳镜、鼓膜切开刀、卷棉籽和吸引管。③外耳道和鼓膜表面用 75% 乙醇消毒。

4. 体位和麻醉

①体位：成人取正坐位或卧位，儿童采用卧位，全麻取卧位，患耳向上。②麻醉：成人在鼓膜表面用浸有 1% 丁卡因液的棉片或用 Bonain 液麻醉 10 ～ 15 分钟；小儿用全身麻醉。

5. 手术步骤

①用 75% 乙醇消毒外耳道和鼓膜。②选用适当大小的耳镜显露鼓膜，并用一手的拇指和示指固定耳镜。③另一手持鼓膜切开刀从鼓膜的后下象限向前下象限，或从前下象限向后下象限，距鼓膜缘约 2mm 做弧形切口，或可在前下象限或后下象限做放射状切口。注意仅切开鼓膜。不可过深，以免损伤鼓室黏膜和听小骨等重要结构。切口不可过小，应为鼓膜周长的 1/3 ～ 1/2，以保证引流通畅。④切开后，急性化脓性中耳炎的患者会有脓血性液体流出，要做细菌培养和药物敏感试验，然后用吸引器吸尽脓液，滴入抗生素滴耳液。

6. 术后处理

及时清除流入外耳道内的分泌物或脓液，保持引流通畅。局部滴用抗生素滴耳液。预防并处理手术并发症。

六、物理治疗方法

1. 冷冻疗法

冷冻疗法是指利用 0℃以下的低温冷冻破坏组织的作用，冷冻病损部位，以治疗疾病的方法。冷冻疗法在耳部疾病的治疗中主要用于颈静脉球体瘤切除过程中配合使用可减少出血，也能破坏肿瘤。此外，耳郭假性囊肿、疣、瘢痕疙瘩、血管瘤、基底细胞癌、原位癌等小浅表肿瘤可用冷冻治疗。

2. 微波疗法

微波疗法是将微波照射于患处，局部组织吸收微波能量后温度升高产生热效应，可使局部组织血管扩张，血液循环加速，组织代谢增快，白细胞吞噬作用加强，促进病理代谢产物的吸收和炎症消散，加速创口修复。由于微波疗法产生的热量很小，患者不易觉察。

文献报道微波疗法可用于治疗急（慢）性卡他性中耳炎、急（慢）性乳突炎、外耳道疖、耳郭软骨膜炎。也有报道将微波探头插入外耳道内对准鼓岬照射内耳，可调节血管功能，解除血管痉挛，使毛细血管扩张，改善内耳血液循环，治疗突发性聋和耳鸣。

3. 激光疗法

感染或非感染的先天性耳前瘘管、乳突根治术后术腔感染、分泌性中耳炎、耳郭假性囊肿、化脓性耳软骨膜炎、副耳等，可以使用激光疗法进行理疗、引流或切除。周围性面神经麻痹用激光针穴位照射。也可用激光行鼓膜造孔、耳硬化症术中镫骨底板打孔。

4. 超短波治疗

超短波治疗是指利用波长为 1 ～ 10m、频率为 30 ～ 300MHz 的高频振荡电流产生的电场作用治疗疾病的方法。超短波主要用于治疗急性耳软骨膜炎、急性外耳道炎、急性中耳炎等。

第二节　鼻部疾病常用治疗方法

鼻腔与外界相通，可通过鼻腔治疗鼻及鼻窦的某些疾病，如出血、炎症等，治疗方法包括鼻腔填塞疗法、鼻窦负压置换疗法、鼻腔冲洗、鼻腔黏膜下注射、上颌窦穿刺，以及激光、射频和微波治疗术等，都是鼻科门诊常规治疗方法。

一、鼻出血的止血方法

鼻出血是临床常见症状，少量的出血可通过按压鼻翼、局部应用减充血剂等方式止血，而较大量的出血，往往需要进行鼻腔填塞。鼻腔填塞是指通过填塞物直接压迫鼻腔出血部位的小血管，使血管闭塞而达到止血目的。应用鼻内镜技术，可以明确出血部位，进行更有效地止血。

1. 前鼻孔鼻腔填塞

前鼻孔鼻腔填塞适用于出血量较多的鼻腔前部出血或出血部位不明时。常用体位为坐位或半卧位，先以 1% 麻黄碱加 1% 丁卡因液的棉片置于鼻腔，以起到止血、收缩鼻黏膜、麻醉作用。找到出血点，将准备好的宽度约 1.5cm 的凡士林纱条或碘仿纱条的一端双叠 8 ～ 10cm，置于鼻腔后上部，形成一向外开放的“口袋”，将其余纱条从后向前以上下折叠状填塞置“口袋”内，使纱条填紧鼻腔，注意松紧适度，剪去前鼻孔多余纱条，用干棉球塞入前鼻孔，胶布固定。经口咽检查是否还有血液自后鼻孔流入咽部，如有则须抽出纱条重填或改用后鼻孔填塞。填塞时间依填塞物不同而异，凡士林纱条一般不超过 3 日、抗生素油纱条不超过 5 日、碘仿纱条不超过 7 日，并应全身应用抗生素预防感染。

2. 后鼻孔鼻腔填塞

后鼻孔鼻腔填塞适用于鼻腔填塞后血仍不止，或后鼻孔及其周围出血的患者。用 7 号粗丝线将准备好的锥形纱布球缝紧，两端各留长约 25cm 的双丝线备用。对鼻腔、口咽行黏膜表面麻醉。将导尿管沿患侧鼻腔经鼻底伸至口咽，用止血钳拉出至口外，将丝线系于导尿管上，一手经鼻回抽导尿管，借另手示指或血管钳的帮助将纱布球送入口腔，超过软腭，将纱布球尖端拉进后鼻孔并拉紧，纱条填塞鼻腔，将纱布球引线系于纽扣或纱布上固定在前鼻孔处。纱布球底部丝线经口引出，放松固定于唇边，以便取出纱布球。后鼻孔填塞物宜在 48 ～ 72 小时内取出，一般不宜超过 3 日，最多不超过 5 ～ 6 日。取出时将纱布球推达口咽部，再用血管钳取出。填塞物留置期间应予足量抗生素。

3. 鼻内镜下止血

鼻内镜下止血是目前临床最常用和有效的止血方法。优点是能够准确判定出血的部位，并可以在内镜监视下使用双极电凝、微波、射频和激光止血。

4. 新型材料止血

膨胀海绵、止血纱布、明胶海绵等新型材料已经相继应用于鼻腔止血，这些材料可减轻患者痛苦且止血效果好。

二、鼻窦负压置换疗法

鼻窦负压置换法是指用吸引器具使鼻窦形成负压，吸出鼻窦分泌物并使药液进入鼻窦内而达到治疗目的的方法。常用于治疗慢性化脓性全组鼻窦炎，尤其是儿童慢性鼻窦炎。具体方法如下：①患者取仰卧位，垫肩、伸颈，使颏部与外耳道口连线与水平线（即床平面）垂直；②先用 1% 麻黄碱（儿童用 0.5% 麻黄碱）收缩鼻黏膜，使窦口开放，擤尽鼻涕；③用滴管自前鼻孔徐徐注入 2 ～ 3mL 含抗生素及糖皮质激素的麻黄碱液于鼻腔；④操作者将与吸引器（负压不超过 24kPa）相连的橄榄头塞于患侧的前鼻孔，对侧前鼻孔用另一手指压鼻翼封闭，嘱患者均匀地发出“开—开—开”之声，若患儿年幼不能合作时，可让其尽量张大口，使软腭断续上提，间断关闭鼻咽腔，同步开动吸引器负压吸引 1 ～ 2 秒，使鼻腔形成短暂负压，利于鼻窦脓液排出和药液进入。上述操作重复 6 ～ 8 次，达到充分置换的目的。

三、鼻腔冲洗

鼻腔冲洗是指通过一定压力的水流将鼻腔分泌物清洗出来的一种治疗方法。鼻腔冲洗主要用于治疗萎缩性鼻炎、干酪性鼻炎、鼻腔真菌感染，以及鼻、鼻窦手术后、鼻和鼻咽肿瘤放疗后的鼻腔清洗。临床上鼻腔冲洗多用专用冲洗器实施。

四、鼻腔黏膜下注射

鼻腔黏膜下注射是指在鼻腔不同部位的黏膜下，注射药液用以治疗鼻部疾病的方法。鼻腔急性炎症、女性妊娠期或月经期禁用。

1. 下鼻甲黏膜下硬化剂注射

下鼻甲黏膜下硬化剂注射主要用于慢性肥厚性鼻炎及较重的单纯性鼻炎的治疗。注射时患者取坐位或半坐位，先以 1% 丁卡因进行下鼻甲黏膜表面麻醉，再用细长针头沿下鼻甲游离缘，自下鼻甲前端刺入黏膜下，直达后端，但不可穿破后端黏膜。回抽无血后，边拔针，边注射硬化剂 0.2 ～ 0.3mL，进针处用棉球压迫止血。每隔 1 周注射 1 次，3 次为一个疗程。可行 2 ～ 3 个疗程，每个疗程间隔 2 周。

2. 鼻中隔黏膜下注射

用 1% 普鲁卡因或 50% 葡萄糖注射液注射于鼻中隔渗血区黏膜下，起压迫止血作用，每次 3 ～ 4mL。

五、下鼻甲激光、射频和微波治疗术

1. 下鼻甲激光治疗术

利用高功率激光如 CO、YAG 激光的切割、凝固、气化组织效应，治疗变应性鼻炎、血管运动性鼻炎、慢性肥厚性鼻炎等。

2. 下鼻甲射频治疗术

射频产生内生热效应，使组织蛋白凝固、萎缩、脱落或消失，从而使增生性病变组织缩小或消除增生组织，以达到治疗的目的，可应用于慢性肥厚性鼻炎、鼻息肉等。

3. 下鼻甲微波治疗术

利用微波的生物热效应可使组织凝固。在下鼻甲激光、射频和微波治疗时，应尽可能防止黏膜损伤过多，影响鼻腔功能。

六、鼻腔与鼻窦活组织检查术

鼻腔、鼻窦内的肿瘤、特异性感染等疾病，常需行活组织检查以求明确诊断。在对鼻腔或突入鼻腔的鼻窦病变组织进行活检时，应先用 1% 丁卡因表面麻醉，并用 1% 麻黄碱充分收缩鼻腔，清理鼻腔分泌物或坏死组织，在看清病变组织后，用活检钳咬取 1 ～ 2 小块，送病理检查。如怀疑为脑膜脑膨出、鼻咽纤维血管瘤，应忌活检。鼻窦病变组织需要开放窦腔进行活检。上颌窦内新生物也可用上颌窦穿刺针或特制内镜上颌窦穿刺针进行活检。

七、上颌窦穿刺术

上颌窦穿刺术是指经鼻腔外侧骨壁用穿刺针穿入上颌窦腔内，进行抽吸、冲洗等治疗的一种方法。多用于诊断、治疗急性上颌窦炎，也可用于上颌窦病变组织活检，是临床常用的诊疗技术之一。

1. 操作方法

①患者取坐位，用 1% 麻黄碱收缩下鼻甲和中鼻道黏膜，用浸湿有 1% 丁卡因液的棉签置入下鼻道鼻腔外侧壁，表面麻醉；②在前鼻镜窥视下，将带有针芯的上颌窦穿刺针尖端引入距下鼻甲前端 1 ～ 1.5cm 的下鼻甲附着处的鼻腔外侧壁，此处骨壁最薄，易于穿透。注意针尖斜面朝鼻中隔，一手固定患者头部，另一手拇指、示指和中指持针，掌心顶

住针的后端，使针尖朝向同侧外眦外侧方向，稍用力钻动即可穿通骨壁进入窦内，此时有“落空”感。表明针已进入窦腔；③拔出针芯，接上注射器回抽有空气或脓液回流而无血液，说明针尖确在窦内；撤下注射器，用一橡皮管连接于穿刺针和注射器之间，让患者手托弯盘并放于颏下，张口自然呼吸，徐徐注入温生理盐水冲洗即可将脓液冲出，直至洗净为止。冲洗时可让患者改变头部位置，冲洗完毕后如有必要可注入抗生素及糖皮质激素；④旋转退出穿刺针，穿刺部位用棉片压迫止血；⑤必要时可每周冲洗 1 次。

2. 注意事项

①进针部位、方向要正确，用力要适中，一旦有“落空”感即停；②切忌注入空气，以免引起气栓；③针尖可能不在窦内，注入生理盐水时可遇阻力，应调整针尖位置和深度，再行试冲；如仍有较大阻力，则应停止冲洗；④冲洗时应密切观察患者眼球和面颊部，如发现异常情况应停止冲洗；⑤穿刺过程中患者如出现晕厥等意外，应即刻停止冲洗，拔除穿刺针，让患者平卧，密切观察并给予必要处理；⑥拔除穿刺针后做止血处理。

八、鼻腔物理治疗方法

1. 透热疗法

透热疗法是用等幅振荡电流的发热作用引起深部动脉充血，具有镇痛、抗痉挛、消炎及灭菌等作用，可用于治疗（急）慢性额窦炎、上颌窦炎。

2. 超短波电疗法

超短波电流频率高，容抗很小，易作用于人体深部，产生微热效应和无热效应，能改善机体免疫功能，有消炎作用。用于治疗鼻疖、鼻前庭炎、上颌窦炎等。

3. 红外线疗法

红外线及红色光线具有明显的热效应，具有较强的组织穿透力，能改善局部血液循环，具有消炎镇痛作用。红外线疗法可用于亚急性和慢性炎症的鼻疖、鼻前庭炎和慢性鼻炎。

4. 紫外线疗法

紫外线具有强杀菌作用，能促进局部血液及淋巴循环，提高人体免疫力，还有脱敏作用。紫外线疗法可用于治疗鼻疖、鼻前庭炎、急性鼻炎或慢性鼻炎、变应性鼻炎和萎缩性鼻炎。

5. 超声波疗法

弱剂量的超声波有充血和血管舒张作用，对机体具有发热、振动和促进代谢等作用，还可溶解硬化、促使组织再生、抗痉挛、消炎止痛。超声波疗法可用于鼻疖、鼻前庭炎、鼻炎、鼻窦炎等疾病的治疗。恶性肿瘤、结核、血管脆弱的患者忌用。

6. 离子导入疗法

离子导入疗法是指借助直流电或其他单向电流将药物离子导入人体治疗疾病的方法。在药物溶液中，将一部分药物电解成离子，在直流电的作用下，带正、负电荷的药物离子向人体方向移动而通过皮肤、黏膜进入体内，并可刺激神经受体，激起各种反射。此法多用于治疗变应性鼻炎、萎缩性鼻炎和鼻窦炎等疾病。

7. 频谱疗法

频谱疗法多为采用远红外光谱作用于人体皮下深层组织，达到活化组织细胞、增强细胞代谢能力，能促进局部血液循环及淋巴回流，消炎消肿，有调节神经系统、增强免疫的功能。频谱疗法可用于治疗鼻炎、鼻疖和鼻窦炎。

第三节　咽部疾病常用治疗方法

一、咽部药物治疗法

1. 咽部涂药法

咽部涂药法适合于急慢性咽炎、萎缩性咽炎、真菌性咽炎、咽部溃疡和黏膜损伤等疾病。尤其在不会漱口的患者和漱口动作会增加咽腔疼痛的情况下，局部涂药是一种实用的治疗方法。咽部涂药也用于局部麻醉。常用的药物有复方碘甘油、硼酸甘油、甲紫和10%硝酸银等。涂药时涂药器上所沾的药液不可太多，以免滴入喉腔发生反射性痉挛。涂药器上的棉花必须缠紧，以免涂药时脱落，导致呼吸道阻塞。

2. 咽部含片疗法

片剂药物在口腔内含化，具有消毒杀菌作用。咽部含片疗法常用于急（慢）性扁桃体炎、咽峡炎和咽部溃疡，用于咽部感染的辅助治疗。咽部含片疗法的常用药物有度米芬喉片、含碘喉片、银黄含片和西瓜霜含片等。

3. 含漱疗法

含漱剂的作用：消毒杀菌、保持口腔及咽部清洁；稀释稠厚的分泌物利于排出；促进破损的黏膜及溃疡愈合；氧化作用杀灭厌氧菌。含漱剂常用于咽部急（慢）性炎症、咽部溃疡、黏膜损伤和咽部手术前后。常用的药物有复方硼砂含漱液等。

4. 雾化吸入疗法

雾化吸入疗法是借助超声雾化发生器将药液雾化成细颗粒状均匀地分布于咽喉部，常用的药物有抗生素、糖皮质激素等。吸入的药物多为抗炎、消肿、化痰及促进黏液分泌的药物。雾化吸入疗法是咽喉、气管疾病局部用药的给药方法。

5. 喷雾疗法

喷雾疗法是将药物的溶液或极细粉末经喷雾器或雾化器等形成药物蒸汽、雾粒或汽溶胶，供呼吸道吸入或局部喷洒，以治疗疾病的方法。喷雾疗法可将药物直接喷在咽部，适用于慢性咽炎等疾病。常用药物有冰硼散和西瓜霜。

二、咽部激光、微波、射频及等离子疗法

咽部激光、微波、射频及等离子疗法可用于慢性肥厚性咽炎、咽部淋巴滤泡增生、阻塞性睡眠呼吸暂停综合征及某些咽部良性肿瘤的治疗。

第四节　喉部疾病常用治疗方法

喉部位置较深，不易到达，故喉部疾病多需借助特殊器械、设备才能实施治疗，要根据疾病的性质及严重程度采取相应治疗，治疗方法可分为药物治疗、物理治疗和手术

治疗。

一、喉部疾病的药物治疗

1. 雾化吸入疗法

与咽部雾化吸入疗法相同，不再赘述。

2. 药物局部涂抹

将药物通过器械涂抹于喉部，操作可在间接喉镜、纤维喉镜或直接喉镜下完成。如局部涂抹干扰素治疗喉乳头状瘤，用抗角化药物治疗声带角化症等。

3. 药物局部注射

药物局部注射是将治疗药物注射于喉组织内的方法，注射方式可通过间接喉镜、直接喉镜、纤维喉镜等，也可由甲状软骨切迹上缘或环甲膜经皮刺入，将药物注入声门旁间隙、会厌前间隙、声带或杓状会厌襞上，局部注射的药物多为抗肿瘤药、生物制剂等，也可注射组织填充剂治疗单侧声带麻痹或发音功能障碍。

二、喉部疾病的物理治疗方法

喉部疾病与咽部疾病的物理治疗方法相同，但需在全身麻醉下进行，故门诊较少开展。治疗的疾病主要为喉部血管瘤、乳头状瘤和喉白斑、声带息肉、喉角化症、双侧声带麻痹、喉狭窄、喉乳头状瘤、会厌囊肿、喉血管瘤、喉良性肿瘤、早期喉癌等良性病变。

三、喉部手术治疗方法

喉部手术治疗方法包括间接喉镜下喉手术、纤维喉镜下喉手术、支撑喉镜下喉手术等。因患者的咽反射明显，表面麻醉效果的好坏直接关系到手术的成败，术前需在咽部、喉及声门下区多次喷局部麻醉药。操作时有一定技巧，医师需要经过培训。故手术多选择全身麻醉。

针对各种原因导致的发音障碍疾病，喉部的发音矫治、喉部按摩、喉显微外科等也是相当重要的治疗方法。

第二篇
耳 科 疾 病

第三章

先天性耳畸形

第一节　先天性耳前瘘管

先天性耳前瘘管是一种常见的先天性畸形，其特征为耳前方皮肤上的小孔或窦道。这种情况大多数发生在耳郭前，特别是在耳与面部连接处的区域。先天性耳前瘘管多为单侧，也可为双侧，它们可能单独存在或与其他遗传综合征的症状关联。

一、病因

先天性耳前瘘管是在胚胎发育过程中耳部结构形成不完全导致的。在胚胎早期，耳是由六个外胚层起源的结构（耳垂）围绕第一鳃裂形成的。如果这些耳垂在融合过程中留下未闭合的小裂隙，就可能形成耳前瘘管。这种情况大多是偶发性的，但也可以遗传，表现为常染色体显性遗传。

二、临床表现

先天性耳前瘘管大多数情况下是无症状的，但在某些情况下，瘘管口可能会出现感染，表现为疼痛、红肿、分泌物增多等症状。严重的感染可能导致脓肿或硬结形成，甚至可能影响附近的面部神经。

三、辅助检查

1. 基础检查

（1）体格检查：医师将检查耳前区域的皮肤，观察是否有小孔、红肿或分泌物。这有助于确认瘘管的存在。

（2）病史询问：详细的病史询问有助于了解瘘管的感染频率、症状变化及家族遗传情况。

2. 影像学检查

（1）超声检查：能够观察耳前瘘管的路径及周围组织的状况。超声波可以显示瘘管是否有分支，其深度以及是否影响重要的结构，如面部神经。此外，超声检查还可以用来检测附近是否有脓肿形成。

（2）CT 检查：能提供比超声更详细的图像，尤其是在瘘管结构复杂或位于深层组织时。CT 能够准确显示瘘管的走向、长度及其与周围重要解剖结构的关系，这对于计划手术治疗尤为重要。

（3）MRI 检查：可以提供关于软组织的最佳图像，特别适用于判断瘘管是否与重要的血管或神经相邻。对于复杂的耳前瘘管，MRI 能详细评估其对周围结构的影响，尤其是在手术治疗前的评估中作用显著。

3. 感染评估

（1）细菌培养：如果瘘管有分泌物，可以进行细菌培养以确定感染的类型和适合的抗生素种类。这有助于对反复感染的瘘管进行针对性治疗。

（2）血液检查：在感染严重的情况下，可能需要进行血液检查，如血常规白细胞计数等，以评估体内炎症的程度。

4. 听力测试

虽然先天性耳前瘘管通常不影响听力，但如果瘘管位置较特殊或有相关症状，医师可能会建议进行听力测试，确保耳部功能未受影响。

四、鉴别诊断

1. 耳前囊肿

（1）特点：耳前囊肿通常为单侧，位于耳前面，与耳前瘘管不同，囊肿是封闭的，内部充满液体或半固体物质。

（2）诊断方法：超声检查可以帮助确定囊肿的内容和边界，而 CT 或 MRI 可以进一步确认囊肿的性质及其与周围组织的关系。

2. 耳前皮肤病变

（1）特点：如痤疮或皮脂腺囊肿也可能在耳前部形成突起，但这些突起通常与耳前瘘管不同，它们的表面可能有炎症迹象或有白头。

（2）诊断方法：常规皮肤检查，如皮肤镜检查等。

五、治疗原则和要点

对于无症状的耳前瘘管，通常不需要治疗。但是，如果发生反复感染或有其他并发症，可能需要进行外科手术来切除瘘管。手术通常在局部麻醉下进行，旨在彻底去除瘘管和任何分支，减少复发的可能。手术后需要适当的伤口护理，以防感染并促进愈合。

第二节　先天性外耳畸形

先天性外耳畸形是一类在出生时就存在的外耳部结构异常，涉及耳郭（即我们通常所说的“耳”）和（或）外耳道。这些畸形可能是单独出现的，也可能是某些综合征或遗传性疾病的一部分。先天性外耳畸形的类型多样，从轻微的形态异常到完全的缺失（无耳症），严重程度不等。

一、病因

先天性外耳畸形的具体原因未完全明确，目前认为主要与遗传因素、环境因素及两者的相互作用有关。遗传因素可能包括单基因遗传、染色体异常等。环境因素包括孕妇在孕期接触某些药物、化学物质或感染等。

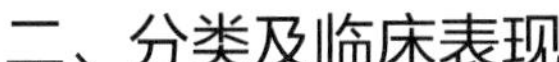

二、分类及临床表现

1. 小耳症

小耳症是指耳郭发育不全，严重程度不等，从耳郭略小到完全缺失（无耳症）。

（1）分类：根据耳郭的发育程度不同，小耳症分为四级，Ⅰ级：耳郭稍小，但结构基本正常。Ⅱ级：耳郭部分存在，但结构不完整，缺少某些部分。Ⅲ级：大部分耳郭缺失，只有一小块结构（通常被称为“花生耳”）。Ⅳ级：耳郭完全缺失，也称为无耳症。

（2）临床表现：视畸形程度而定，可能伴有听力损失和外耳道发育异常。

2. 耳郭形态异常

（1）分类：包括杯状耳、卷曲耳、斗笠耳等。

（2）临床表现：耳郭的形状、大小或位置异常，但通常不影响听力。

3. 先天性外耳道闭锁

先天性外耳道闭锁是指外耳道部分或完全闭锁。常伴有小耳症，导致传导性听力损失，因为声音无法有效传达到中耳。

4. 先天性耳前瘘管和囊肿

先天性耳前瘘管和囊肿是指在耳郭前的皮肤上形成小孔或通道，可能形成囊肿。通常无症状，但可能发生感染，表现为疼痛、红肿和分泌物。

5. 耳垂裂

耳垂裂是指耳垂存在完全或部分裂开。临床表现为明显的耳垂分割，可能会影响美观，但不影响听力。

三、辅助检查

1. CT 检查

CT 检查是诊断和评估外耳及中耳结构的首选方法，特别是对于那些伴有外耳道闭锁和中耳异常的畸形。CT 检查能提供详尽的骨质结构图像，帮助了解畸形的精确位置和严重程度。对于小耳症患者，CT 检查能够评估中耳和听小骨的状态，这对计划手术修复和预测手术结果至关重要。

2. MRI 检查

MRI 主要用于评估和观察耳内的软组织结构，如耳蜗和听神经。这对于计划植入人工听觉设备（如耳蜗植入）的患者尤为重要。MRI 可以检查内耳结构是否存在异常，这些信息对于听力恢复方案的选择非常关键。

3. 纯音听力测试

纯音听力测试是一种基本的听力测试，用于评估患者的听力水平和听力损失的类型（传导性、感音性或混合型）。对于外耳和中耳畸形的患者，常见的是传导性听力损失，这是因为声波无法有效地从外耳传到内耳。

4. 骨导听力测试

骨导测试有助于绕过外耳和中耳的传导路径，直接刺激内耳。这有助于区分传导性听力损失和感音性听力损失。骨导听力测试对于无法通过常规方式进行纯音听力测试的小耳症患者尤其重要。

5. 听性脑干反应（ABR）测试

ABR 测试是一种更为复杂的听力测试，可以检测听神经对声音刺激的反应，从而评估听神经的功能状态。对于不能配合传统听力测试的婴儿或小儿患者，ABR 测试尤为适用。

6. 遗传咨询

许多外耳畸形可能与遗传因素相关，遗传咨询可以帮助家庭了解先天性外耳畸形的遗传模式和风险。对于计划生育的家庭，如果已知存在遗传性外耳畸形，遗传咨询可以提供对潜在遗传风险的评估。

7. 分子遗传测试

分子遗传测试可以查找与外耳畸形相关的特定基因变异，有助于确诊某些遗传性疾病或综合征。例如，对于特雷彻·柯林斯综合征患者，特定基因的突变可能是导致外耳畸形的原因。通过检测这些基因变异，可以帮助确认诊断并指导未来的家族遗传咨询。

8. 生理测试

（1）鼓室测量：是一种评估耳膜和中耳功能的方法，特别适用于检查中耳的气压和流动性，以诊断是否存在中耳的问题，如中耳炎或液体积聚。对于外耳道部分或完全闭锁的患者，了解中耳状态对于规划治疗和手术干预尤为重要。

（2）耳蜗潜在反应测量（OAEs）：OAEs 测试可以评估内耳（耳蜗）的功能，尤其是在外耳畸形患者中，内耳的功能往往保持正常。这项测试通过测量耳蜗对声音刺激产生的反应来评估听力，特别适合新生儿的听力筛查。

四、鉴别诊断

1. 获得性耳部畸形

与先天性畸形不同，获得性耳部畸形是由后天因素引起的，如外伤、感染或手术后遗症。①外伤后耳部畸形：外伤如烧伤或撕裂伤可能导致耳郭的缺损或形状改变。②感染后耳部畸形：如严重的外耳道感染或耳郭蜂窝织炎可能导致耳郭组织的损伤和变形。

2. 先天性耳前瘘管与耳前囊肿

先天性耳前瘘管与耳前囊肿表现为耳前区域的小孔或凹陷，而与外耳畸形同时存在或单独出现。两者需要区分，①先天性耳前瘘管：通常位于耳轮前，可能无症状，但有时可以感染和分泌。②耳前囊肿：类似于瘘管，但呈封闭性囊性结构，可以因感染而肿大。

3. 耳部皮肤病变

耳部皮肤病变可能在初看时与外耳畸形相似。例如，①皮肤标签：在耳部或其他区域生长的额外皮肤，可能被误认为是耳畸形的一部分。②疣：这种良性肿瘤可能生长在耳郭上，影响耳部外观。

五、治疗要点

1. 评估与早期干预

在制订治疗方案之前，进行以下全面的诊断评估是必要的，①临床检查：评估外耳的形态和存在的畸形类型。②听力测试：确定畸形是否影响听力，包括传导性听力损失或感音性听力损失。③影像学检查：如CT和MRI，用于评估耳内结构，为手术规划提供必要的解剖细节。④遗传咨询：对于可能有遗传原因的畸形，提供遗传咨询以了解病因和未来的风险。

2. 外科治疗

外科治疗是许多外耳畸形患者的主要治疗方法，尤其是对于中到重度外耳畸形的患者。常见的外科治疗方法有3种，①耳郭重建：可以使用肋软骨或合成材料来重建耳郭。肋软骨重建通常在患者年龄足够大，肋软骨已足够发育（通常6岁以上）时进行。②假体植入：对于某些患者，可选择使用硅胶等材料的假体来重建耳郭。③外耳道重建：对于外耳道闭锁的患者，可能需要手术开通外耳道和重建听骨链，以改善听力。

3. 使用助听设备

在进行耳郭重建之前，或对于不适合进行外科手术的患者，助听设备是提高听力的重要方式。

（1）助听器：对于传导性听力损失的患者，传统助听器或骨导助听器可以有效改善听力。

（2）骨锚式助听器（BAHA）：通过外耳畸形患者的头骨传导声音，绕过异常的外耳和中耳结构，直接刺激内耳。

4. 非外科美容治疗

对于轻度外耳畸形或选择不进行手术的患者，可以通过非外科手段来改善外观。有两种方式可以选择，①美容假体：可以佩戴精细设计的耳部假体来遮盖畸形，改善外观。②特殊的化妆技巧：可以帮助遮盖或减轻畸形外观的影响。

5. 心理支持

外耳畸形的治疗不仅是物理和功能的恢复，还包括心理和情感的支持。①心理咨询：为患者及其家庭提供心理咨询，帮助他们处理与畸形相关的情绪和心理问题，特别是在儿童和青少年中。②社会支持：连接患者与支持团体和其他有相似经历的人，可以提供情感支持和有用的应对策略。

6. 教育和职业咨询

对于受到听力影响的患者，特别是儿童，提供适当的教育资源和环境调整是必要的。①教育支持：确保学校环境能够适应患者的听力需求，例如使用特殊的教学工具和技术。②职业咨询：随着患者年龄的增长，提供职业指导和咨询，帮助他们选择适合自己情况的职业路径。

7. 新兴治疗技术

随着医学技术的发展，新的治疗方法不断出现，为患者提供更多的选择。①组织工程和3D打印：使用患者自身细胞和3D打印技术制造个性化耳郭，未来有可能成为治疗外耳畸形的新方法。②基因疗法：对于由特定基因缺陷引起的外耳畸形，基因疗法未来可能提供一种根本的治疗方式。

第三节 先天性内耳畸形

先天性内耳畸形是指出生时即存在的内耳结构异常，这些异常可以影响听力和平衡功能。内耳是人体听觉和平衡的关键结构，包括耳蜗（负责听觉）和前庭系统（负责平衡）。这类畸形可能由基因突变、孕期感染、药物暴露或其他环境因素导致。先天性内耳畸形的严重程度从轻微的听力下降到完全耳聋不等，有时还可能伴有平衡障碍。

一、病因

1. 遗传因素

许多内耳畸形与特定的基因突变相关。例如，与间隙连接蛋白26基因突变相关的感音神经性聋。

2. 非遗传因素

（1）孕期感染：如风疹病毒、巨细胞病毒等，可以导致发育中的胎儿出现耳损伤。

（2）药物暴露：孕妇使用某些药物（如某些抗生素和化学治疗药物）可能影响胎儿的内耳发育。

（3）环境因素：包括母亲孕期营养不良或暴露于某些化学物质。

二、临床表现

1. 听力损失

听力损失是先天性内耳畸形最常见的临床表现。听力损伤的形式以感音神经性聋为主，是由内耳结构异常直接影响听觉神经元导致。听力损伤的程度可变，可能从轻度到极重度不等，通常是永久性的。听力损伤可以影响双侧，也可只影响一侧。

例如，Mondini畸形是一种常见的先天性内耳畸形，其中耳蜗没有完全发育，只有1.5圈而非正常的2.5圈。这种畸形的主要表现为患耳重度听力障碍或全聋。

2. 语言发育迟缓

由于听力损失，患儿可能会出现语言发育迟缓。包括两种情况，①语言获取延迟：听力损失的患儿可能在学习说话和理解语言方面比同龄儿童晚。②言语清晰度受影响：听力障碍患儿的语音可能难以理解，因为他们无法听到所有声音的正确发音。

3. 平衡问题

内耳的前庭部分负责维持身体平衡。先天性内耳畸形可能影响这一功能，表现为：①行走和站立困难，患儿可能在学习走路时出现困难，或比同龄儿童更晚学会走路；②经常跌倒，由于平衡感受受损，患儿可能比同龄儿童更容易跌倒和摔倒。

例如，大前庭导水管综合征可能导致前庭功能失常，从而影响患者的平衡感和空间定位能力。

4. 耳鸣

耳鸣虽然较少见，但一些内耳畸形的患者可能会出现耳鸣，这是由内耳异常信号引起的感觉。患者可能会听到嗡嗡声、嘶嘶声或其他持续的背景噪声。耳鸣可能是持续不断的，也可能是偶尔发生的。

5. 其他神经症状

在一些严重的内耳畸形中，可能还会观察到其他与神经系统相关的症状。①面瘫：如

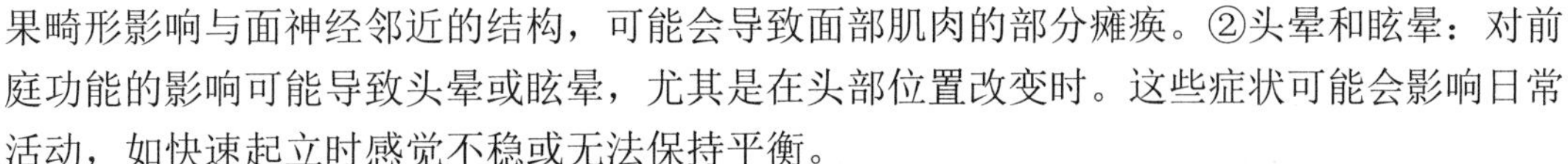

果畸形影响与面神经邻近的结构，可能会导致面部肌肉的部分瘫痪。②头晕和眩晕：对前庭功能的影响可能导致头晕或眩晕，尤其是在头部位置改变时。这些症状可能会影响日常活动，如快速起立时感觉不稳或无法保持平衡。

6. 视觉问题

在某些先天性内耳畸形的患者中，可能出现视觉问题，这是由于内耳与视觉系统在维持身体平衡和空间定位中相互作用的结果。①视觉定位问题：无法准确判断移动的物体的速度和距离。②眼部运动协调问题：在跟踪移动对象或在阅读时调整焦距存在困难。

7. 认知和社交影响

先天性内耳畸形及其导致的听力损失可能对儿童的认知和社交发展产生长远影响。①学习障碍：听力损失可能使学校学习变得更加困难，尤其是在依赖听觉信息的环境中。②社交障碍：沟通障碍可能限制社交互动，影响患儿的社交技能和自信心。

三、辅助检查

1. 纯音测听

纯音测听是一种基本的听力测试，用于测定不同频率下的最低可听阈值。对于先天性内耳畸形的患者，此测试有助于确定听力损失的程度和类型（感音神经性聋或混合性耳聋）。

2. 骨导测听

骨导测听可以绕过外耳和中耳，直接测试内耳和听神经的功能。这有助于区分感音性听力损失和其他类型的听力损失。

3. 耳声发射检查

耳声发射检查通过测量耳内应对声音刺激产生的声学反应来评估耳蜗的功能。耳声发射的缺失可能提示耳蜗有结构或功能缺陷。

4. 听性脑干反应（ABR）测试

ABR 是一种非常重要的神经电生理测试，用于评估从耳蜗到脑干的听觉途径。在新生儿和婴儿中尤为重要，因为该测试不需要主动反应。

5. 高分辨率 CT（HRCT）检查

HRCT 检查用于评估内耳的骨质结构，尤其是耳蜗、前庭和半规管。这种检查对于识别如 Mondini 畸形这样的结构异常尤为有效。

6. MRI 检查

MRI 检查可以提供软组织的详细信息，尤其是耳蜗内部和前庭水管的信息。MRI 能够显示内淋巴液的分布情况，有助于诊断内淋巴囊肿等疾病。

7. 基因测试

许多先天性内耳畸形与遗传因素有关。进行基因测试可以帮助识别特定的遗传突变，如 *GJB2* 基因突变与非综合征性耳聋相关。基因测试对于理解病因和为家庭成员提供遗传咨询至关重要。

8. 遗传咨询

遗传咨询为患者及其家庭提供患病风险、可能的遗传原因和未来生育的信息。尤其当诊断为某种可能影响生殖选择的遗传疾病时，遗传咨询尤为重要。

9. 前庭诱发肌源性电位（VEMP）测试

VEMP 是评估前庭功能的一种方法，特别是对下前庭神经的功能进行评估。这种测试有助于了解患者平衡功能的状态。

10. 视频眼震图（VNG）测试

VNG 测试是评估眼球运动和前庭功能的检查，特别是检测前庭 - 眼反射（VOR），对诊断平衡功能障碍极为重要。VNG 测试可以帮助识别与内耳平衡结构相关的功能障碍。

11. 新生儿听力筛查

自动听性脑干反应（AABR）是新生儿听力筛查的常用方法，它能自动检测听神经对声音刺激的反应，是评估新生儿听力状态的快速有效手段。

12. 耳声发射筛查

对新生儿进行耳声发射筛查，以便早期识别那些可能存在听力问题的婴儿。这种筛查对于早期干预和治疗至关重要，尤其是对于先天性内耳畸形的患者。

四、鉴别诊断

1. 获得性听力损失

获得性听力损失可能由多种原因引起，包括感染（如脑膜炎）、创伤、噪声暴露或药物毒性（如某些抗生素）。

获得性听力损失通常与特定事件或病因相关，如感染后或长期暴露于高噪声环境。听力测试显示的损失模式可能有助于区分是感音性损失还是传导性损失，后者通常不涉及内耳结构。

2. 突发性聋

突发性聋是一种急性、未知原因的感音神经性听力丧失。突发性聋通常在很短的时间内发生，可能在数小时到数日内迅速出现听力下降。病史缺乏先天性病因或家族史，听力下降通常为单侧。

3. 耳硬化症

耳硬化症是中耳的一种慢性疾病，可影响听小骨，导致其功能障碍。耳硬化症通常导致传导性听力损失，涉及中耳而非内耳。影像学检查（如 CT 检查）可显示听小骨的钙化或异常固定。

4. 突触前螺旋神经元病变

突触前螺旋神经元病变是一种影响内耳的神经传导路径的疾病，导致听觉信息传递受损。病变可能导致正常听力阈值下的语言理解困难。听性脑干反应（ABR）测试和耳声发射（OAE）测试可能显示非典型表现。

5. Waardenburg 综合征

Waardenburg 综合征是一种遗传性疾病，特征包括色素异常、先天性耳聋和其他面部特征的变化。Waardenburg 综合征患者可能表现有白色额发、异色瞳孔和宽鼻梁等。家族史和遗传测试可以帮助确认诊断。

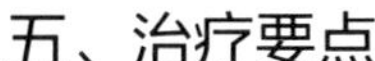

五、治疗要点

1. 听力补偿

（1）气导助听器：适用于有残余听力的患者，能够放大声音，帮助患者听见日常生活中的声音。助听器分为耳背式、耳内式等，根据听力损失的类型和患者的舒适度选择合适的助听器。

（2）骨导助听器：适用于传导性听力损失或耳道结构异常的患者，通过骨骼传导声音。骨锚助听器（BAHA），直接植入颅骨，通过骨传导来放大声音。

（3）耳蜗植入术：适应证有两种情况，①严重或极重度感音神经性听力损失，特别是使用传统助听器无效的患者；②双侧或单侧听力损失，尤其适用于无法通过其他方式获得有效听力补偿的患者。手术在内耳植入电子装置，通过电刺激直接刺激听神经。术后康复包括设备调试和听力康复训练，以帮助患者适应新声音。

2. 平衡问题的管理

（1）物理治疗：分为两个方面，①前庭康复训练：通过一系列的头部和眼部运动，帮助患者恢复和改善平衡功能。②运动疗法：包括平衡训练、姿势控制和协调性练习。

（2）设备辅助：①助行器，在严重平衡失调的情况下，可能需要辅助设备帮助行走。②特殊鞋垫，有助于改善步态和站立的稳定性。

3. 手术治疗

常用内耳重建手术，在某些结构性异常（如 Mondini 畸形）情况下，该手术可以改善内耳结构。但是，需要详细评估手术风险和预期效果，考虑手术对患者整体健康和生活质量的影响。

4. 心理支持和社会支持

（1）心理咨询：帮助患者和家属应对听力损失带来的心理和情感挑战。建立支持网络，连接有相似经历的患者和家庭，提供情感支持和实用建议。

（2）教育和职业支持：为有听力损失的儿童提供适应性教育计划，帮助他们在学校环境中顺利成长。为成人患者提供职业指导和培训，帮助他们适应工作环境。

5. 长期监测和随访

（1）定期听力检查：监测听力变化，确保听力补偿设备的有效性。根据患者年龄和病情，定期进行听力评估。

（2）设备维护：定期检查和维护设备，确保其正常工作。根据需要调整康复计划，确保患者获得最佳的治疗效果。

6. 创新治疗

（1）基因治疗：随着基因治疗技术的发展，未来可能通过基因编辑或基因替代来治疗某些类型的先天性内耳畸形。目前仍在试验阶段，需要进一步研究和临床试验验证其安全性和有效性。

（2）组织工程和再生医学：利用干细胞和组织工程技术，未来可能实现耳蜗和听神经的再生，从根本上治疗听力损失。

第四章

外耳疾病

第一节　耳郭假囊肿

耳郭假囊肿又称耳郭浆液性软骨膜炎、耳郭非化脓性软骨膜炎、耳郭软骨间积液等，是指耳郭外侧面的囊肿样隆起，内含浆液样渗出物，发病以 30 ～ 50 岁的青壮年居多，男性多于女性，多见于一侧耳部。

一、临床表现

耳郭腹侧面呈半球形隆起，界限清楚，皮肤色泽正常，触之硬或有波动感，无压痛。穿刺可抽出淡黄色或血水样液体，抽出后不久又复发。

二、辅助检查

此病一般在门诊治疗。若住院患者检查以穿刺液培养＋药物敏感试验、血常规、尿常规、便常规检查为主。

三、诊断要点

（1）多见于成年男性，常为单侧。

（2）无明显诱因，自发生长。也可见于耳郭受机械刺激，影响局部循环者。

（3）患者偶尔发现耳郭局限性无痛性隆起，逐渐增大，可有胀、痒、灼烧感。

（4）检查可见半球形囊性隆起，常在单侧耳郭前部，尤其是前上部，以三角窝耳甲腔或舟状窝多见；触之无压痛，皮肤色泽正常，有弹性或波动感，周围境界清楚；穿刺可抽出淡黄色浆液性液体。其中蛋白质丰富，细菌培养显示无细菌生长。抽尽后如不处理，很快又会积液。

（5）病理检查，从皮肤到囊壁的组织层次为皮肤、皮下组织、软骨膜及软骨层，积液在软骨间。囊壁衬里即软骨层内侧面覆有纤维素层，无上皮细胞结构，可与真囊肿鉴别。

四、鉴别诊断

1. 耳郭化脓性炎症

耳郭化脓性炎症的症状重，有渐进性持续性耳痛，可伴全身症状；检查可见耳郭红肿、增厚，触痛明显。

2. 耳郭真性囊肿

耳郭真性囊肿，检查可见囊壁衬里有上皮覆盖。

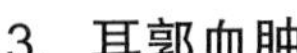

3. 耳郭血肿

耳郭血肿在暗室中透射检查，肿胀处不透光。

五、治疗要点

1. 理疗

对于少量积液，早期可采用紫外线疗法、超短波疗法等物理治疗方法，以阻止渗出，促进吸收。

2. 穿刺抽液

穿刺在无菌操作下进行。穿刺后可以注入少许2%碘酊，然后加压包扎或用石膏固定。

3. 手术切开

在严格无菌操作下，用CO激光或手术刀切除全层囊壁，开一小窗，搔刮囊壁，通畅引流，加压包扎，以促进囊壁塌陷，紧贴粘连，直至愈合。

第二节　耳郭化脓性软骨膜炎

耳郭化脓性软骨膜炎是一种主要影响耳郭软骨和其覆盖膜的感染性炎症性疾病。该疾病可由多种致病菌引起，其中铜绿假单胞菌最常见。耳郭化脓性软骨膜炎如果不及时治疗，可能导致耳郭结构的严重破坏，包括软骨的坏死。这种病症需要严格的医疗管理，以避免潜在的严重并发症。

一、病因

1. 外伤

外伤是耳郭化脓性软骨膜炎的常见病因之一。穿耳是最常见的外伤原因，尤其是在非医疗环境中进行穿耳，若使用未充分消毒的工具，可增加感染的风险。其他外伤，如意外碰撞或搏斗中受到的撞击，也可以损伤耳郭软骨，为细菌提供侵入点。

2. 耳部手术

耳部手术，如耳郭整形手术（耳部整形）可能损伤耳郭软骨，如果术后抗感染措施不当，细菌可乘机感染。此外，手术后护理不当，如包扎过紧限制血液流动，也可能增加感染风险。

3. 外耳道感染

外耳道的感染，如外耳道炎，如果未能得到控制，可能扩散至耳郭软骨。特别是在外耳道和耳郭之间没有有效隔离的情况下，感染更易蔓延。

4. 免疫抑制

免疫系统功能低下的个体更容易受到细菌感染。例如，化学治疗患者、糖尿病患者、艾滋病患者和长期使用免疫抑制剂的患者，其身体抵抗外来细菌的能力降低，从而增加耳郭化脓性软骨膜炎的风险。

5. 潮湿环境

长时间暴露于潮湿环境中的个体，如游泳者和潜水员，耳部长期处于湿润状态，这为铜绿假单胞菌等致病菌提供了理想的生长环境。这些细菌在潮湿条件下繁殖迅速，容易引起感染。

二、临床表现

1. 疼痛

疼痛是耳郭化脓性软骨膜炎最显著的症状之一。感染区域通常非常敏感和疼痛，特别是在触摸或压迫时。疼痛可能是持续的，且随着感染的加重而加剧。

2. 红肿

感染的耳郭会出现明显的发红和肿胀。红肿通常开始于耳郭的一个区域，随着感染的发展，可能扩散至整个耳郭。

3. 发热和热感

感染区域触感温热，严重时可伴有全身发热和寒战，表明可能存在系统性感染。

4. 脓液分泌

感染处可能出现脓液排出，特别是在感染较为严重或已经形成脓肿的情况下。

5. 耳郭形态改变

随着病情进展，耳郭的形态可能发生改变，表现为肿胀导致的扭曲或软骨的坏死导致的塌陷。长期感染可能导致“拳击手耳”或其他永久性变形。

三、辅助检查

1. 实验室检测

（1）细菌培养和敏感性测试：从感染部位获取样本，通常是脓液，进行细菌培养和药物敏感性测试，以识别病原体并确定最有效的抗生素。使用无菌棉签或针头从感染区抽取样本，然后在适当的培养基中培养，以确认致病菌，特别是在对症治疗无效时，精确的抗生素选择对治疗成功至关重要。

（2）全血细胞计数：用于检测感染引起的全身反应，特别是白细胞计数可能升高，提示有感染发生。通过抽血进行标准的全血细胞计数。白细胞计数升高通常与感染有关，有助于评估感染的严重程度和全身反应。

2. 影像学检查

（1）高分辨率CT（HRCT）检查：评估软骨及其周围组织的结构改变，尤其是软骨的破坏情况。通过CT检查获取耳部的详细影像，观察软骨及邻近组织。HRCT可以显示软骨膜下脓肿、软骨的坏死或破坏等病变，为手术治疗提供可能的指导。

（2）MRI检查：提供软组织的详细图像，包括感染的范围和深度，尤其是在软骨膜下和周围软组织中的液体积聚。使用MRI扫描耳部，以高分辨率显示细节。MRI对于识别炎症和液体积聚具有一定的优势，有助于区分软骨膜炎和耳郭的纤维化或肿瘤。

3. 超声检查

超声检查可以快速评估软骨下是否存在脓肿形成。使用超声设备在病变区进行扫描，观察是否有液体积聚。超声检查是一种非侵入性、可在床边进行的检查，可以快速确定脓

肿的位置和大小，指导是否需要进行引流。

4. 血生化检查

血生化检查可以评估患者的炎症水平和整体健康状况，如肝功能和肾功能可以受到长期抗生素治疗的影响。进行血生化分析，包括肝功能转氨酶水平、肾功能标志物（如肌酐和尿素氮）以及电解质水平，可以评估患者的整体健康状况，监控潜在的药物不良反应，确保治疗方案的安全性和有效性。

5. 炎症标志物

测定C反应蛋白（CRP）和红细胞沉降率（ESR），这些炎症标志物在出现感染时通常会升高。通过标准的血液测试来测量CRP和ESR的水平，这些测试有助于确定身体是否对感染产生了免疫反应，并可用于跟踪治疗过程中感染的动态变化和反应。

四、鉴别诊断

1. 耳郭外伤后的非感染性炎症

耳郭受到物理损伤后可能出现红肿和疼痛，属于非感染性的反应，常见于体育活动、意外撞击或手术后。耳郭外伤后非感染性炎症通常不伴有脓性分泌物，而且症状可能在没有抗生素治疗的情况下自行改善。

2. 真菌性外耳道炎

真菌感染外耳道导致的炎症，常发生在频繁接触水的人群中，如游泳运动员、游泳教练等。通常表现为外耳道的瘙痒、红肿和分泌物，可能伴有耳郭疼痛，但主要感染区位于外耳道，与耳郭化脓性软骨膜炎以耳郭为主要病位不同。

3. 耳郭囊肿和脓肿

耳郭囊肿或脓肿可因阻塞的皮脂腺或毛囊感染而形成。囊肿通常是囊性结构，触感较软，而化脓性软骨膜炎则表现为整个耳郭的均匀红肿和疼痛。脓肿有局部非常明显的突起和压痛。

4. 自身免疫性耳软骨炎

自身免疫性耳软骨炎是软骨的炎症，可能由自身免疫疾病等非感染因素引起。自身免疫因素引起的软骨炎通常是慢性过程，可能不伴有急性感染的典型体征如疼痛、红肿，症状发展较慢。

5. 耳郭纤维化

耳郭纤维化是一种慢性变性过程，可由长期炎症、外伤后遗症或某些系统性疾病引起。纤维化导致耳郭结构变硬，但通常不伴有急性感染的症状，如局部发热或脓液排出。

五、治疗要点

1. 药物治疗

（1）抗生素治疗：①经验性抗生素，在细菌培养和药敏结果出来前，可根据临床经验选用抗生素。通常选用能够有效覆盖铜绿假单胞菌的抗生素，如第四代头孢菌素（如头孢哌酮）、氟喹诺酮类（如环丙沙星）。②针对性抗生素，一旦获得细菌培养和药物敏感性测试结果，应根据结果调整抗生素，以确保针对性和有效性。

（2）疼痛管理：使用非甾体抗炎药，如布洛芬或阿司匹林等，以减轻疼痛和控制炎症。

（3）局部治疗：清洁感染区域，保持干燥和清洁。使用含有抗生素的局部敷料，如含抗生素的软膏或喷雾，尤其是在手术处理或引流后。

2. 手术治疗

在某些情况下，单纯的药物治疗可能不足以控制感染，可能需要手术干预，手术治疗分为以下三种。

（1）脓肿引流：对于形成脓肿的患者，需要进行手术引流，以去除脓液并减轻组织压力。

（2）坏死组织清除：清除已经坏死的软骨组织，这对控制感染和防止进一步损伤至关重要。

（3）重建手术：在感染控制后，对于严重损伤的耳郭，可能需要进行重建手术以恢复耳郭的形态和功能。

第三节　外耳道湿疹

外耳道湿疹，又称耳道湿疹，是一种常见的炎症性皮肤病，主要影响外耳道的皮肤，有时也涉及耳郭。患者常表现为外耳道皮肤的瘙痒、红肿、渗出和结痂。外耳道湿疹可由多种因素引起，包括变态反应、皮肤干燥、感染和其他皮肤病的影响等。

一、病因

1. 接触性因素

（1）刺激性接触性湿疹：最常由耳道内的化学刺激物或物理刺激引起，如洗发水、肥皂、水或其他化学物质。频繁地耳道清洁可能刮伤皮肤，破坏耳道的保护屏障，使其更易受到刺激。耳机、助听器或耳塞等物体长时间接触耳道，造成摩擦或压迫，也可引发湿疹。

（2）变应性接触性皮炎：特定个体对某些物质（如镍、橡胶、染料或化妆品成分等）产生变态反应。变态反应通常为延迟型变态反应，即接触变应原后一段时间内才出现症状。

2. 皮肤病状况

（1）脂溢性湿疹：脂溢性湿疹通常与皮脂分泌失调有关，可能与遗传因素、激素水平和微生物群落（如糠秕马拉色菌）的改变有关。

（2）特应性皮炎（湿疹）：若个体有特应性皮炎（通常开始于儿童期），则可能在外耳道也表现出类似湿疹的表现。特应性皮炎患者的皮肤屏障功能较差，更容易发生感染和炎症。

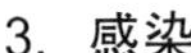

3. 感染

外耳道的湿疹有时与真菌（如白念珠菌）或细菌感染相关。感染可导致症状加重，如增加渗出、结痂和瘙痒等。

4. 环境与生活习惯

（1）气候因素：高湿和高温可能增加外耳道内的湿度，为微生物生长提供有利条件，加重或触发湿疹。寒冷和干燥的气候可能导致皮肤干燥，使得皮肤更容易发生破裂和炎症。

（2）水活动：频繁游泳或水中活动可能导致“游泳者耳”，水分长时间滞留在耳道中，使耳道皮肤软化并易受到感染，从而可能诱发或加剧湿疹。

（3）个人卫生习惯：过度清洁耳道，特别是使用棉签或尖锐物体试图清除耳垢，可能会损伤外耳道内的皮肤，破坏其自然屏障，导致感染和湿疹的发生。未能妥善干燥耳道，尤其是洗澡或游泳后，也会增加湿疹发生的风险。

5. 遗传因素

特应性湿疹和脂溢性湿疹等皮肤疾病往往在家族中有遗传倾向，说明遗传因素在这些病症的发展中起着重要作用。某些遗传基因变异可能导致皮肤屏障功能减弱，使皮肤更易受到外界刺激和感染物的侵袭。

6. 免疫系统功能异常

个体的免疫系统功能也可能影响外耳湿疹的发生和发展。例如，免疫抑制的个体可能更容易发展感染性或过敏性皮肤病。某些免疫介导的疾病也可能导致外耳道炎症，特别是在有自身免疫性疾病的患者中。

7. 营养不良

营养状态不佳，特别是缺乏维生素 A、维生素 D、ω-3 脂肪酸和锌等营养素，可能影响皮肤的健康和其屏障功能，从而使个体更易患湿疹。良好的营养支持可以帮助维持皮肤的完整性和提高抵抗力。

二、临床表现

1. 瘙痒

瘙痒是外耳道湿疹最常见的症状之一，有时非常严重，可以是持续性或间歇性的。瘙痒通常促使患者反复抓挠，导致进一步的皮肤损伤和感染。

2. 红肿

耳郭和外耳道皮肤可见明显的红色，这是炎症反应的直接表现。在严重的情况下，红肿可能伴有局部皮温升高。

3. 渗出和结痂

湿疹部位可能会有透明或黄色的液体渗出，随后干燥并形成结痂。结痂和渗出是感染或炎症反应活跃的迹象。

4. 皮肤剥脱和干燥

受影响的区域可能会出现皮肤干燥和剥脱。干燥和剥脱既可能是由于自然愈合过程中的新皮肤生成，也可能是由炎症引起的皮肤屏障功能受损。

5. 耳痛

如果湿疹影响了外耳道，尤其当伴有裂伤或感染时，可能会出现耳痛。耳痛可能在咀嚼或移动耳朵时加剧。

6. 听力下降

若外耳道湿疹导致外耳道肿胀、闭塞，可能暂时影响听力。听力下降通常在湿疹控制后逐渐恢复。

三、辅助检查

1. 微生物学检查

（1）细菌培养：检测是否存在继发的细菌感染，特别是当有明显的脓性分泌物或临床症状未对初始治疗做出反应时。从外耳道分泌物中取样，进行细菌培养和药物敏感试验。帮助确定合适的抗生素治疗方案。

（2）真菌培养：检测耳道是否存在真菌感染，尤其是在长期使用局部抗生素或激素后。从耳道取样，进行真菌培养。真菌感染需要特定的抗真菌治疗。

2. 斑贴试验

斑贴试验用于确定是否有变应性接触性皮炎疹，尤其是患者有已知的接触性过敏史或症状反复发作。将疑似变应原贴在患者的皮肤上，观察数日后的反应。有助于识别和避免特定的变应原，从而减少湿疹发作。

3. 耳部 CT 检查

耳部 CT 检查在临床表现不典型或疑似有结构性异常时使用，如耳道狭窄或外伤后评估。高分辨率 CT 检查可以清晰显示耳道的解剖结构。帮助排除其他疾病如耳部肿瘤或异物。

4. 耳部 MRI 检查

耳部 MRI 检查可以评估耳道及周围软组织的炎症状况，尤其是在怀疑有深部感染或并发症时。MRI 可以提供高对比度的软组织图像，可用于深入了解感染的范围和严重程度，特别是在复杂的感染或怀疑有恶性变时。

5. 血液检查

（1）全血细胞计数：评估是否有全身性感染反应。通过抽血分析白细胞计数等。白细胞计数升高可能提示有继发的细菌感染。

（2）炎症标志物：可用于评估全身炎症反应的程度。测量 C 反应蛋白（CRP）和红细胞沉降率（ESR）。升高的 CRP 和 ESR 水平可能提示有持续的炎症过程，这对诊断和治疗决策有重要意义，尤其是在控制症状困难的情况下。

6. 皮肤活检

在临床和实验室检查不能明确诊断时，通过对受影响皮肤进行活检以确诊。从病变区域取一小块皮肤样本进行组织学检查。有助于鉴别湿疹与其他皮肤疾病（如银屑病、皮肤炎症或肿瘤性病变等）。

7. 皮肤细胞因子检测

皮肤细胞因子检测可以评估特定细胞因子和其他免疫介质在患者体内的表达，这些生

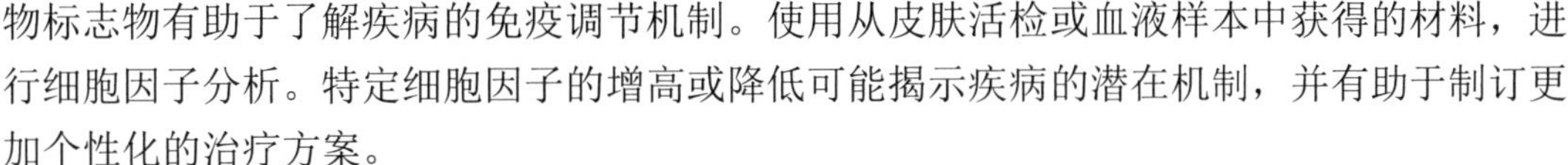
物标志物有助于了解疾病的免疫调节机制。使用从皮肤活检或血液样本中获得的材料，进行细胞因子分析。特定细胞因子的增高或降低可能揭示疾病的潜在机制，并有助于制订更加个性化的治疗方案。

四、鉴别诊断

1. 外耳道真菌病（真菌性外耳道炎）

外耳道真菌病（真菌性外耳道炎）由真菌感染外耳道引起，常见于抗生素使用后或长期处于潮湿环境中。

真菌性外耳道炎通常表现为剧烈瘙痒和外耳道内有大量耵聍和鳞屑。使用显微镜检查耵聍，可观察到真菌丝和孢子。抗真菌治疗有效性高于抗细菌治疗。

2. 外耳道细菌性感染（化脓性外耳道炎）

外耳道细菌性感染（化脓性外耳道炎）是细菌感染引起的外耳道炎症，常见病原体包括金黄色葡萄球菌和铜绿假单胞菌。

化脓性外耳道炎通常伴有明显的疼痛、红肿和脓性分泌物。渗出液或脓液的细菌培养可确定特定的病原体。对抗生素的反应通常迅速而明显。

3. 银屑病和红皮病

银屑病和红皮病是两种慢性皮肤疾病，也可影响外耳道和耳郭。

银屑病耳部表现通常包括干燥、银白色鳞屑覆盖在红斑上。红皮病则表现为广泛的红色、炎症和脱屑。这两种疾病通常需要全面的皮肤评估和慢性疾病管理。

4. 异物反应

耳道中的异物（如助听器、耳机或耳塞）可能引起机械性刺激或变态反应，导致类似湿疹的症状。症状通常局限于与异物接触的区域。去除异物后，症状可能迅速改善。

五、治疗要点

1. 初步诊断与评估

在制订任何治疗计划之前，正确诊断是关键。应由专业医师，如皮肤科医师或耳鼻咽喉科医师进行评估，以排除其他有类似症状的耳部疾病。医师会询问病史，检查耳部，并可能进行皮肤刮片或分泌物培养等测试，以确定是否存在感染或特定的变应原。

2. 避免诱因和触发因素

（1）减少水分接触：避免水或其他液体长时间滞留在外耳道内，洗澡或游泳后应立即用干净的毛巾轻轻擦干耳朵。

（2）避免使用刺激性化学品：避免使用可能引起刺激的洗发水、肥皂和其他护理产品。

（3）减少物理刺激：避免使用棉签清洁耳内部，不宜过紧或长时间佩戴耳机和助听器。

3. 药物治疗

（1）局部使用皮质类固醇：局部应用低至中强度的皮质类固醇药膏或滴剂，如氢化可的松或丙酸氟替卡松，可以有效减轻炎症和瘙痒。

（2）抗生素药物：如果通过测试确认有细菌或真菌感染，可给予相应的局部或系统性抗生素药物。

（3）湿润剂和保湿剂：使用无刺激性的保湿剂，如白色凡士林或专为敏感皮肤设计的乳液，有助于保持耳道皮肤的湿润，减少干燥和脱屑。

4. 管理瘙痒和不适

（1）冷敷：在极度瘙痒时，可以用冷敷法缓解瘙痒感。

（2）口服抗组胺药：对于严重的瘙痒，可口服抗组胺药，如西替利嗪等，以减轻症状。

5. 预防感染措施

（1）外耳道保养：保持外耳道的干燥和清洁。可以使用耳道干燥剂，特别是在游泳后，以防止水分潴留和继发感染。

（2）定期检查：定期让医师检查耳，特别是在湿疹频繁复发或长时间不痊愈时。

第四节　外耳道耵聍栓塞

耵聍是外耳道软骨部皮肤耵聍腺分泌的淡黄色黏稠液体，耵聍状如黏液者，俗称“油耳”。耵聍具有保护外耳道皮肤和黏附异物的作用。正常外耳道皮肤表面富有薄层耵聍，暴露于空气中干燥形成薄片，借咀嚼和张口等运动脱落排出。如耵聍逐渐凝聚成团，阻塞外耳道，即称耵聍栓塞。

一、临床表现

外耳道耵聍栓塞的表现根据耵聍块的大小及停留部位的不同而有差异。

较小的耵聍多无症状，有时仅有局部瘙痒感。耵聍完全阻塞外耳道时，可有耳闷、耳鸣，重者出现听力障碍甚至眩晕，若外耳道后壁迷走神经耳支受刺激，可引起反射性咳嗽。遇水后耵聍膨胀，可使症状加重，引起耳痛、听力下降。耵聍反复刺激外耳道，可引起外耳道炎，耳道胀痛感加重。

检查可见外耳道内被黄色或棕黑色团块阻塞，有时质硬如石，不能活动，甚至嵌顿得很紧；伴炎症或流脓时，耵聍为酱渣样。

二、辅助检查

听力检查为传音性聋。

三、诊断要点

（1）有外耳道炎、化脓性中耳炎、外耳道狭窄、外耳道迂曲等病史，有不良挖耳习惯。

（2）有耳闷、耳鸣、耳痛、听力下降等症状。

四、鉴别诊断

需与外耳道胆脂瘤相鉴别。

外耳道胆脂瘤多有外耳道炎症病史，团块内含有白色皮屑，与外耳道粘连较紧，可有

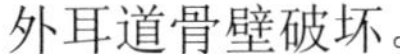

外耳道骨壁破坏。

五、治疗要点

1. 器械取出

较小的耵聍可用耵聍钩或哈特曼（Hartmann）钳取出；较大耵聍可用耵聍钩沿其周围缝隙，宜在外耳道底部缝隙顺外耳道壁轻轻插入，当耵聍钩尖进入一定深度时，即旋转90°，使之钩住耵聍，慢慢将其一次或分次取出；较硬的耵聍，常用耵聍软化剂、3%碳酸氢钠溶液、2%酚甘油等将其软化后再取出。

2. 外耳道冲洗法

耵聍坚硬难以用器械取出者，可先用3%～5%碳酸氢钠溶液滴耳，每日3～4次，3日后用耵聍冲洗器将软化的耵聍1次或分次冲出。

（1）冲洗方法：患者取侧坐位，头偏向健侧。紧贴患者耳垂下方的皮肤放一弯盘，以接取冲洗时流出的水液，操作者以左手将患侧耳郭向后上（小儿向后下）牵引，右手持吸满温热生理盐水、接有塑料管的20mL注射器或橡皮球于外耳道，向外耳道后上壁方向冲洗，冲洗液进入深部并借回流力量将耵聍或异物冲出。

（2）注意事项：①有化脓性中耳炎者禁用；②冲洗液应接近体温，过热或过冷都可引起迷路刺激症状；③冲洗方向必须斜向外耳道后上壁，若直对鼓膜，可引起鼓膜损伤；若直对耵聍或异物，则可将其冲至外耳道深部，更不利于取出。

3. 抽吸法

对于水渍感染（尤其是中耳炎）或应用药物软化后的耵聍均可采用此法。外耳道狭窄者尤为适宜。吸耳器压力不宜过大，抽吸应在明视下进行。

4. 其他治疗

合并感染者应先控制感染。

第五节　外耳道异物

外耳道异物多见于儿童，手持小物体塞入耳内，如珠子、花籽、豆类等；成人也可发生，如挖耳或清理外耳道时将火柴棍、棉花等遗留于外耳道内；也可因意外情况，如创伤、爆炸导致异物进入耳内，或嬉戏等将异物塞入耳内。

一、临床表现

（1）小而光滑无刺激的异物可久留于外耳道而无症状。

（2）异物较大时可阻塞外耳道，产生听力障碍、不适。

（3）锐利异物可刺激产生疼痛，甚至损伤外耳道及鼓膜。

（4）活的昆虫在外耳道内躁动，可产生明显耳痛，耳内响动难以忍受。

二、辅助检查

一般患者可在门诊处理，无须特殊检查。若小儿不能合作，或异物紧卡于外耳道峡

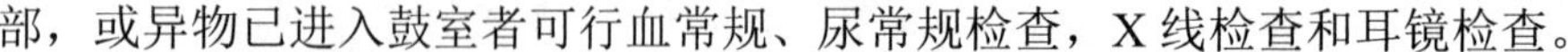

部，或异物已进入鼓室者可行血常规、尿常规检查，X 线检查和耳镜检查。

三、诊断要点

（1）异物大小、种类、形状不同，可引起不同临床症状。

（2）外耳道检查可清晰看到异物，由于患者就诊时已自行掏挖，常致异物嵌顿于外耳道峡部，但如为长期存留被忽略的异物，可被耵聍包裹，或继发感染引起外耳道肿胀狭窄，影响异物观察。

四、鉴别诊断

本病随异物性质而异，可久存外耳道而无症状。亦可继发外耳道炎、中耳炎等疾病，应注意鉴别。

五、治疗

根据异物大小、性质和位置决定取出方法，确诊异物后，治疗原则为尽量取出，伴急性炎症者宜控制炎症后再取出。

（1）昆虫类异物可先滴入香油、3%氯霉素甘油滴耳液等使其死亡，或用 2%丁卡因、70%乙醇以及对皮肤无毒性的杀虫剂等滴入，使其麻醉或瘫痪后再冲洗或镊取。异物为飞虫时，可试以亮光诱导其出耳。

（2）圆球形异物可用环形刮匙或异物钩等小心沿外耳道壁，经异物周围间隙伸达异物后方，转动器械，钩住异物后将其拉出，忌用镊子或钳子夹取，以防推入深部，嵌在峡部或损伤鼓膜。

（3）已浸泡膨胀的异物可先用 75%乙醇滴入，使其脱水缩小，再取出。

（4）细小异物可用冲洗法冲出。

（5）不合作的小儿患者可在短暂全麻下取出。

（6）异物过大或已进入骨部深处，难以从外耳道取出者可从耳内或耳后切口取出。

第六节　外耳道炎

一、外耳道疖

外耳道疖又称局限性外耳道炎，是外耳道皮肤毛囊或皮脂腺的局部化脓性炎症性疾病。常发生于夏秋季，病变在外耳道软骨部。发病诱因与挖耳创伤、中耳脓液刺激、糖尿病及机体抵抗力低下等因素有关。

（一）临床表现

（1）早期剧烈跳动性耳痛，张口、咀嚼、打呵欠时加重，可放射至同侧头部；常伴全身不适，体温微升；重者耳道阻塞可导致听力下降。

（2）疖破溃后外耳道流出少许脓血，耳痛减轻，体温下降。

（3）疖位于外耳道前壁、下壁者，除下颌运动疼痛加剧外，耳屏前、耳屏下可出现红肿，易误诊为腮腺炎；疖位于外耳道后壁者，可出现耳后皮肤红肿，耳后沟消失，耳郭前移，易误诊为乳突炎。此时耳前、耳后及耳下淋巴结异常肿大、压痛。

（4）婴儿患者可表现为不明原因的烦躁、哭闹，可伴体温升高；频繁挠耳，或不愿卧于患侧，偶碰患耳即哭闹不止。有些婴幼儿患者可能会频繁复发。

（二）辅助检查

（1）对一般患者检查以耳镜检查、血液常规、尿常规、粪常规检查为主。

（2）对慢性或反复发作的患者应做 CT 检查、葡萄糖测定、穿刺液培养＋药物敏感试验。

（三）诊断要点

（1）病因：外耳道皮肤受水浸渍，中耳脓液刺激，挖耳损伤继发感染。外耳道湿疹、糖尿病亦可为诱因。

（2）症状：耳痛呈跳动性，张口咀嚼时加重，可放射到颞部，常伴头痛、发热和全身不适。

（3）体征：耳道皮肤呈弥漫性充血、糜烂、结脓痂。疖局限于外耳道外 1/3 处，呈丘状隆起，成熟时顶部有脓点。耳屏压痛，耳郭牵拉痛，或乳突皮肤红肿压痛，耳周淋巴结肿大压痛。

（四）鉴别诊断

疖位于外耳道前壁、下壁者，除下颌运动疼痛加剧外，耳屏前、耳屏下部可出现红肿，易误诊为腮腺炎；疖位于外耳道后壁者，可出现耳后皮肤红肿，耳后沟消失，耳郭前移，易误诊为乳突炎。

（五）治疗

1. 未成熟期

切忌切开，否则可致感染扩散。

（1）及早使用抗生素：使用抗生素控制感染，必要时服用镇痛药；局部热敷或理疗，促使炎症消退，缓解疼痛。

（2）局部用药：用 1%酚甘油棉片或 10%鱼石脂软膏敷于疖处，每日换药 1～2 次，以消炎止痛，或用纯鱼石脂 1～2 滴涂于炎症部位，外耳道疖早期应用可促炎症吸收，晚期应用则有利于疖成熟，防止感染扩散。也可用浸有林可霉素的棉条覆于疖表面，每日 1～2 次，疗效显著。

2. 成熟未穿破期

（1）可用 50%硝酸银或纯石炭酸烧灼脓头，使其破溃，或局部消毒后直接用小尖刀沿外耳道纵轴方向切开取出脓栓。

（2）注意事项：无脓头者不做切开；沿外耳道长轴方向切开，以免日后形成外耳道狭窄；不切及周围炎性浸润部分。切开后可置细棉条或橡皮条引流。

3. 脓肿破溃期

清除脓液，周围皮肤用 75%乙醇清洁后，置棉条或橡皮条引流，以 4%硼酸乙醇纱条压迫局部，防肉芽增生，促进疖腔闭合。

二、弥漫性外耳道炎

弥漫性外耳道炎为外耳道皮肤及皮下组织感染所致的弥漫性炎症，常因皮肤受损、浸渍等引起角质层肿胀，阻塞毛囊，继发细菌生长。致病菌以金黄色葡萄球菌、溶血性链球菌、铜绿假单胞菌、大肠埃希菌、变形杆菌为主，可分为急性和慢性两种。

（一）临床表现

1. 急性炎症

（1）表现：轻重不一。耳内灼热、瘙痒，继而疼痛；先后可有浆液性、浆液脓性或脓性分泌物；肿胀严重者堵塞外耳道可致耳闷、耳鸣或耳聋；可伴全身不适、发热。

（2）检查：见外耳道皮肤弥漫性充血、肿胀，可有糜烂，表面覆腐臭而黏稠的分泌物或碎屑，严重者全皮溃烂，覆浆液性或脓性分泌物，甚至耳道出现丘疹或死骨，耳郭周围也可出现水肿；因分泌物刺激，屏间切迹或耳垂可受累；鼓膜可充血、浑浊；耳周淋巴结肿大、压痛；严重者外耳道狭窄或闭塞可致传导性耳聋。

2. 慢性炎症

（1）表现：耳部不适、瘙痒，常有少量分泌物，听力稍减退。

（2）检查：见外耳道及耳郭皮肤弥漫充血或增厚，管腔变窄。可覆有痂皮，痂皮下有少量脓液或碎屑，有时揭去痂皮可致出血。外耳道深处常积存干的脱落碎屑，有味臭的灰褐色或绿色分泌物；鼓膜可浑浊、增厚、标志不清，或鼓膜上皮受损，表面少量肉芽形成；听力检查：病程长者，可因软组织增厚，外耳道狭窄导致传导性耳聋。

（二）辅助检查

（1）对一般患者检查以耳镜检查、血常规、尿常规检查为主。

（2）对慢性或反复发作者应做耳鼻咽喉的CT检查、葡萄糖测定、穿刺液培养＋药物敏感试验（以明确致病菌，指导用药）。

（三）诊断要点

1. 诱发因素

（1）创伤：水液浸渍或药物刺激。

（2）皮脂移除：皮脂可以保护皮肤不受浸渍，并具有杀菌和抑制真菌生长的作用，若去之过多（如外耳道冲洗、挖耳）或分泌过少，均可降低外耳道皮肤的抵抗力。

（3）耵聍缺乏：外耳道的耵聍呈微酸性，具有抗感染作用，耵聍缺乏时，外耳道即失去其抗菌的“酸性外表”，故易致病。

（4）变态反应：变应性湿疹患者易伴发外耳道炎。

（5）解剖结构：外耳道狭窄，深部碎屑难以排出或清除，易受感染。

（6）糖尿病、内分泌紊乱、慢性便秘等全身疾病。

2. 急性症状

症状轻重不一。耳内灼热、瘙痒，继而疼痛；可先后有浆液性、浆液脓性或脓性分泌

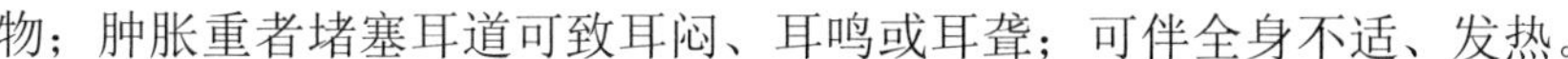

物；肿胀重者堵塞耳道可致耳闷、耳鸣或耳聋；可伴全身不适、发热。

3. 慢性症状

耳部不适、瘙痒，常有少量分泌物，听力稍减退。

（四）治疗

1. 治疗原则

祛除病因，控制感染，清洁局部，清理脓痂，促使干燥。

2. 急性期治疗

（1）全身可根据脓液培养及药物敏感试验选择抗生素控制感染；疼痛剧烈者可适当服用镇痛药。

（2）局部可用抗生素（由菌种及药物敏感试验结果而定）的水溶液，或抗生素与肾上腺皮质激素类药物合成的溶液；如为铜绿假单胞菌致病者，可用具有收敛作用的2%醋酸液或13%醋酸铝溶液棉条塞入外耳道内，8小时或12小时后滴入药液再次使其浸湿，每日更换棉条一次。

（3）彻底清除所有炎性产物，有死骨形成者，切开清理。还可行理疗或中药治疗（如黄连、菖蒲、附子等有消炎止痛作用的中药）。

3. 慢性期治疗

（1）用高渗盐水冲洗外耳道积存的分泌物及碎屑，拭干后，用含有抗生素及肾上腺皮质激素合剂的棉条紧塞外耳道，用醋酸泼尼松龙乳膏涂抹。

（2）积极治疗感染病灶如化脓性中耳炎。

（3）加强全身相关疾病的诊治，如贫血、维生素缺乏症、内分泌紊乱、糖尿病等。

4. 局部用药注意事项

彻底清除脓液及脱落上皮，尽量减少局部机械摩擦，以免损伤皮肤，外耳道明显肿胀者忌冲洗；用药性质尽量温和，可先用最低有效浓度，并观察皮肤耐受情况，注意药物引起的变态反应；每日或隔日换药一次。每次换药时需彻底清洁外耳道。

第七节　外耳道胆脂瘤

外耳道胆脂瘤又称外耳道阻塞性角化病，是指阻塞于外耳道骨部的含有胆固醇结晶的脱落上皮团块。前者好发于30岁以上的成人，其角蛋白碎屑来自囊腔状的病变部位，排列松散，无规则。后者多见于20岁左右的青年人，多数患者同时患有支气管扩张或慢性鼻窦炎，其角化蛋白碎屑来自骨性外耳道骨壁，多因向外移行功能障碍，致使脱落上皮滞留在外耳道内，不断堆积扩大压迫，导致骨性外耳道扩大，上皮栓呈洋葱头样层状排列。本病病因未明。可能是外耳道皮肤受到各种病变的长期刺激（如耵聍栓塞、炎症、异物、真菌感染等）而产生慢性充血，致使局部皮肤生发层中的基底细胞生长活跃，角化上皮细胞脱落异常增多，若其排出受阻，便堆积于外耳道内，形成团块。久之其中心腐败、分解、变性，产生胆固醇结晶。

一、临床表现

单侧慢性钝性耳痛，耳漏带有特殊臭味，或呈血性耳漏。听力减退。耳镜检查见外耳道内有典型的灰白色角蛋白碎屑，皮肤糜烂，骨质暴露，肉芽形成，鼓膜完整。

二、辅助检查

典型的外耳道胆脂瘤经耳镜检查可见外耳道内有白色胆脂瘤样物堵塞。但有时耳镜内看到的胆脂瘤表面呈棕黑色或黑褐色。清除胆脂瘤后可见外耳道皮肤糜烂、骨质暴露且有缺损，可有死骨形成：鼓膜多完整。当伴有感染时外耳道内有臭脓和（或）肉芽，局部有触痛。影像学检查可见外耳道骨壁破坏和外耳道腔扩大，还可见死骨。

1. 耳内镜检查

外耳道内有胆脂瘤样物，清除胆脂瘤样物后可见骨性外耳道扩大、骨壁暴露，鼓膜多完整。

2. 影像学检查

X线检查见外耳道骨壁破坏。颞骨CT检查可见外耳道扩大、骨壁破坏，乳突一般正常。

3. 病理组织学检查

外耳道肉芽样组织生长时，需要进行病理组织学检查，以排除外耳道的肿瘤。

三、诊断要点

典型的外耳道胆脂瘤经耳镜检查可见外耳道内有白色胆脂瘤样物堵塞。但有时耳镜内看到的胆脂瘤表面呈棕黑色或黑褐色。清除后见外耳道皮肤糜烂、骨质暴露且有缺损，可有死骨形成，鼓膜多完整。当伴有感染时外耳道内有臭脓和（或）肉芽，局部有触痛。影像学检查可见外耳道骨壁破坏和外耳道腔扩大，还可见死骨。

四、治疗

无合并感染的胆脂瘤较易取出，清除方法同耵聍取出术。可用3%硼酸甘油或3%～5%碳酸氢钠溶液（合并感染时禁用）滴耳，使其软化后再取。

合并感染的胆脂瘤患者应注意控制感染。但单纯的控制感染很难迅速奏效，只有全部或部分清除胆脂瘤后，方能促使炎症吸收。感染严重、取出十分困难的患者，可在全身麻醉及手术显微镜下进行，同时全身应用抗生素控制感染。术后应随诊观察，清除残余或再生的胆脂瘤。2%水杨酸乙醇液滴耳或可预防复发。

外耳道胆脂瘤侵入乳突者，应按乳突根治术或改良乳突根治手术治疗。彻底取出胆脂瘤，刮除肉芽，清除死骨，术后应用2%水杨酸乙醇液滴耳，防止复发。骨性外耳道呈囊腔扩大的患者，囊腔内容易积存上皮脱屑，应定期复查和清理。

五、预防

注意个人卫生，积极防治各种外耳道疾病，定期去耳科检查。

第五章

中耳炎性疾病

第一节　大疱性鼓膜炎

大疱性鼓膜炎，又称出血性大疱性鼓膜炎，是一种耳部感染性疾病，主要特征是在鼓膜上形成充满液体的疱。本病通常伴有剧烈的耳痛和听力下降，可能由病毒或细菌感染引起。大疱性鼓膜炎在儿童和成人中都可能发生，常与上呼吸道感染或中耳炎相关联。

一、病因

本病常发生于流感病毒感染后，一般认为是病毒感染所致，如流感病毒、脊髓灰质炎病毒等，多与流感流行有关，也可发生于上呼吸道其他病毒性感染之后，少数患者可能与肺炎支原体感染有关。

二、临床表现

1. 耳痛

耳痛是大疱性鼓膜炎的主要症状之一，通常表现为突发性剧烈耳痛。耳痛可能具有以下特点：①剧烈性，患者常诉耳部剧痛，有时形容为刺痛或灼痛。②持续性或间歇性，耳痛可以是持续性的，也可能间歇性加剧，特别是在咀嚼或说话时。③耳压力，患者可能感到耳内有压迫感或饱胀感。

2. 听力下降

（1）传导性听力损失：由于鼓膜上的大疱会影响声音的传导，患者可能出现传导性听力损失。声音传到内耳的效率降低，导致听力下降。

（2）单侧或双侧：听力下降可以仅发生在一只耳（单侧），也可能同时影响两只耳（双侧），但单侧发病更为常见。

3. 耳鸣

耳鸣是大疱性鼓膜炎的常见伴随症状，患者可能听到耳内有“嗡嗡声”或其他异响。耳鸣的特点如下。

（1）音调多变：耳鸣的声音可以是高音调或低音调，可能是持续性的，也可能是间歇性的。

（2）单侧或双侧：通常与受影响的耳相关，但也可能出现在双耳。

4. 外耳道分泌物

当鼓膜上的大疱破裂时，患者外耳道可能会有分泌物流出。外耳道分泌物的特征如下。

（1）清亮液体：通常为清澈的液体，有时带有少量血迹。

（2）脓性分泌物：在继发感染时，分泌物可能呈脓性，颜色变为黄色或绿色，带有恶臭。

5. 全身症状

在某些患者中，特别是感染严重时，患者可能会表现出全身症状。

（1）发热：轻度至中度发热，通常在 38 ～ 39℃。

（2）不适感：患者可能感到全身乏力、疲倦和不适。

三、辅助检查

1. 直接耳镜检查

直接耳镜可以直接观察鼓膜和外耳道的情况。

通过耳镜，医师可以看到鼓膜上的水疱或大疱、鼓膜的充血和发红。鼓膜上的水疱可能是透明或混浊的，内含液体。

2. 气动耳镜检查

气动耳镜可以评估鼓膜的活动度。通过耳镜向鼓膜施加轻微的空气压力，观察鼓膜的移动情况。

在大疱性鼓膜炎中，由于存在水疱和炎症，鼓膜的活动度通常会减少或消失。

3. 纯音测听

纯音测听可以评估患者的听力损失程度。患者在隔音室中佩戴耳机，通过听不同频率和强度的声音来测试听力。

大疱性鼓膜炎通常表现为传导性听力损失，尤其是在鼓膜上有较大水疱时。

4. 声导抗测定

声导抗测定可以测量中耳压力和鼓膜顺应性。在耳道内放置一个小探头，探头会发出声音并测量反射回来的声波。

大疱性鼓膜炎通常显示为 B 型声导抗曲线，表明中耳存在液体或鼓膜运动受限。

5. 分泌物培养

分泌物培养可以确定感染的病原体。尤其是在有脓性分泌物时，从外耳道内取样，进行细菌或真菌培养，并进行药物敏感性测试。

分泌物培养有助于选择最有效的抗生素药物。

6. 病毒检测

病毒检测通过聚合酶链式反应（PCR）或其他病毒检测方法分析耳道分泌物或血液样本。

在疑似病毒感染的患者中，该检查尤其重要。

7. 全血细胞计数测定

全血细胞计数测定可以评估全身炎症反应和感染的严重程度。抽取患者血液作为样本，进行全血细胞计数分析。

白细胞计数升高可能表明存在细菌感染，而淋巴细胞增多可能提示病毒感染。

8. 炎症标志物测定

炎症标志物测定可以判断炎症水平，如 C 反应蛋白（CRP）和红细胞沉降率（ESR）。CRP 和 ESR 升高通常表明存在急性炎症或感染。

9. 高分辨率 CT（HRCT）检查

高分辨率 CT 可以评估中耳和内耳的详细结构，排除其他潜在疾病。方法是使用高分

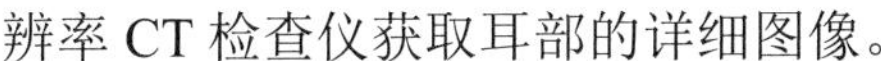

辨率 CT 检查仪获取耳部的详细图像。

虽然 CT 检查在大疱性鼓膜炎的诊断中不常见，但对病情复杂或怀疑中耳其他异常的患者可能有帮助。

10. MRI 检查

MRI 可以评估软组织和神经结构，特别是在怀疑存在内耳或颅内并发症时。使用 MRI 扫描仪获取耳部和相关结构的详细图像。

在大疱性鼓膜炎中不常使用，但对于病情复杂的患者，可能有助于提供更多诊断信息。

四、鉴别诊断

1. 急性中耳炎

急性中耳炎是一种常见的耳部感染，主要影响中耳腔，通常由细菌或病毒引起。该疾病多见于儿童，但也可发生在成年人中。急性中耳炎通常与上呼吸道感染有关，病原体通过咽鼓管进入中耳，引起炎症和感染。

急性中耳炎的鼓膜通常呈现红肿、凸起的状态，但不形成水疱。而大疱性鼓膜炎的主要特征是在鼓膜上形成大疱。急性中耳炎常伴有上呼吸道感染史，如感冒或鼻窦炎，而大疱性鼓膜炎则不一定有明确的前驱感染。

2. 外耳道炎

外耳道炎是一种外耳道皮肤的感染或炎症，通常由细菌或真菌引起。该病常因水分潴留（如游泳后）、外伤（如使用棉签清洁耳道）或耳道清洁不当导致。

外耳道炎的疼痛主要集中在外耳道，触碰外耳时疼痛明显，而大疱性鼓膜炎的疼痛主要集中在耳内，且疼痛更剧烈。外耳道炎的鼓膜通常不受影响，而大疱性鼓膜炎则在鼓膜上形成水疱。

3. 鼓膜穿孔

鼓膜穿孔是指鼓膜上的孔洞，通常由感染、中耳炎、外伤或突然的压力变化引起，可导致听力损失和耳道分泌物。

鼓膜穿孔在耳镜下表现为鼓膜上的实际破口，而大疱性鼓膜炎表现为鼓膜上的水疱，破裂后可能有液体外流，但没有明显的穿孔。

4. 慢性中耳炎

慢性中耳炎是一种长期存在的中耳感染，可能伴有反复发作的脓性耳道分泌物和听力损失。常见病原体包括耐药性细菌。慢性中耳炎通常有较长的病史和反复发作的特点，而大疱性鼓膜炎多为急性发作。慢性中耳炎的鼓膜可能有穿孔或瘢痕形成，而大疱性鼓膜炎在急性期表现为鼓膜上的水疱。

5. 真菌性鼓膜炎

由真菌（如白念珠菌或曲霉菌）引起的鼓膜感染。真菌性鼓膜炎常见于免疫力低下患者或长期使用抗生素者。鼓膜真菌感染在耳镜下可见真菌菌丝，通常没有大疱形成。真菌感染的耳道分泌物特征较明显，通常为霉状或酵母样，而大疱性鼓膜炎的分泌物主要为液体。

6. 耳郭软骨膜炎

耳郭软骨膜炎是耳郭软骨的感染或炎症，通常由外伤或手术后感染引起。该病可导致

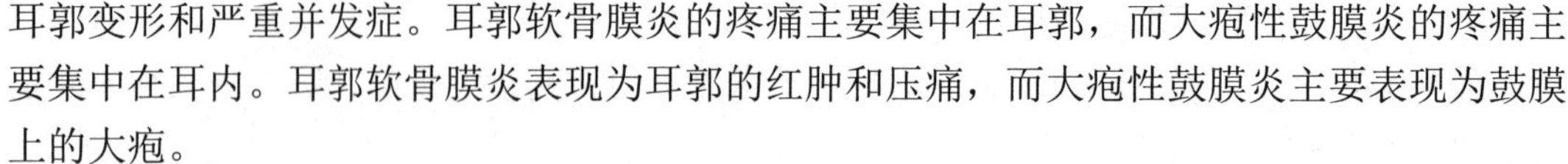

耳郭变形和严重并发症。耳郭软骨膜炎的疼痛主要集中在耳郭，而大疱性鼓膜炎的疼痛主要集中在耳内。耳郭软骨膜炎表现为耳郭的红肿和压痛，而大疱性鼓膜炎主要表现为鼓膜上的大疱。

五、治疗要点

1. 疼痛管理

（1）口服镇痛药：包括对乙酰氨基酚、布洛芬等。按医师建议的剂量和频率使用，通常每 4 ～ 6 小时一次。对乙酰氨基酚和布洛芬可有效减轻耳痛和炎症反应。

（2）局部麻醉药：如含有苯佐卡因的滴耳液。将几滴麻醉药滴入外耳道，数分钟后可缓解局部疼痛。局部麻醉药通常用于剧烈疼痛的短期缓解。

2. 抗生素治疗

（1）经验性抗生素：在明确或高度怀疑细菌感染时，开始经验性抗生素治疗。常用药物包括阿莫西林 - 克拉维酸钾、阿奇霉素等。经验性抗生素治疗可帮助迅速控制感染。

（2）针对性抗生素：在进行耳道分泌物培养后，根据病原体的药物敏感试验结果调整抗生素。常用药物有头孢类抗生素（如头孢克洛）、喹诺酮类抗生素（如环丙沙星）。根据具体病原体和药物敏感试验结果，调整剂量和疗程。针对性抗生素治疗可以提高治疗效果，减少耐药性风险。

3. 抗病毒药物

在确认或高度怀疑病毒感染（如流感病毒）时，使用抗病毒药物。常用药物为奥司他韦。抗病毒药物可有效减少病毒复制，缩短病程。

4. 支持疗法

充足的休息有助于身体恢复。保持体液平衡，帮助身体排毒。

5. 鼓膜大疱引流

（1）切开引流：在大疱性鼓膜炎疼痛剧烈且鼓膜大疱较大时，通过切开引流减轻压力和疼痛。

（2）方法：在局部麻醉下，医师使用消毒后的细针或小刀在耳镜下小心刺破鼓膜大疱，排出液体。该操作需在无菌条件下进行，防止进一步感染。

第二节　分泌性中耳炎

分泌性中耳炎又称为浆液性中耳炎或中耳积液等，是一种中耳腔内积聚非化脓性液体的耳病。液体积聚在中耳腔内，但没有急性感染的症状，如发热或剧烈耳痛。分泌性中耳炎在儿童中尤其常见，但成年人也可能患病。该病症可能导致听力损失，并影响语言和认知发展，特别是在儿童中。

一、病因

1. 咽鼓管功能障碍

咽鼓管是连接中耳腔和鼻咽部的管道，其功能是平衡中耳腔的压力并排出中耳腔内的

液体。当咽鼓管功能障碍时，可能导致中耳腔内积液。咽鼓管功能障碍的常见原因包括：

（1）上呼吸道感染：如感冒、鼻窦炎等感染会导致咽鼓管黏膜肿胀，阻塞管腔。

（2）变应性鼻炎：变态反应导致的鼻黏膜肿胀也会影响咽鼓管功能。

（3）解剖结构异常：如咽鼓管先天性狭窄或阻塞。

2. 感染后的积液残留

急性中耳炎后，尽管感染已被控制，但中耳腔内的炎性液体可能未完全排出，残留的液体逐渐转为非感染性的浆液或黏液。

3. 鼻咽部疾病

一些鼻咽部疾病，如腺样体肥大，可能机械性阻塞咽鼓管口，影响中耳腔的通气和引流功能。

4. 其他因素

（1）环境和生活方式：吸烟或被动吸烟会增加患分泌性中耳炎的风险。

（2）免疫功能低下：免疫系统功能低下者更容易患此病。

（3）气压变化：如飞机起降、潜水等活动导致的压力变化也可能影响咽鼓管功能，从而增加患本病的风险。

二、临床表现

分泌性中耳炎的临床表现因个体差异而不同。常见的症状如下。

1. 听力下降

听力下降是分泌性中耳炎的主要症状，常表现为传导性听力损失。患者可能会感到耳内有闷塞感或听声音不清晰。这种听力下降通常是可逆的，一旦积液消失，听力可恢复正常。

2. 耳鸣

患者耳内可能会听到“噼啪”声、嗡嗡声及流水声等。耳鸣可能是持续性或间歇性的。

3. 耳痛

急性患者可能会有隐痛，某些患者可能会感觉到轻微的耳部不适或压迫感。

4. 言语和语言发育迟缓

在儿童中，长期听力损失可能导致言语和语言发育迟缓，影响学习和认知能力。

5. 平衡问题

某些患者可能会感到头晕或不平衡，这通常与内耳功能受影响有关。

三、辅助检查

1. 病史和耳镜检查

医师会详细询问患者的症状及其持续时间，评估是否有上呼吸道感染或过敏史。耳镜检查可以观察鼓膜的状态。鼓膜可能显得浑浊、内陷或有气泡，可见液体积聚的迹象。

2. 听力测试

听力测试用于评估听力损失的程度和性质。常用的测试方法包括两种。

（1）纯音测听：测定不同频率下的听阈。

（2）声导抗测试：评估中耳压力和鼓膜活动度，分泌性中耳炎通常表现为B型声导抗曲线，提示中耳腔内有液体积聚。

3. 鼓膜穿刺和中耳积液检查

在诊断不明确或治疗无效时，医师可能会进行鼓膜穿刺，抽取中耳积液进行检查，确定积液的性质。

4. 影像学检查

在某些情况下，特别是怀疑鼻咽部病变时，可能需要进行CT检查或MRI检查。

四、鉴别诊断

1. 急性中耳炎

（1）症状：剧烈耳痛、发热、听力下降、耳道分泌物（在鼓膜穿孔的情况下）。

（2）鉴别要点：急性中耳炎通常有急性上呼吸道感染病史，发病急，症状剧烈。耳镜检查可见鼓膜红肿、凸出，可能有脓性分泌物。分泌性中耳炎鼓膜通常无红肿，呈浑浊、内陷或有气泡。急性中耳炎常伴有发热和全身不适，而分泌性中耳炎通常无全身症状。

2. 慢性中耳炎

（1）症状：持续或反复的耳道分泌物、听力下降、耳痛（在急性发作期）。

（2）鉴别要点：慢性中耳炎病程较长，症状反复发作；分泌性中耳炎病程相对较短，通常为单次发作。耳镜检查，慢性中耳炎可能发现鼓膜穿孔或瘢痕形成，而分泌性中耳炎鼓膜通常完整，但呈浑浊或内陷。

3. 耳硬化症

（1）症状：逐渐进展的听力下降、耳鸣，在晚期可能有轻微的平衡问题。

（2）鉴别要点：耳硬化症听力下降通常为渐进性，无明显急性发作史。耳镜检查鼓膜通常正常，声导抗图显示为As型（顺应性降低），而分泌性中耳炎通常为B型声导抗图（中耳积液）。耳硬化症可能有家族史，而分泌性中耳炎无此特征。

4. 外耳道炎

（1）症状：耳痛，尤其在触碰外耳时加剧；耳道分泌物；外耳道皮肤红肿。

（2）鉴别要点：外耳道炎的耳痛主要集中在外耳道，触碰外耳时疼痛明显；分泌性中耳炎通常无明显耳痛。耳镜检查，外耳道炎可见外耳道皮肤红肿和分泌物，鼓膜通常正常；而分泌性中耳炎鼓膜呈浑浊或内陷。

5. 鼓膜穿孔

（1）症状：突然耳痛、耳道分泌物（血性或脓性）、听力下降、耳鸣。

（2）鉴别要点：鼓膜穿孔常有明确的诱因，如急性中耳炎、外伤或压力变化史。耳镜检查，鼓膜穿孔可见鼓膜上实际的破口，而分泌性中耳炎鼓膜完整但呈浑浊或内陷。

6. 梅尼埃病

（1）症状：发作性眩晕、耳鸣、听力波动性下降、耳内闷塞感等。

（2）鉴别要点：梅尼埃病通常有反复发作的眩晕史，每次发作持续数小时至数日，而分泌性中耳炎无眩晕症状。梅尼埃病听力下降为感音神经性，听力测试显示高频损失为

主，而分泌性中耳炎为传导性听力损失。耳镜检查在梅尼埃病患者中通常正常，而分泌性中耳炎可见鼓膜浑浊或内陷。

五、治疗要点

治疗分泌性中耳炎的目标是消除中耳积液、恢复听力和预防并发症。治疗方法包括保守治疗、药物治疗和手术治疗。

1. 保守治疗

保守治疗适用于症状轻微、病程较短的患者。

（1）观察等待：在许多儿童中，分泌性中耳炎可能在数周至数月内自行消退。应定期随访，监测病情进展。

（2）咽鼓管通气：鼓励患者通过捏鼻鼓气法、波氏球法或导管法等方法促进咽鼓管通气。

2. 药物治疗

药物治疗包括使用减充血剂、抗组胺药、鼻用糖皮质激素等。具体用药方案如下：

（1）鼻用减充血剂：如伪麻黄碱，用于缓解鼻腔和咽鼓管黏膜的充血。

（2）抗组胺药：如氯雷他定，用于缓解变应性鼻炎的症状。

（3）鼻用糖皮质激素：如布地奈德，用于缓解过敏和炎症，改善咽鼓管功能。

（4）抗生素：自 1958 年 Senturia 等在 40％的中耳积液中检出致病菌以来，分泌性中耳炎属于无菌性炎症的观点被推翻，抗生素成为常规治疗药物。美国《儿童及婴幼儿分泌性中耳炎临床指南》认为抗生素疗效短暂而有限，不良反应多，不推荐长期使用。因此抗生素的使用时机应在疾病的急性期，由于难以得到中耳液体的细菌学结果，可参考大样本的细菌学调查结果来选用抗生素。目前常用的药物有头孢呋辛、红霉素、头孢克洛等，成人一般 3 ～ 5 天即可，小儿可持续 1 周，不超过 2 周。用药时间过长可出现耐药性、真菌的二重感染等后果。

3. 手术治疗

当保守治疗和药物治疗无效，或病情严重影响听力和生活质量时，可能需要手术干预。

（1）鼓膜切开术：在鼓膜上切开小孔，排出中耳积液。手术通常在局部麻醉下进行。

（2）鼓膜置管术：在鼓膜切开术的基础上，放置小通气管，帮助长期排出中耳积液和通气，预防复发。通气管通常在几个月后自行脱落。

（3）腺样体切除术：对于伴有腺样体肥大的儿童，切除腺样体有助于改善咽鼓管功能，减少中耳积液的发生。

（4）鼓膜穿刺抽液：作为传统的外科治疗手段简便易行，目前临床中仍在广泛运用。对于穿刺数次无效的患者应该停止继续反复穿刺，寻找可能的其他病因，考虑其他的治疗措施。

六、预防

1. 控制上呼吸道感染

（1）保持良好的卫生习惯：勤洗手，避免接触感染源。

（2）接种疫苗：接种流感疫苗和肺炎疫苗，可以减少上呼吸道感染的发生。

2. 控制过敏

（1）避免变应原：对已知变应原（如尘螨、花粉、宠物毛发等）进行规避。

（2）使用抗过敏药物：在过敏季节或接触变应原前使用抗组胺药和鼻用糖皮质激素。

3. 改善环境和生活方式

（1）避免烟草烟雾：远离二手烟，保持室内空气清新。

（2）保持适宜的湿度：使用加湿器，防止室内空气过于干燥。

第三节　急性化脓性中耳炎

急性化脓性中耳炎是中耳黏膜的急性化脓性炎症，主要特征是中耳腔内出现脓液积聚。本病常见于儿童，但也可见于成年人。本病发病迅速，症状显著，若不及时治疗，可能导致严重并发症。

一、病因

急性化脓性中耳炎的主要病因是细菌感染，常见的致病菌包括肺炎链球菌、流感嗜血杆菌和卡他莫拉菌。这些病原体常通过咽鼓管从鼻咽部进入中耳，引起感染和炎症。上呼吸道感染（如感冒和鼻窦炎）是急性化脓性中耳炎的常见诱因，上呼吸道感染会导致咽鼓管功能障碍，阻碍中耳的正常通气和引流。此外，免疫功能低下、变应性鼻炎、腺样体肥大和环境因素（如烟雾和空气污染）也会增加患病风险。

二、临床表现

急性化脓性中耳炎的症状多种多样，以下是其主要临床表现。

1. 耳痛

耳痛是急性化脓性中耳炎的主要症状，通常表现为剧烈、持续的疼痛，尤其在夜间加重。疼痛可放射至颞部或牙齿，有时会因吞咽或咀嚼而加重。

2. 发热

患者常伴有发热，体温可达 38 ～ 40℃，有时伴有寒战和全身不适。儿童尤其容易出现高热和烦躁不安。

3. 听力下降

中耳积液和脓液导致声音传导受阻，患者会感觉听力下降，耳内有闷塞感或堵塞感。

4. 耳道分泌物

在鼓膜穿孔的情况下，脓液会从耳道流出，分泌物通常为黄色或绿色，有时带有血丝。分泌物流出后，耳痛往往有所缓解。

5. 耳鸣

患者可能会感到耳内有嗡嗡声、铃声或其他异响。

三、辅助检查

1. 听力测试

听力测试是评估急性化脓性中耳炎患者听力损失程度和性质的重要手段。常用的听力测试方法包括纯音测听和声导抗测试。

（1）纯音测听：用于测定患者在不同频率下的听阈，以确定听力损失的类型和严重程度。急性化脓性中耳炎患者通常表现为传导性听力损失，即声音无法有效传导到内耳。纯音测听图显示，患者在低频和中频的听阈升高，而高频听力相对正常。

（2）声导抗测试：用于评估中耳压力和鼓膜活动度，以判断中耳积液的存在及其对听力的影响。急性化脓性中耳炎患者通常表现为B型声导抗图，表明中耳腔内有液体积聚，导致鼓膜活动度降低或消失。声导抗测试还可以评估中耳压力变化，进一步确认中耳炎的诊断。

2. 实验室检查

实验室检查在诊断和管理急性化脓性中耳炎中起着关键作用，尤其是在有耳道分泌物的情况下。分泌物培养和药物敏感试验可以确定感染的病原体及其对抗生素的敏感性，从而指导合理的抗生素治疗。

（1）分泌物培养：用于确定感染的具体病原体，并进行药物敏感试验，以选择最有效的抗生素。常见的致病菌包括肺炎链球菌、流感嗜血杆菌和卡他莫拉菌。药物敏感试验结果可以帮助医师选择最有效的抗生素，减少耐药菌株的产生，并提高治疗成功率。

（2）血液检查：用于评估全身炎症反应和感染的严重程度。①全血细胞计数：通过血液样本分析白细胞计数及其分类。白细胞计数升高及中性粒细胞比例增加通常提示细菌感染。②炎症标志物：测量C反应蛋白（CRP）和红细胞沉降率（ESR）。CRP和ESR升高表明存在全身性炎症反应，可能与急性化脓性中耳炎有关。

3. 影像学检查

对于病情复杂或怀疑并发症的患者，影像学检查如CT检查或MRI对于评估中耳和周围结构的情况尤为重要。

（1）CT检查：用于详细评估中耳结构，特别是怀疑中耳乳突炎或其他骨质破坏性病变的患者。急性化脓性中耳炎患者的CT图像可能显示中耳腔内液体密度增加、乳突气房不清晰或有炎性改变。CT检查还可以评估感染的扩散范围和是否存在骨质破坏。

（2）MRI检查：用于评估软组织结构，特别是怀疑内耳或颅内并发症的患者。急性化脓性中耳炎患者的MRI图像可能显示内耳和周围软组织的炎症变化、可能的脓肿形成或脑膜炎的迹象。MRI对软组织分辨率高，可以提供CT检查无法提供的详细信息。

四、鉴别诊断

1. 急性非化脓性中耳炎

急性非化脓性中耳炎主要症状包括耳闷、听力下降和偶尔的耳痛。与急性化脓性中耳炎相比，其特点是：不伴随耳道流脓，耳痛症状较轻或无明显耳痛。鼓膜可能表现为黄色或琥珀色，但无穿孔或明显红肿。

鼓膜镜检查，急性非化脓性中耳炎可发现鼓膜内陷、鼓膜后积液以及鼓膜的移动性降低。听力测试和鼓膜声导抗测试也有助于鉴别诊断。

2. 外耳道炎

外耳道炎主要症状包括耳痛剧烈，尤其在触摸或牵拉耳郭时加重。本病可能有耳道分泌物，但通常为清亮或带有臭味的脓性分泌物。由于耳道肿胀和分泌物堵塞，听力可能受到影响。

耳镜检查，外耳道炎可见耳道红肿、皮肤糜烂和分泌物，但鼓膜通常正常。此外，外耳道炎和急性化脓性中耳炎在病因、病变部位和治疗方法上也有所不同。

3. 急性乳突炎

急性乳突炎通常并发于中耳炎，患者乳突区出现疼痛和压痛，可能有耳道流脓，可伴随急性化脓性中耳炎的症状。通常有高热。由于乳突炎症，耳郭可能向前和向下移位。

乳突区的影像学检查（如 CT 检查）有助于评估乳突气房的破坏和炎症扩展情况。急性乳突炎需要积极的抗生素治疗，严重时可能需要手术引流。

4. 鼓膜外伤

鼓膜外伤的主要症状包括受伤后出现急性耳痛。鼓膜穿孔可导致听力下降。可能有耳道流血或血性分泌物。

耳镜检查可见鼓膜穿孔或出血，但无化脓性分泌物。治疗以耳道清洁和避免感染为主，严重时可能需要鼓膜修补术。

5. 急性鼻窦炎

急性鼻窦炎的主要症状包括：面部疼痛和压痛，特别是额窦和上颌窦区；鼻塞和鼻涕，浓稠的脓性鼻涕；可能有发热；咳嗽，常见于夜间。

鼻窦炎的诊断可通过鼻窦的影像学检查（如 X 线或 CT 检查）来确定鼻窦内的积液和炎症。鼻窦炎的治疗包括抗生素、鼻腔喷雾剂和减充血药物。

6. 急性扁桃体炎

急性扁桃体炎主要表现为剧烈的咽喉疼痛，吞咽时加重；高热，扁桃体红肿、化脓性分泌物，颈部淋巴结肿大和压痛。

咽喉镜检查，急性扁桃体炎可见扁桃体红肿和化脓，但无耳道流脓。急性扁桃体炎主要通过抗生素治疗和对症处理。

7. 耳鼻咽喉部恶性肿瘤

恶性肿瘤，如鼻咽癌和中耳癌，也可能表现出类似急性化脓性中耳炎的症状。主要表现为慢性和进行性耳痛，听力逐渐下降。耳道流血或血性分泌物。面神经麻痹，肿瘤侵及面神经时可出现面瘫。

影像学检查（如 MRI 或 CT）和病理活体组织检查是确诊耳鼻咽喉部恶性肿瘤的关键。

五、治疗

急性化脓性中耳炎的治疗目标是消除感染、缓解症状、促进愈合和防治并发症。治疗方法包括药物治疗、手术治疗和辅助治疗。

1. 抗生素治疗

抗生素是治疗急性化脓性中耳炎的主要手段。常用的抗生素包括：

（1）阿莫西林：是首选药物，疗程通常为 7 ～ 10 日。

（2）阿莫西林克拉维酸钾：用于耐药菌株或阿莫西林治疗失败的患者。

（3）头孢菌素类（如头孢克洛）：对青霉素过敏的患者可选用。

2. 镇痛药和退热药

常用药物如对乙酰氨基酚和布洛芬，可以减轻耳部疼痛、降低体温并缓解全身不适。

3. 鼻用减充血剂和抗组胺药

鼻用减充血剂和抗组胺药用于缓解鼻腔充血和改善咽鼓管功能。

常用药物包括伪麻黄碱和氯雷他定。

4. 手术治疗

（1）鼓膜切开术：在抗生素治疗无效或病情严重时，可采用鼓膜切开术。在局部麻醉下，在鼓膜上切开一个小孔，以排出中耳积液和脓液。手术后通常可以立即缓解疼痛和压力。

（2）鼓膜置管术：对于反复发作或慢性中耳炎的患者，可放置鼓室通气管。这种手术有助于长期排出中耳积液，改善通气，预防复发。通气管通常在几个月后自行脱落。

5. 辅助治疗

（1）鼻腔冲洗：使用生理盐水进行鼻腔冲洗可以帮助清除鼻腔分泌物，减轻鼻腔充血，改善咽鼓管功能。在治疗期间，避免水进入耳道，以防继发感染。

（2）生活方式调整：保持良好的卫生习惯，避免接触烟雾和空气污染，戒烟及避免被动吸烟。

第四节　慢性化脓性中耳炎

慢性化脓性中耳炎是指中耳黏膜、鼓膜或深达骨质的慢性化脓性炎症，常伴有耳道流脓和不同程度的听力丧失。本病病程较长，反复发作，对患者的生活质量造成显著影响。

一、病因

1. 急性中耳炎迁延不愈

急性化脓性中耳炎治疗不彻底或反复发作，导致慢性化。

2. 咽鼓管功能障碍

咽鼓管阻塞或功能不全，导致中耳腔通气排液不良，容易感染。

3. 鼻咽部疾病

慢性鼻窦炎、鼻中隔偏曲、腺样体肥大等，影响咽鼓管功能。

4. 免疫功能低下

全身或局部免疫功能低下，易于发生慢性感染。

5. 遗传因素

部分患者具有家族遗传倾向。

二、分型

中耳炎的分类方法很多，至今尚无统一意见。我国常用的分类方法，是根据中耳炎的

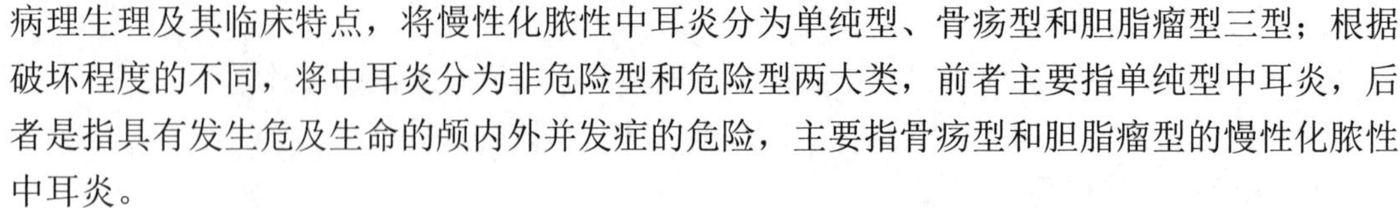

病理生理及其临床特点，将慢性化脓性中耳炎分为单纯型、骨疡型和胆脂瘤型三型；根据破坏程度的不同，将中耳炎分为非危险型和危险型两大类，前者主要指单纯型中耳炎，后者是指具有发生危及生命的颅内外并发症的危险，主要指骨疡型和胆脂瘤型的慢性化脓性中耳炎。

三、临床表现

1. 耳道流脓

耳道流脓是慢性化脓性中耳炎的典型症状，脓液性质多为黏稠的脓性分泌物，可有臭味。流脓可间断或持续，常因上呼吸道感染或水进入耳道而加重。

2. 听力下降

听力下降程度不一，单纯型以传导性聋为主，危险型可伴有感音神经性聋。

3. 耳痛

耳痛不明显，急性发作或并发感染时可有耳痛。

4. 耳鸣

部分患者可有耳鸣，常为低频持续性耳鸣。

5. 眩晕

严重者可侵犯内耳，或引起迷路炎，导致眩晕。

四、辅助检查

1. 耳镜检查

耳镜检查可见鼓膜穿孔、脓性分泌物和中耳黏膜病变。单纯型多为鼓膜边缘穿孔，危险型多为鼓膜边缘穿孔伴胆脂瘤形成。

2. 听力学检查

听力学检查包括纯音测听、声导抗测听和听觉脑干反应等，评估听力损失的类型和程度。

3. 影像学检查

CT 和 MRI 可帮助评估中耳、乳突和颅底的病变情况，特别是骨质破坏和胆脂瘤的范围。

4. 微生物学检查

脓液培养和药物敏感试验，有助于明确致病菌和指导抗生素治疗。

五、鉴别诊断

1. 急性化脓性中耳炎

病程短，症状急，主要表现为急性耳痛、发热和耳道流脓。耳镜检查可见鼓膜急性炎症和穿孔。

2. 中耳胆脂瘤

中耳胆脂瘤易导致骨质破坏和并发症。耳镜检查可见胆脂瘤和边缘穿孔，影像学检查

有助于确诊。

3. 外耳道炎

外耳道炎主要表现为耳痛、耳道红肿和分泌物，耳镜检查可见外耳道病变，但鼓膜通常正常。

4. 耳鼻咽喉部恶性肿瘤

耳鼻咽喉部恶性肿瘤，如中耳癌、鼻咽癌等，表现为耳痛、耳道流血和听力下降，影像学和病理活检有助于确诊。

六、治疗要点

1. 药物治疗

（1）抗生素治疗：根据脓液培养和药物敏感试验结果选择合适的抗生素，局部用药和全身用药相结合。常用抗生素包括氨基糖苷类、喹诺酮类和头孢菌素类。

（2）局部治疗：耳道清洁、吸脓和使用抗生素滴耳液。

（3）对症治疗：包括使用镇痛药、抗组胺药和抗炎药物，以缓解症状。

2. 手术治疗

手术治疗适用于药物治疗效果不佳、病变严重或伴有并发症的患者。常见的手术方式包括：

（1）鼓膜修补术：适用于鼓膜穿孔较小、无明显骨质破坏的患者，通过修补鼓膜来改善听力、预防感染。

（2）鼓室成形术：适用于中耳病变较重、伴有骨质破坏的患者，通过修复中耳结构来改善听力。

（3）中耳重建术：适用于严重骨质破坏和听骨链中断的患者，通过植入听小骨或假体来改善听力。

3. 并发症处理

慢性化脓性中耳炎的并发症包括颅内外并发症，如脑膜炎、脑脓肿、乙状窦血栓性静脉炎、迷路炎和面神经麻痹等。对于并发症的处理，应及时采用综合治疗措施，包括抗生素、手术引流和支持治疗等。

4. 预防

（1）积极治疗急性中耳炎：早期治疗急性化脓性中耳炎，防止病情迁延，转为慢性。

（2）改善鼻咽部疾病：治疗鼻窦炎、鼻中隔偏曲和腺样体肥大，保持咽鼓管通畅。

（3）注意耳道卫生：避免水进入耳道，保持耳道干燥。

（4）增强免疫力：加强营养，锻炼身体，增强免疫功能。

第五节　中耳炎后遗症

中耳炎后遗症是指急性或慢性中耳炎未能彻底治愈或治疗不及时，导致的中耳及周围结构的长期病理改变和功能障碍。这些后遗症可能包括听力下降、鼓膜穿孔、中耳胆固醇肉芽肿、中耳硬化症和面神经麻痹等。

一、病因

中耳炎后遗症的病因主要与中耳炎的类型、病程、治疗情况及患者个体差异有关。

1. 中耳炎类型

（1）急性中耳炎：未及时治疗或治疗不彻底的急性中耳炎可能演变为慢性中耳炎，导致各种后遗症。

（2）慢性化脓性中耳炎：反复发作的慢性化脓性中耳炎会引起持续的中耳病变和结构破坏，形成后遗症。

2. 病程和治疗情况

（1）治疗延误：急性中耳炎未能及时治疗，或治疗不彻底，细菌残留导致慢性炎症。

（2）反复感染：反复的中耳感染导致中耳结构反复受损和修复，最终形成永久性病变。

3. 个体差异

（1）免疫功能：免疫功能低下的个体更易发生中耳炎，并更容易形成后遗症。

（2）解剖结构：某些解剖结构（如咽鼓管功能障碍）增加了中耳炎反复发作的风险。

二、流行病学

中耳炎后遗症的流行病学特点取决于中耳炎的流行情况和医疗水平。

1. 年龄分布

（1）儿童：特别是学龄前儿童，中耳炎发生率较高，因此也是中耳炎后遗症的高发人群。

（2）成人：虽然成人中耳炎的发病率较低，但慢性中耳炎患者仍可能发展为后遗症。

2. 地域分布

（1）发达国家：由于良好的医疗条件和及时的治疗，中耳炎后遗症的发生率相对较低。

（2）发展中国家：由于医疗资源有限和治疗延误，中耳炎后遗症较为常见。

3. 性别分布

总体上，性别对中耳炎后遗症的发生率影响不大，但某些后遗症如胆脂瘤在男性中的发病率略高。

三、临床表现

中耳炎后遗症的临床表现多样，具体症状取决于病变的部位和类型。

1. 听力下降

（1）传导性听力损失：中耳结构（如听小骨、鼓膜）受损导致传导性听力损失。

（2）混合性听力损失：中耳和内耳同时受累，导致混合性听力损失。

2. 鼓膜穿孔

（1）慢性鼓膜穿孔：鼓膜持续性穿孔，导致慢性耳漏和听力下降。

（2）反复耳漏：鼓膜穿孔合并感染时，患者常有反复性耳漏。

3. **中耳胆固醇肉芽肿**

（1）耳内有闷胀或闭塞感，听力逐渐下降，呈传导性或混合性聋，伴耳鸣。鼓膜呈蓝黑色，明显内陷或外膨。

（2）不明原因的耳内出血，每次量不多，早期听力下降不明显，可有耳鸣。鼓膜紧张部正常或轻度内陷，不呈蓝色，往往看不到穿孔。随着出血的增多，部分鼓膜逐渐变蓝，松弛部出现针尖大的穿孔，穿孔逐渐扩大，可见肉芽。

（3）以慢性化脓性中耳乳突炎为主要临床表现，但耳内可有间断流“酱油色”分泌物病史，鼓膜大穿孔，部分患者可见暗红色肉芽。

4. **中耳硬化症**

（1）听力逐渐下降：由于中耳结构钙化和硬化，患者听力逐渐下降。

（2）耳鸣：部分患者可能出现耳鸣。

5. **面瘫**

中耳病变累及面神经，导致面神经麻痹，表现为面瘫。

四、辅助检查

辅助检查对于诊断中耳炎后遗症及其类型具有重要意义。

1. **听力学检查**

（1）纯音听力测试：评估患者的听力损失类型和程度。

（2）声导抗测试：可以评估鼓膜和中耳的功能，并检测中耳压力和鼓膜活动度。

2. **影像学检查**

（1）高分辨率CT检查：可以详细显示中耳腔、乳突及周围骨质的病变情况，发现骨质破坏和其他结构异常。

（2）MRI检查：可以评估软组织的病变情况，帮助鉴别软组织病变，并评估是否存在颅内并发症。

3. **耳内镜检查**

通过耳内镜，可以直接观察鼓膜和外耳道，发现鼓膜穿孔和耳内分泌物。

4. **其他检查**

（1）细菌培养：对于伴有耳漏的患者，可以进行耳分泌物的细菌培养，确定感染病原体，以指导抗生素治疗。

（2）电生理检查：在怀疑面神经受累时，可以进行面神经电生理检查，评估面神经功能。

五、鉴别诊断

中耳炎后遗症的临床表现与其他耳部疾病相似，鉴别诊断时需考虑以下四种疾病：

1. **急性中耳炎**

急性中耳炎常表现为急性耳痛、发热和听力下降。

耳内镜检查，急性中耳炎常见鼓膜充血、隆起和脓性分泌物。

2. 慢性化脓性中耳炎

慢性化脓性中耳炎常表现为长期的脓性耳漏和传导性听力损失。

耳内镜检查可见鼓膜穿孔，伴有脓性分泌物，但无胆脂瘤的特征性角蛋白堆积和骨质侵蚀。

3. 中耳肿瘤

中耳肿瘤包括良性和恶性肿瘤，临床表现为耳痛、耳漏和听力下降。

CT 和 MRI 显示肿瘤的具体位置和范围，病理活检可确诊。

4. 中耳胆固醇肉芽肿

胆固醇肉芽肿是一种中耳内含有胆固醇结晶的慢性炎症性病变，常伴有出血、纤维化和肉芽组织增生。

CT 检查显示低密度病变，无骨质破坏，MRI 显示病变为高信号区。

六、治疗

中耳炎后遗症的治疗主要根据具体的后遗症类型和严重程度选择适当的治疗方法。治疗措施包括药物治疗、手术治疗和康复治疗。

1. 药物治疗

药物治疗主要用于控制感染和减轻炎症症状。

（1）抗生素：针对细菌培养结果选择合适的抗生素，治疗中耳及周围组织的感染。

（2）抗炎药：减轻炎症反应，缓解耳痛和耳内闷胀感。

（3）耳用滴剂：用于局部消炎和抗感染。

2. 手术治疗

手术治疗是解决中耳炎后遗症的重要方法，具体手术方式取决于病变的性质和部位。

（1）乳突切除术：适用于乳突内有广泛病变或固醇肉芽肿形成的患者。清除病变组织，恢复中耳结构。

（2）鼓室成形术：适用于鼓膜穿孔和听小骨链破坏的患者。修复鼓膜和重建听小骨链，恢复听力。

（3）鼓膜修补术：适用于慢性鼓膜穿孔的患者。修复鼓膜，防止感染复发和改善听力。

（4）面神经减压术：在胆脂瘤侵蚀面神经管并导致面瘫时，行面神经减压术以减轻面神经的压力。解除面神经压迫，改善或恢复面神经功能。

（5）内耳窗手术：在胆脂瘤侵蚀内耳结构或中耳硬化症严重影响听力和眩晕症状时。通过手术干预恢复内耳结构的功能，缓解眩晕症状。

（6）其他手术方式：①听小骨链重建术，适用于听小骨链破坏严重的患者，重建听小骨链以恢复听力。②耳后切口手术，用于清除中耳内难以通过耳内镜清除的病变组织。

3. 康复治疗

康复治疗对于中耳炎后遗症患者的功能恢复和生活质量提高至关重要。

（1）听力康复：①助听器，对于听力损失严重且无法通过手术完全恢复听力的患者，助听器是一种重要的辅助工具。②人工耳蜗，适用于双侧重度感音神经性听力损失且助听

器效果不佳的患者，通过手术植入人工耳蜗设备，提高听力和言语理解能力。

（2）面神经康复：①面部肌肉锻炼，针对面瘫患者，通过面部肌肉锻炼和物理治疗促进面神经功能恢复。②电刺激治疗，通过电刺激面神经，增强面部肌肉的活动能力。

（3）平衡功能训练：对于眩晕和平衡障碍的患者，通过专业的前庭康复训练改善平衡功能。

七、预后和随访

中耳炎后遗症的预后取决于病变的类型、严重程度以及治疗的及时性和有效性。

1. 预后

（1）听力恢复：通过手术和康复治疗，部分患者的听力可以得到不同程度地恢复。但对于严重的结构破坏和感音神经性听力损失，完全恢复的可能性较低。

（2）面神经功能：早期手术减压和积极康复训练有助于改善面神经功能，大部分患者的面瘫症状可显著改善。

（3）复发风险：定期随访和适当的术后护理可以降低中耳炎复发的风险。

2. 随访

（1）定期检查：定期进行耳内镜检查、听力评估和影像学检查，监测病变的变化和复发情况。

（2）个体化护理：根据患者的具体情况制订个体化的随访计划，及时发现和处理新的病变或并发症。

八、预防

1. 早期诊断和治疗

（1）及时治疗中耳炎：对于急性中耳炎，应及时进行抗生素治疗，防止发展为慢性中耳炎。

（2）定期随访：对于有中耳炎病史的患者，定期进行听力和耳内镜检查，早期发现和处理病变。

2. 改善咽鼓管功能

（1）治疗鼻咽部疾病：积极治疗鼻炎、鼻窦炎和腺样体肥大等咽鼓管功能障碍相关疾病。

（2）鼓励健康习惯：避免吸烟和二手烟暴露，保持鼻腔和咽部的清洁卫生。

3. 增强免疫力

（1）营养支持：合理的营养摄入，增强免疫功能，减少感染的发生。

（2）疫苗接种：接种流感疫苗和肺炎球菌多糖疫苗，预防上呼吸道感染，减少中耳炎的发生。

第六章
耳源性颅内外并发症

第一节　耳后骨膜下脓肿

耳后骨膜下脓肿是指急性化脓性中耳乳突炎或慢性化脓性中耳炎急性发作时，乳突气房的感染向外扩展，穿破乳突外侧骨壁，在耳后骨膜下形成脓肿，是临床最常见的耳源性颅外并发症。若脓肿穿破骨膜及耳后皮肤，则可形成耳后瘘管。本病在欠发达地区多见，尤其多见于儿童。

一、病因

1. 耳部炎症侵袭

慢性化脓性中耳炎长期炎症刺激，可致中耳乳突骨质破坏。炎症穿破骨壁，脓液在压力作用下积聚于耳后骨膜下，逐渐形成脓肿，这是最常见的病因，胆脂瘤型中耳炎引发的脓肿比例较高。

2. 耳部解剖结构特点

儿童咽鼓管短、平、宽，细菌易经此侵入中耳。中耳炎症控制不佳时，炎症产物易突破相对薄弱的骨壁，向耳后骨膜下扩散，导致脓肿形成，所以儿童发病率相对较高。

3. 外伤后继发感染

耳部遭受外力撞击、穿刺等外伤，破坏耳部正常屏障，细菌趁机侵入。若伤口处理不当，感染蔓延至中耳、乳突，进而引发耳后骨膜下脓肿，如掏耳致鼓膜穿孔后继发感染。

二、流行病学

1. 发病率

耳后骨膜下脓肿并非极为常见，但在特定耳部疾病背景下发病率会显著升高。一般人群中确切发病率因缺乏大规模、针对性流行病学调查而难以精准统计。然而，在慢性化脓性中耳炎患者群体里，其发病率相对明确，有 5% ～ 10% 的慢性化脓性中耳炎患者可能并发耳后骨膜下脓肿。这主要是由于慢性化脓性中耳炎长期炎症刺激，中耳乳突骨质破坏，炎症穿破骨壁，脓液积聚于耳后骨膜下，从而引发脓肿。

2. 人群分布

从年龄分布来看，儿童相对成年人更易罹患耳后骨膜下脓肿。这是因为儿童的耳部解剖结构特点，其咽鼓管短、平、宽，细菌更容易经咽鼓管侵入中耳，引发中耳炎，进而发展为耳后骨膜下脓肿。在性别方面，目前并无确凿证据表明存在明显性别差异，男女发病概率大致相当，主要取决于个体耳部疾病的发生发展情况。

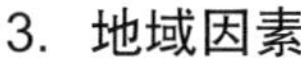

3. 地域因素

在地域上，经济欠发达地区以及卫生条件较差的区域，耳后骨膜下脓肿发病率相对较高。这与这些地区医疗卫生资源有限、民众对耳部疾病的认知及重视程度不足有关。耳部感染性疾病得不到及时有效的治疗，容易迁延不愈，最终进展为慢性化脓性中耳炎，增加了并发耳后骨膜下脓肿的风险。而在医疗资源丰富、卫生保健意识强的地区，发病率相对较低。

4. 季节特点

从季节角度分析，耳后骨膜下脓肿在冬春季节发病率稍高。这是因为冬春季节气温变化较大，人体免疫力相对较低，呼吸道感染性疾病高发。呼吸道感染常通过咽鼓管蔓延至中耳，引发中耳炎。而且，寒冷干燥的气候可能导致耳部黏膜血管收缩，局部抵抗力下降，也为细菌感染创造了条件，使得耳后骨膜下脓肿在这两个季节更容易发生。

三、临床表现

1. 症状

中耳炎或中耳胆脂瘤病程中，出现耳内及耳后区明显疼痛。可伴有发热，同侧头痛、耳痛，周身不适等。儿童患者全身症状尤为明显。

2. 体征

外耳道流脓，鼓膜松弛部或紧张部后上方穿孔，残余鼓膜充血。此时，中耳引流往往不畅，可见脓液搏动征。或见鼓室有息肉、肉芽或胆脂瘤。耳后皮肤红、肿、压痛，耳郭被推向前下外方。如果脓肿穿破骨膜，则耳后局部触之有波动感，脓肿穿刺可抽出脓液。脓肿穿破骨膜和皮肤，可形成耳后瘘管。

四、辅助检查

1. 血常规检查

白细胞总数增加，中性粒细胞比例升高。

2. 影像学检查

乳突 X 线检查或颞骨 CT 检查，可显示乳突骨质破坏表现。

五、鉴别诊断

耳后骨膜下脓肿主要应与外耳道疖相鉴别。外耳道后壁疖肿时，局部红肿甚，按压耳屏牵拉耳郭时痛剧；耳下淋巴结常肿大、触痛；无化脓性中耳炎体征。乳突 X 线检查或颞骨 CT 检查显示无乳突骨质破坏。

六、治疗

以抗感染、保证局部引流通畅、彻底清除病灶为基本治疗原则。

1. 抗感染

抗感染是治疗耳后骨膜下脓肿的基础环节。通过细菌培养与药敏试验，精准选用敏感抗生素。因脓肿病情通常较为严重，肌内注射或静脉给药能迅速使药物入血并在体内分布，快速抵达感染部位发挥作用。足量足疗程用药，有效抑制病原菌繁殖，控制炎症蔓延，降低感染引发严重并发症的风险，促进患者康复。

2. 切开引流

当脓肿形成时，切开引流势在必行。在严格无菌环境下，于脓肿波动最明显处切开。此操作能及时排出积聚的脓液，减轻局部压力，极大缓解患者的疼痛症状。术后需密切观察引流情况，定期更换引流装置与敷料，保持引流通畅，为脓肿腔愈合创造良好条件，加速炎症消退进程。

3. 手术治疗

尽早手术清除病灶对根治疾病、防止复发至关重要。对于急性化脓性中耳乳突炎，单纯乳突切开术可清除炎性物质。慢性化脓性中耳乳突炎或中耳胆脂瘤，则需乳突根治或改良术式，彻底清除病变组织。针对耳后瘘管，术中仔细剔除肉芽后缝合；对难愈合的大瘘管，采用转移带蒂皮瓣修补，以促进愈合，恢复耳部正常结构与功能。

七、预后和随访

1. 预后

（1）预后情况判断：规范治疗后，多数患者脓肿消退、炎症缓解。但病情复杂者可能遗留耳部不适，影响预后。

（2）并发症筛查监测：留意有无头痛、面瘫等并发症迹象，及时干预，改善远期预后。

2. 随访

（1）随访时间安排：初期每周随访，观察脓肿愈合情况。后期依恢复状况，每 2 ～ 4 周随访，监测耳部恢复。

（2）随访检查项目：进行耳镜检查、听力测试，查看耳部结构与听力。必要时进行 CT 检查，评估骨质修复情况。

（3）症状跟踪指导：随访时关注有无疼痛、流脓复发。指导患者保持耳部清洁，预防再次感染。

八、预防

1. 基础耳部保健

日常保持耳部清洁，使用温和清洁产品，避免频繁掏耳，因其易损伤脆弱的耳部黏膜，为细菌入侵创造条件。同时，通过均衡饮食摄入各类营养，适度锻炼增强体质，提升机体免疫力，有效降低耳部感染概率。

2. 耳部疾病防治

针对中耳炎等耳部疾病，秉持积极治疗态度。严格遵循医嘱按时、按量用药，确保药物发挥最佳疗效。定期前往医院复查，以便医生及时掌握病情变化，防止炎症长期迁延，进而降低并发耳后骨膜下脓肿的风险。

3. 养成良好卫生习惯

在游泳、洗澡等接触水的场景中，需特别注意防水入耳。可借助耳塞等防护用品，减少污水进入外耳道。污水携带大量病菌，易引发感染。维持外耳道干燥环境，能有效抑制细菌滋生，预防耳部感染。

4. 及时治疗呼吸道疾病

呼吸道与耳部通过咽鼓管相连，呼吸道感染时病菌易经此途径波及耳部。患有呼吸道疾病时应及时就医治疗，合理使用药物，阻断炎症蔓延至耳部，降低耳部感染及后续发展为脓肿的可能性。

5. 避免耳部外伤

在日常活动，如运动、劳作时，加强对耳部的保护意识。采取佩戴头盔等防护措施，防止外力撞击耳部。耳部外伤会破坏耳部屏障，使细菌容易入侵中耳，增加感染风险。

第二节　耳源性面瘫

耳源性面瘫是指因耳部疾病引发的面神经麻痹。常见病因有急慢性化脓性中耳炎、中耳胆脂瘤等，炎症侵袭面神经，导致其功能受损。患者主要表现为患侧面部表情肌运动障碍，如闭眼不全、口角歪斜、鼓腮漏气等，严重影响面部外观与功能，需及时诊治以改善预后。

一、病因

1. 耳部感染

急慢性化脓性中耳炎、中耳胆脂瘤等耳部感染性疾病，炎症长期侵袭面神经，致使神经纤维受损，引发面瘫。炎症产物释放毒素，破坏神经髓鞘，影响神经传导功能，如中耳胆脂瘤对面神经的侵蚀较为常见。

2. 耳部手术创伤

耳部手术如乳突根治术、鼓室成形术等，术中因解剖结构复杂、操作难度大，可能意外损伤面神经，导致面瘫。手术器械的直接触碰、牵拉，以及对面神经血供的影响，均是潜在致病因素。

3. 耳部肿瘤

听神经瘤、中耳癌等耳部肿瘤，随着肿瘤生长，压迫或侵犯面神经，造成神经功能障碍，进而引发面瘫。肿瘤的占位效应破坏神经正常结构，影响神经信号传递，导致面部表情肌运动异常。

二、流行病学

1. 发病率

耳源性面瘫在面瘫病因构成中占一定比例，确切发病率因地域、统计范围不同而有差异。总体而言，在耳部疾病患者群体中，发病率为 1% ～ 5%，常随耳部疾病的流行趋势波动，中耳炎高发地区该病相对多见。

2. 人群分布

从年龄看，各年龄段均可发病，但儿童和老年人相对易感。儿童因耳部解剖生理特点易患中耳炎，老年人体质弱、耳部疾病迁延不愈，增加发病风险。性别上无明显差异，主要取决于个体耳部状况。

3. 疾病关联

与多种耳部疾病紧密相关，如慢性化脓性中耳炎患者中，3% ～ 10% 可能并发耳源性面瘫。中耳胆脂瘤、耳部肿瘤患者，随着病情进展，面瘫发生概率也会显著上升。

三、临床表现

1. 面部表情肌功能异常

患侧额纹变浅或消失，无法正常皱眉，闭眼时眼睑闭合不全，出现贝尔征，即闭眼时眼球向上外方转动，露出白色巩膜。鼻唇沟变浅，口角下垂并向健侧歪斜，鼓腮、吹口哨时患侧漏气，无法完成正常面部表情动作。

2. 耳部症状

耳部原发病症状，如急慢性化脓性中耳炎患者，耳部有疼痛、流脓等表现；中耳胆脂瘤患者，可能出现听力下降、耳鸣，耳道内可见豆腐渣样分泌物；耳部肿瘤患者，耳部可触及肿块，有闷胀感等。

3. 其他症状

部分患者会出现舌前 2/3 味觉减退或消失，因面神经分支管理舌前味觉。还可能伴有听觉过敏，是由于面神经受损影响镫骨肌功能，使其对镫骨的牵拉作用减弱，声音传导增强所致。少数患者有外耳道、鼓膜疱疹，提示为病毒感染引起的亨特综合征。

四、辅助检查

1. 血常规检查

通过检测白细胞计数及分类，判断有无感染。若白细胞总数及中性粒细胞比例升高，常提示细菌感染，这对由中耳炎等感染性疾病引发的耳源性面瘫诊断有辅助意义。

2. 耳部影像学检查

CT 检查可清晰显示中耳、乳突的骨质结构，判断有无骨质破坏、胆脂瘤形成，有助于确定中耳炎、中耳胆脂瘤等耳部原发病。MRI 检查能更好地观察面神经走行、形态，发现面神经周围的肿瘤等病变，明确面瘫病因。

3. 电生理检查

面神经电图可定量评估面神经变性的程度，为判断预后提供依据。肌电图检测面部肌肉的电活动，有助于了解面神经损伤部位及程度，区分神经损伤类型是轴索损伤还是神经断裂等。

4. 病毒学检查

对于怀疑病毒感染引发的面瘫，如亨特综合征，检测血清中的疱疹病毒抗体，若抗体滴度升高，可支持病毒感染的诊断，指导后续治疗方案选择。

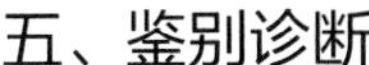

五、鉴别诊断

1. 面神经麻痹（贝尔麻痹）

面神经麻痹是茎乳孔内面神经非特异性炎症所致的周围性面神经麻痹，常急性起病。与耳源性面瘫不同，它无耳部原发病灶，发病前可能有面部受凉、病毒感染等前驱症状。除面瘫表现外，一般无耳部疼痛、流脓等症状，耳部影像学检查无异常，借此可与耳源性面瘫鉴别。

2. 中枢性面瘫

由脑血管疾病、脑肿瘤等中枢神经系统病变引起。其特点是仅出现病灶对侧下部面肌瘫痪，即鼻唇沟变浅、口角歪斜，而上部面肌（如额肌）运动基本正常，额纹存在。且伴有肢体偏瘫、言语障碍等神经系统定位体征，头颅 CT 或 MRI 可发现颅内病变，可与耳源性面瘫相区分。

3. 外伤性面瘫

有明确耳部或头面部外伤史，如颞骨骨折、耳部手术损伤等。损伤后即刻或短时间内出现面瘫，通过详细询问病史及耳部、头颅影像学检查，可发现骨折线、手术创伤痕迹等，与因耳部疾病渐进性发展导致的耳源性面瘫有别。

4. 腮腺疾病所致面瘫

腮腺肿瘤、炎症等累及面神经时可引发面瘫。患者腮腺区常可触及肿块或有红肿热痛等炎症表现，腮腺超声、CT 等检查可发现腮腺病变，结合面瘫症状与腮腺相关表现，可与耳源性面瘫相鉴别。

六、治疗

1. 药物治疗

对于感染性病因，如中耳炎引发的面瘫，根据病原菌选用敏感抗生素，足量足疗程应用，控制耳部炎症，减轻对神经的侵害。若为病毒感染，给予抗病毒药物，如阿昔洛韦。同时，使用糖皮质激素，减轻面神经水肿，促进神经功能恢复，一般早期大剂量应用后逐渐减量。还可搭配神经营养药物，如甲钴胺，促进神经髓鞘修复。

2. 手术治疗

若因中耳胆脂瘤、耳部肿瘤压迫面神经导致面瘫，应及时手术清除病灶。如中耳胆脂瘤行乳突根治术，切除胆脂瘤及病变组织，解除对面神经的压迫。对于面神经损伤严重、保守治疗效果不佳者，可行面神经减压术、面神经吻合术等，改善面神经功能。

3. 康复治疗

在病情稳定后，尽早开展康复治疗。包括面部表情肌功能训练，如皱眉、闭眼、鼓腮等动作，促进肌肉功能恢复。借助物理治疗手段，如热敷、按摩、针灸等，改善面部血液循环，刺激神经肌肉兴奋性，提高面瘫康复效果，减少后遗症。

七、预后和随访

1. 预后情况

（1）早期积极治疗的影响：早期诊断并积极治疗的患者，完全恢复的可能性较大。

（2）感染引发的轻症情况：一般由感染引发且病情较轻、治疗及时的患者，大部分面部功能可恢复。

（3）严重病变导致的后果：若因中耳胆脂瘤、肿瘤等严重病变导致，面神经损伤程度重，预后相对较差，可能遗留不同程度面部畸形和功能障碍，如面部肌肉联动、眼睑闭合不全等。

2. 随访安排

（1）治疗初期：建议每周随访一次，密切观察耳部症状变化，如中耳炎患者耳部流脓量是否减少、炎症有无控制。同时，评估面瘫恢复情况，查看面部表情肌运动改善程度。

（2）治疗进展期：根据恢复进展，可延长至每 2 ～ 4 周随访。

（3）稳定期：稳定期可每 1 ～ 3 个月随访一次，长期跟踪面神经功能恢复状况，及时发现并处理可能出现的并发症或后遗症。

3. 随访检查

（1）耳部专科检查：随访时进行耳部专科检查，通过耳镜查看外耳道、鼓膜炎症恢复情况。

（2）电生理检查：利用面神经电图、肌电图等电生理检查，量化面神经功能恢复程度，判断神经传导速度及肌肉电活动是否改善。

（3）面部表情肌功能评估：评估面部表情肌功能，如能否完成正常皱眉、闭眼、鼓腮等动作，以此调整治疗方案，促进患者更好康复。

八、预防

1. 积极治疗耳部疾病

（1）中耳炎治疗：中耳炎患者务必严格按照医嘱，足量且足疗程地使用抗生素。例如，明确为细菌感染的中耳炎，可选用阿莫西林等敏感抗生素，通过规范用药有效控制炎症，防止炎症进一步蔓延而累及面神经。

（2）中耳胆脂瘤处理：一旦确诊为中耳胆脂瘤，应尽早安排手术。手术目的在于彻底清除胆脂瘤病灶，因为胆脂瘤不断生长会对面神经产生压迫或侵蚀，尽早手术可避免面神经受损，降低耳源性面瘫的发生风险。

2. 养成良好耳部卫生习惯

（1）日常耳部清洁：保持耳部清洁是预防耳部疾病的基础。日常用干净、柔软的毛巾轻轻擦拭外耳即可，切不可频繁掏耳。频繁掏耳极易损伤耳道黏膜，破坏耳道的天然屏障，为细菌、病毒等病原体入侵创造条件，从而引发感染，增加面瘫风险。

（2）防水措施：在游泳、洗澡这类易接触水的活动中，要注意做好耳部防水。可佩戴专业耳塞，有效阻挡污水进入耳道。污水中含有大量病菌，进入耳道后易引发感染，而耳部感染若未得到及时控制，就可能诱发面瘫。

3. 耳部安全防护

（1）医疗操作选择：进行耳部手术、外耳道冲洗等耳部相关医疗操作时，务必选择专业的医疗机构，并由经验丰富的医生执行。专业医生熟悉耳部复杂解剖结构，操作规范，能最大程度减少对面神经的意外损伤。例如在耳部手术中，经验丰富的医生可精准避开面神经，降低手术风险。

（2）日常防护：在日常生活中，要时刻注意保护耳部。运动、工作等活动场景下，避免头部及耳部遭受外力撞击。外力撞击可能导致耳部骨折、组织损伤，进而损伤面神经，引发耳源性面瘫。

第三节　耳源性迷路炎

耳源性迷路炎是化脓性中耳乳突炎、中耳胆脂瘤或其他耳部感染所并发的内耳迷路的炎性病变，可为非化脓性，也可表现为化脓性炎症。

一、病因

根据病变范围及病理变化，耳源性迷路炎可分为局限性迷路炎、浆液性迷路炎及化脓性迷路炎三个主要类型。

1. 局限性迷路炎

局限性迷路炎多见于中耳胆脂瘤，因腐蚀局部迷路骨壁而形成瘘管；也可见于骨疡型中耳炎，由于肉芽侵蚀，骨质脱钙变为疏松骨质而形成瘘管。

2. 浆液性迷路炎

浆液性迷路炎常为局限性迷路炎病理基础上的病变继续发展。迷路瘘管仅限于迷路骨质而不累及骨内膜，与外淋巴间隙不直接相通。瘘管已穿破骨内膜而达外淋巴间隙，但膜迷路尚无感染性炎症发生，仅为中耳细菌或病毒感染产生的毒素经瘘管或者窗膜进入内耳，激发内耳膜迷路产生浆液性迷路炎。

3. 化脓性迷路炎

化脓性迷路炎是细菌侵入内耳膜迷路所致的弥漫性化脓性迷路炎症，多从浆液性迷路炎发展而来，亦可继发于急性化脓性中耳炎及流行性脑膜炎。

二、流行病学

1. 发病率

耳源性迷路炎确切发病率因缺乏大规模、精准流行病学调查，难以精确统计。在耳部疾病患者群体中，其发病率相对稳定但占比不高。发病率常随中耳炎等耳部感染性疾病的流行态势波动。例如，在中耳炎高发地区或时段，耳源性迷路炎发病例数也会相应增加。

2. 人群分布

（1）从年龄来看，儿童与老年人发病率相对较高。儿童耳部解剖结构特点使其易患中耳炎，炎症蔓延易引发迷路炎。

（2）老年人免疫力下降，耳部疾病迁延不愈，增加了发病风险。

（3）性别上无显著差异，主要取决于个体耳部疾病状况。如慢性化脓性中耳乳突炎患者，无论男女，病情控制不佳者都有发展为耳源性迷路炎的可能。

3. 地域因素

（1）在经济欠发达、医疗卫生条件差的地区，耳源性迷路炎发病率相对较高。这些地区耳部感染性疾病诊治不及时、不规范，炎症易持续进展侵犯迷路。

（2）在医疗资源丰富、民众健康意识强的地区，发病率相对较低。这得益于耳部疾病能得到早期有效干预，减少了并发症发生。

4. 季节特点

冬春季节发病率稍高。此季节气温变化大，呼吸道感染高发。呼吸道感染常通过咽鼓管蔓延至中耳，引发中耳炎，进而波及迷路。寒冷干燥气候可致耳部黏膜血管收缩，局部抵抗力降低，利于细菌感染扩散，故本病在冬春季节较多。

三、临床表现

1. 局限性迷路炎

（1）症状：发作性眩晕，偶伴恶心、呕吐，多在慢性化脓性中耳炎急性发作，或快速转身、耳部清洁、滴药、压迫耳屏、擤鼻时发作，持续数分钟至数小时。患耳听力下降。

（2）体征：可查及快相向患侧的自发性眼震。龙贝格征可呈阳性，多向健侧倾倒。患耳听力多为传导性聋，亦可为混合性聋。接管试验多为阳性，但需注意，接管试验阴性者不能完全排除迷路瘘管的存在。前庭功能检查示正常或亢进，亦有为减退者。

2. 浆液性迷路炎

（1）症状：主要表现为眩晕，眼震，恶心，呕吐，听力明显减退，可伴有耳深部疼痛。

（2）体征：可查及自发性水平或水平 - 旋转性眼震。前庭功能检查早期表现为亢进，晚期则呈现减退。听力减退呈感音性聋，瘘管试验可呈阳性。

3. 化脓性迷路炎

（1）症状：其表现与浆液性迷路炎相同，但程度更重。眩晕严重，阵发性恶心，剧烈呕吐。患耳聋甚或全聋，可有耳鸣，甚至出现头痛。

（2）体征：患者闭目卧向健侧，不能行动，自发性眼震快相向健侧。患耳全聋，瘘管试验阴性。体温正常或低热。一旦出现发热，自发性眼震快相从健侧转向患侧时，应注意有无颅内并发症发生的可能。

四、辅助检查

1. 听力检查

（1）纯音测听：通过测定不同频率的听阈，评估听力损失程度与类型。耳源性迷路炎患者多表现为感音神经性听力下降，纯音测听结果可显示气导、骨导听阈均升高，且气骨导差缩小，能直观反映内耳听觉功能受损情况。

（2）声导抗测试：检测中耳传音系统功能，评估鼓室压力、声顺值等。若中耳存在炎症累及迷路，可出现鼓室图异常，如 B 型或 C 型鼓室图，提示中耳积液或咽鼓管功能障碍，对判断病情有辅助作用。

2. 前庭功能检查

（1）眼震电图：记录眼球震颤情况，判断前庭功能状态。耳源性迷路炎发作时，可出现水平性或水平旋转性眼震，根据眼震方向、频率等参数，辅助定位病变部位，了解前庭受损程度。

（2）冷热试验：利用冷热刺激外耳道，观察前庭眼反射，评估半规管功能。正常情况下，冷热刺激可引发眼震，而迷路炎患者可能出现反应减弱或消失，对诊断及病情评估有重要价值。

3. 影像学检查

（1）颞骨 CT：清晰显示中耳、内耳的骨质结构，观察有无骨质破坏、炎症渗出等。可发现中耳炎导致的乳突气房模糊、鼓室积液，以及迷路骨质破坏情况，有助于明确病因及病变范围。

（2）内耳 MRI：能更好地显示内耳软组织，如内淋巴积水、迷路炎症等。可以帮助判断内耳细微病变，特别是炎症累及范围及程度，提供更详细信息，辅助诊断与制订治疗方案。

4. 炎症指标检测

（1）血常规：检测白细胞计数、中性粒细胞比例等。若白细胞总数及中性粒细胞比例升高，提示存在细菌感染，结合耳部症状，支持耳源性迷路炎由感染引起的诊断。

（2）C 反应蛋白：炎症急性期，C 反应蛋白水平迅速升高，可作为判断炎症活动程度的指标。C 反应蛋白升高幅度越大，提示炎症越严重，对评估病情进展及治疗效果有参考意义。

五、鉴别诊断

1. 诊断要点

（1）局限性迷路炎：中耳胆脂瘤或骨疡型慢性化脓性中耳炎患者，有发作性眩晕，查见自发性眼震，瘘管试验阳性。

（2）浆液性迷路类：化脓性中耳炎或中耳胆脂瘤患者病程中出现明显的迷路症状，但患侧前庭功能和听功能未全部丧失，可表现为瘘管试验阳性。

（3）化脓性迷路炎：化脓性中耳炎或中耳胆脂瘤患者，出现严重的前庭功能失衡症状，患侧耳全聋，前庭反应引不出，瘘管试验阴性。

2. 鉴别诊断

主要应与梅尼埃病、前庭神经元炎等疾病相鉴别。化脓性中耳炎及中耳胆脂瘤的病史及临床表现为重要鉴别依据。

六、治疗

1. 药物治疗

（1）抗生素应用：针对感染性病因，依据细菌培养及药敏试验结果，选用敏感抗生素。如常见的革兰氏阳性菌感染，可选用青霉素类或头孢菌素类抗生素，足量足疗程静脉滴注，以有效控制耳部及迷路炎症，防止炎症扩散。

（2）糖皮质激素使用：早期应用糖皮质激素，如地塞米松，可减轻内耳水肿，缓解局部炎症反应，降低对内耳感受器及神经纤维的损害，改善听力及前庭功能。一般采用口服或静脉给药，根据病情逐渐减量。

（3）对症治疗药物：对于眩晕症状，给予抗眩晕药物，如甲磺酸倍他司汀，改善内耳循环，减轻头晕、恶心等不适。伴有耳鸣者，可使用营养神经的药物，如甲钴胺，促进神经功能恢复。

2. 手术治疗

（1）中耳病变处理：若耳源性迷路炎由中耳胆脂瘤、慢性化脓性中耳乳突炎等中耳病变引发，应及时行中耳手术，如乳突根治术、鼓室成形术等。手术目的是清除中耳病灶，包括胆脂瘤组织、炎性肉芽等，防止炎症继续侵犯迷路。

（2）迷路开窗减压术：对于内耳压力增高、病情严重的患者，可考虑行迷路开窗减压术。通过在迷路骨质上开窗，缓解内耳压力，减轻对内耳结构的压迫，促进炎症消退，改善听力及前庭功能。

3. 康复治疗

（1）前庭康复训练：在病情稳定后，尽早开展前庭康复训练。包括平衡训练、眼球运动训练等，通过反复练习，促进前庭中枢的代偿功能，减轻头晕、平衡失调等症状，提高患者生活质量。

（2）听力康复：对于听力受损严重的患者，可根据听力损失程度，选择佩戴助听器或植入人工耳蜗等听力康复手段，帮助患者恢复部分听力，改善交流能力。

七、预后和随访

1. 预后情况

（1）整体恢复趋势：多数耳源性迷路炎患者经及时且规范治疗，症状可得到有效缓解。炎症控制良好者，内耳功能有望逐渐恢复，眩晕、耳鸣等不适减轻，听力损失也可能有所改善。但部分患者因延误治疗或病情严重，可能遗留永久性听力下降、平衡功能障碍等后遗症。

（2）影响预后因素：治疗时机至关重要，早期诊断并干预，预后更佳。患者年龄、基础健康状况也有影响，年轻且体质好的患者恢复能力相对较强。此外，引发迷路炎的病因，如中耳胆脂瘤导致的病情，往往比单纯中耳炎引发的预后差，因其对耳部结构破坏更严重。

2. 随访安排

（1）初期随访：治疗后的 1 ～ 2 周内进行首次随访。此阶段重点观察患者症状改善情况，如眩晕是否减轻、耳鸣有无缓解，同时检查耳部炎症体征，查看外耳道、鼓膜炎症恢复状态。

（2）中期随访：之后每隔 1 ～ 2 个月随访一次，持续 3 ～ 6 个月。通过听力测试、前庭功能检查等，动态监测内耳功能恢复进程，评估治疗效果，及时调整治疗方案。

（3）长期随访：病情稳定后，每半年至一年随访一次。长期跟踪患者听力、平衡功能等，及时发现并处理可能出现的远期并发症，如迟发性听力下降、慢性前庭功能紊乱等。

3. 随访检查项目

（1）耳部专科检查：每次随访均需进行耳镜检查，观察外耳道有无分泌物、鼓膜是否

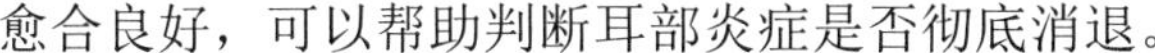

愈合良好，可以帮助判断耳部炎症是否彻底消退。

（2）听力评估：采用纯音测听、声导抗测试等方法，量化听力变化，了解听力恢复情况或监测听力是否进一步下降。

（3）前庭功能检查：运用眼震电图、冷热试验等，评估前庭功能恢复程度，判断平衡功能是否改善，为康复训练提供指导依据。

八、预防

1. 积极防治耳部疾病

（1）中耳炎治疗：中耳炎是引发耳源性迷路炎的常见病因。一旦确诊，应严格遵医嘱足量、足疗程使用敏感抗生素，如针对化脓性中耳炎，可选用头孢类抗生素控制炎症，防止炎症蔓延至内耳。若为慢性中耳炎，定期复诊，必要时采取手术干预，彻底清除病灶，降低炎症波及迷路的风险。

（2）中耳胆脂瘤处理：中耳胆脂瘤具有侵蚀性，确诊后应尽早手术切除。手术过程中，医生应精准操作，彻底清除胆脂瘤组织，避免其侵犯内耳结构，从而有效预防耳源性迷路炎。

2. 注重耳部卫生与防护

（1）日常清洁：保持耳部清洁，避免频繁掏耳，以防损伤耳道黏膜，破坏耳部天然防御屏障，降低细菌、病毒入侵风险。日常仅需用干净的毛巾轻轻擦拭外耳即可。

（2）防水措施：游泳、洗澡时，佩戴合适的耳塞，防止污水入耳。污水中的病原体易引发耳部感染，感染若未得到及时控制，可能进一步发展为耳源性迷路炎。

3. 减少医源性损伤

（1）医疗操作规范：在进行耳部手术、外耳道冲洗等医疗操作时，务必选择专业医疗机构和医生。专业医生熟悉耳部解剖结构，操作规范，能最大程度减少因操作不当对耳部造成的损伤，降低医源性感染引发耳源性迷路炎的概率。

（2）术后护理：耳部手术后，患者应严格遵循医嘱进行护理，保持耳部清洁干燥，按时服用抗感染药物，定期复查，及时发现并处理可能出现的术后感染等问题，预防感染累及迷路。

第四节　乙状窦血栓性静脉炎

乙状窦血栓性静脉炎常由中耳乳突化脓性病变及中耳胆脂瘤引起，是伴有血栓形成的乙状窦静脉炎，以右侧患病为多见。

一、病因

1. 耳部感染

慢性化脓性中耳炎、中耳胆脂瘤等耳部疾病，炎症持续侵犯乙状窦骨壁。炎症产物损伤窦壁内膜，暴露内皮下胶原纤维，激活内源性凝血途径，促使血小板聚集，启动凝血机制形成血栓。

2. 外伤

耳部或头部受外力撞击、穿刺伤等，累及乙状窦，破坏血管壁完整性，损伤血管内膜。受损的内皮细胞释放组织因子，激活外源性凝血途径，血小板黏附聚集，引发凝血反应形成血栓。

3. 医源性因素

耳部手术（如乳突根治术、中耳手术）操作不当，手术器械触碰、牵拉乙状窦，或止血不完善，导致乙状窦内膜损伤。内膜受损触发凝血瀑布反应，血小板迅速黏附聚集，纤维蛋白原转化为纤维蛋白形成血栓。

4. 全身性因素

血液处于高凝状态，如恶性肿瘤细胞释放促凝物质、长期抗凝药骤停、严重脱水致血液浓缩等，易促使乙状窦血栓形成。免疫功能低下者，耳部感染后炎症易蔓延至乙状窦引发血栓性静脉炎。

二、流行病学

乙状窦血栓性静脉炎确切发病率因缺乏大规模精准流行病学调查而难以精确统计。在耳部疾病患者群体中，其发病率相对较低，但常与中耳炎等耳部感染性疾病流行态势相关。各年龄段均可发病，但儿童和老年人相对更为易感。性别差异不显著。在经济欠发达、医疗卫生条件较差地区，发病率相对较高。

三、临床表现

1. 症状

乙状窦血栓性静脉炎多呈现脓毒血症临床特征，表现为畏寒、寒战，继而发热呼吸急促，伴头痛、恶心、全身不适。数小时后大量出汗，体温降至正常或正常以下，一般情况好转。上述症状周期性发作，或出现患侧耳后疼痛。血栓向颈静脉孔扩展，可累及后组脑神经（Ⅸ、Ⅹ、Ⅺ），出现吞咽困难、声嘶、呛咳、心动过缓等症状。

2. 体征

高热，体温可达40℃以上，脉数。可有进行性贫血。感染波及乳突血管，可见乳突区水肿、压痛。乙状窦内血栓阻碍静脉回流，有时可出现颅内压升高，表现为神志淡漠，嗜睡，头痛，恶心，呕吐，颈项强直，视盘水肿，视网膜静脉扩张等。颈交感干受累则出现霍纳征。

四、辅助检查

（1）血常规：白细胞总数增高，中性粒细胞比例升高。

（2）血培养：寒战时抽血培养，可培养出致病菌。

（3）脑脊液检查：生化指标正常。脑脊液压力则视栓塞程度不同而可显示升高或正常。

（4）影像学检查：X线检查、CT检查可显示乙状窦骨板有破坏缺损，或见患侧有胆脂瘤等影像改变，出现骨质破坏表现。

五、鉴别诊断

1. 诊断要点

有化脓性中耳乳突炎病史，表现毒血症症状，具有周期性发作特点；颈内静脉可以扪及条索状改变；眼底视盘水肿；腰穿可见脑脊液压力升高，但白细胞计数及生化检验正常；外周血白细胞计数增高；乳突 X 线、CT 和 MRI 检查及数字减影血管造影，可显示有相关病变表现。

2. 鉴别诊断

本病应与疟疾、伤寒、肺炎，以及可能合并的脑脓肿等其他颅内并发症相鉴别。通过血液涂片查找疟原虫，或肥达反应等实验室检查、影像学检查等可予鉴别。

六、治疗

1. 抗感染治疗

根据病原菌培养及药敏试验结果，选用敏感抗生素，足量足疗程静脉滴注。如常见的金黄色葡萄球菌感染，可选用苯唑西林、万古霉素等；若为革兰氏阴性杆菌感染，可采用头孢他啶、左氧氟沙星等。抗生素治疗一般持续 2 ～ 4 周，以彻底清除感染灶，控制炎症蔓延。

2. 手术治疗

（1）乳突手术：对于由中耳乳突炎引发的乙状窦血栓性静脉炎，应尽早行乳突根治术。手术目的是清除中耳、乳突的病变组织，包括胆脂瘤、炎性肉芽等，开放乙状窦周围骨质，暴露血栓部位，促进炎症引流。

（2）血栓处理：若血栓形成范围广、有脱落风险，或抗感染治疗效果不佳时，可考虑行乙状窦血栓清除术。术中小心剥离血栓，同时注意保护周围血管及神经组织，防止出血及其他并发症。

（3）抗凝治疗：在感染得到有效控制后，对于无抗凝禁忌证的患者，可给予抗凝药物，如低分子肝素皮下注射，或口服华法林。抗凝治疗能抑制血栓进一步扩展，促进血栓溶解，改善静脉回流。治疗过程中需密切监测凝血功能，调整药物剂量。

（4）对症及支持治疗：患者发热时，给予退热药物，如对乙酰氨基酚、布洛芬等。补充足够的水分及营养物质，维持水电解质平衡。对于头痛、头晕等症状，给予适当的镇痛、止晕药物，如双氯芬酸钠、甲磺酸倍他司汀等，以缓解患者不适，促进身体恢复。

七、预后和随访

1. 预后情况

（1）整体恢复趋势：多数乙状窦血栓性静脉炎患者，若能早期诊断并及时接受规范治疗，如合理使用抗生素控制感染、适时进行手术清除病灶与处理血栓，预后相对较好。炎症消退、血栓溶解或稳定后，患者症状可逐渐缓解，身体功能有望恢复。但部分病情严重、延误治疗的患者，可能遗留永久性神经功能损伤，如听力下降、面瘫等，甚至因血栓脱落引发肺栓塞等危及生命的并发症。

（2）影响预后因素：治疗时机至关重要，早期干预可显著改善预后。患者年龄、基础健康状况也有影响，年轻且体质好的患者恢复能力相对较强。此外，引发血栓性静脉炎的基础病因，如中耳胆脂瘤较单纯中耳炎导致的病情，往往对耳部及周围组织破坏更严重，预后更差。

2. 随访安排

（1）初期随访：治疗后的 1 ～ 2 周内进行首次随访。此阶段主要观察患者症状改善情况，如发热是否消退、头痛有无减轻，同时检查耳部伤口愈合情况，查看外耳道有无分泌物、乳突术腔恢复状态。

（2）中期随访：每隔 1 ～ 2 个月随访一次，持续 3 ～ 6 个月。通过血液检查监测炎症指标，如血常规、C 反应蛋白等，评估感染控制情况；采用影像学检查，如 CT、MRI 等，观察乙状窦内血栓变化、耳部及周围组织炎症吸收情况。

（3）长期随访：病情稳定后，每半年至一年随访一次。长期跟踪患者听力、平衡功能等，及时发现并处理可能出现的远期并发症，如迟发性颅内感染、慢性静脉功能不全等。

3. 随访检查项目

（1）耳部专科检查：每次随访均需进行耳镜检查，观察外耳道有无狭窄、鼓膜是否完整，判断耳部炎症是否彻底消退。还可进行听力测试，如纯音测听、声导抗测试，评估听力恢复情况或监测听力是否进一步下降。

（2）血液检查：定期复查血常规，观察白细胞计数、中性粒细胞比例等炎症指标；检测凝血功能，如凝血酶原时间、国际标准化比值等，尤其是正在接受抗凝治疗的患者，需根据检查结果调整抗凝药物剂量，确保治疗安全有效。

（3）影像学检查：适时进行颞骨 CT 或 MRI 检查，可清晰显示乙状窦内血栓是否溶解、机化，以及中耳、乳突区病变是否复发，为后续治疗提供依据。必要时，可行磁共振静脉成像或数字减影血管造影，可以更直观地观察乙状窦及周围静脉血管的血流情况。

八、预防

1. 积极防治耳部疾病

（1）中耳炎治疗：对于中耳炎患者，一旦确诊，应依据病原菌类型，严格遵医嘱足量、足疗程使用敏感抗生素。

（2）中耳胆脂瘤处理：中耳胆脂瘤具有侵蚀性，确诊后需尽早安排手术切除。手术过程中，医生应精准操作，彻底清除胆脂瘤组织，避免其破坏乙状窦骨壁，可以有效预防乙状窦血栓性静脉炎。

2. 注重耳部卫生与防护

（1）日常清洁：保持耳部清洁，避免频繁掏耳，以防损伤耳道黏膜，破坏耳部天然防御屏障，降低细菌、病毒等病原体入侵风险。日常仅需用干净的毛巾轻轻擦拭外耳即可。

（2）防水措施：游泳、洗澡等易接触水的活动时，佩戴合适的耳塞，防止污水入耳。

3. 规范医疗操作

（1）耳部手术操作：在进行耳部手术，如乳突根治术、中耳手术等时，应选择规范专

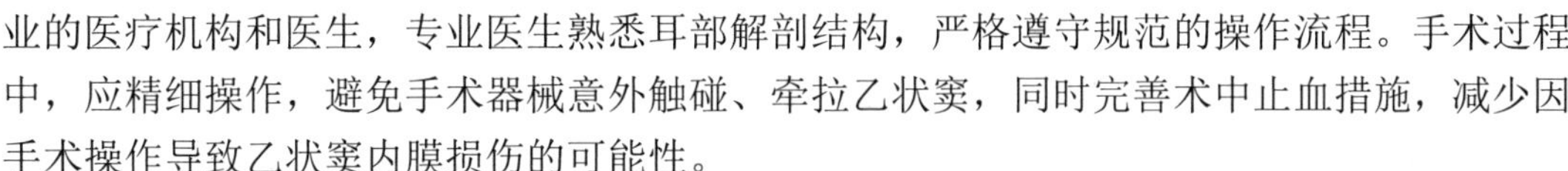

业的医疗机构和医生，专业医生熟悉耳部解剖结构，严格遵守规范的操作流程。手术过程中，应精细操作，避免手术器械意外触碰、牵拉乙状窦，同时完善术中止血措施，减少因手术操作导致乙状窦内膜损伤的可能性。

（2）术后护理：耳部手术后，患者需严格遵循医嘱进行护理。保持耳部清洁干燥，按时服用抗感染药物，定期复查。密切观察耳部伤口愈合情况，若出现发热、耳部疼痛加剧、分泌物异常等症状，及时就医，以便早期发现并处理可能出现的术后感染，预防感染累及乙状窦。

第五节　耳源性脑膜炎

耳源性脑膜炎是指急性或慢性化脓性中耳乳突炎所并发的软脑膜和蛛网膜的急性化脓性炎症，为常见的耳源性颅内并发症之一。

一、病因

1. 致病菌

流感嗜血杆菌最常见，肺炎球菌、假单胞菌、葡萄球菌等多种病菌也可引发该病症。

2. 感染途径

在急、慢性化脓性中耳乳突炎及中耳胆脂瘤的病程中，感染存在两条主要的颅内侵袭路径。

（1）通过先天性未闭合的骨缝，如岩鳞裂，或者因病变破坏形成的缺损骨壁，直接侵入颅内。

（2）经由血栓性静脉炎这一中间环节，进而继发耳源性脑膜炎。

3. 并发症继发感染

急、慢性化脓性中耳乳突炎及中耳胆脂瘤所继发的一系列颅内外并发症，像化脓性迷路炎、岩锥炎、硬脑膜外脓肿、乙状窦血栓性静脉炎、脑脓肿等，均有进一步发展并继发化脓性脑膜炎的可能。

二、流行病学

耳源性脑膜炎确切发病率难以精准统计，因耳部疾病诊疗数据统计存在局限性。在耳部感染性疾病患者群体中，其发病率相对较低。各年龄段均可发病，但儿童和老年人相对更为易感。性别差异不显著。在经济欠发达、医疗卫生条件较差地区，发病率相对较高。

三、临床表现

1. 症状

临床表现与流行性脑脊髓膜炎相似，以高热、持续性头痛和呕吐为主症。体温可高达39～40℃，伴脉搏频数。头痛初为患侧痛，稍晚则可变为程度剧烈的弥漫性全头痛，后枕部更甚，声、光刺激可使头痛加剧，腰穿后头痛可暂时减轻。呕吐呈与饮食无关的喷射状。

小儿患者可发生惊厥。患者可有神经、精神症状，表现为烦躁不安，易激动，全身感

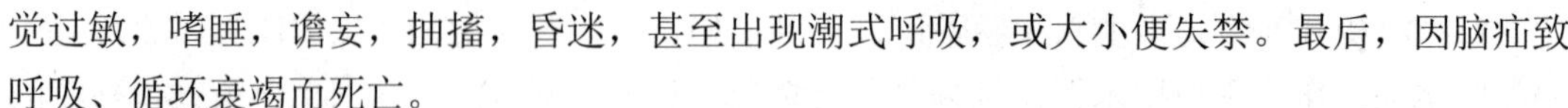

觉过敏，嗜睡，谵妄，抽搐，昏迷，甚至出现潮式呼吸，或大小便失禁。最后，因脑疝致呼吸、循环衰竭而死亡。

2. 体征

颈项强直，甚至角弓反张，检查示颈部有抵抗力。克尼格征及巴宾斯基征阳性。累及锥体束则出现锥体束征，如腹壁等浅反射减弱，膝等深反射亢进，并出现病理反射征。视神经盘充血水肿。可出现脑神经麻痹征。局部检查见鼓膜充血、穿孔，可能有脓液引流不畅，或外耳道有肉芽、息肉堵塞。

四、辅助检查

1. 实验室检查

（1）脑脊液检查：通过腰椎穿刺获取脑脊液。脑脊液外观多混浊或呈脓性，压力升高，白细胞计数显著增多，以中性粒细胞为主。蛋白含量升高，糖和氯化物含量降低，这些指标变化对诊断有重要意义。同时进行脑脊液细菌培养及药敏试验，可明确致病菌，指导抗生素使用。

（2）血常规：白细胞总数及中性粒细胞比例明显升高，提示存在细菌感染，结合耳部症状及其他检查，支持耳源性脑膜炎诊断。

2. 影像学检查

（1）颞骨 CT：清晰显示中耳、内耳及乳突的骨质结构，观察有无骨质破坏、炎症渗出等。可发现中耳炎导致的乳突气房模糊、鼓室积液，以及骨质破坏情况，判断耳部病变是否蔓延至颅内，对明确病因及病变范围有重要价值。

（2）颅脑 MRI：能更好地显示脑部软组织病变，如脑膜强化、脑实质炎症、脓肿形成等。对发现早期脑膜炎病变及评估病情严重程度，提供更详细信息，辅助诊断与制订治疗方案。

3. 其他检查

（1）听力检查：纯音测听、声导抗测试等，评估患者听力损失情况。耳源性脑膜炎常累及听神经，导致不同程度听力下降，听力检查有助于了解病情及判断预后。

（2）前庭功能检查：采用眼震电图、冷热试验等，评估前庭功能。部分患者因炎症波及内耳前庭，出现前庭功能障碍，通过检查可辅助判断病变范围及程度。

五、鉴别诊断

1. 诊断要点

急性化脓性中耳乳突炎病程中，慢性化脓性中耳乳突炎急性发作或中耳胆脂瘤感染扩散时，外耳道耳流脓突然停止或明显减少，或见鼓膜灯塔征；骨性外耳道后上壁下塌，鼓膜松弛部穿孔或紧张部边缘性穿孔，鼓室内有肉芽、息肉或胆脂瘤状物；出现化脓性脑膜炎症状和体征，脑脊液细菌培养有致病菌生长。根据这些特点，诊断不难。

2. 鉴别诊断

主要应与流行性脑膜炎、结核性脑膜炎相鉴别。

（1）流行性脑膜炎：流行季节，有流行病史，皮肤、黏膜瘀斑及出血点等特点，有助于诊断。耳源性脑膜炎与流行性脑膜炎的脑脊液常规及生化检查结果一般差异不大，但流行性脑膜炎的脑脊液细菌培养为脑膜炎双球菌。

（2）结核性脑膜炎：病情进展较缓慢，可伴有其他组织和器官的结核病灶，脑脊液检查时，其细胞成分以淋巴细胞为主。

六、治疗

1. 抗感染

（1）药物选择：依脑脊液细菌培养及药敏结果，选择可透过血 - 脑屏障的敏感抗生素。肺炎链球菌感染用头孢曲松、头孢噻肟等；流感嗜血杆菌感染用氨苄西林 - 舒巴坦或头孢呋辛。细菌培养结果及药敏结果未出时，用头孢曲松联合万古霉素广谱抗菌。

（2）疗程：抗生素治疗应足量足疗程，持续 2 ～ 3 周或更久，至脑脊液指标与临床症状正常，彻底除菌防复发。

2. 降颅内压

（1）药物：用甘露醇等高渗脱水剂，每 4 ～ 8 小时静脉快滴，配合呋塞米，同时监测电解质与肾功能。

（2）辅助：抬高床头 15 助～ 30 助，让患者安静，避免咳嗽、用力排便等升高颅内压的行为。

3. 积极治疗耳部原发病

（1）手术：病情稳定后，对中耳胆脂瘤、慢性化脓性中耳炎等引发的耳源性脑膜炎，尽早行乳突根治术、鼓室成形术，清除中耳病灶。

（2）护理：术后关注耳部伤口，保持清洁干燥，按时换药防感染，帮助耳部功能恢复。

4. 对症支持

（1）降温：高热时，物理（冰袋冷敷、温水擦浴）与药物（对乙酰氨基酚、布洛芬）结合降温，保护神经系统。

（2）营养：保证热量、蛋白质、维生素摄入，维持水、电解质平衡，不能进食者可鼻饲或静脉补充。

（3）并发症：癫痫发作时，用苯巴比妥、丙戊酸钠等抗癫痫药控制，防止癫痫持续加重脑损伤。

七、预后和随访

1. 预后情况

（1）恢复趋势：多数耳源性脑膜炎患者，若能早期诊断并及时接受规范治疗，如合理使用抗生素控制感染、适时处理耳部原发病灶，预后相对良好。炎症消退后，患者症状逐渐缓解，神经系统功能有望恢复。但部分病情严重、延误治疗的患者，可能遗留永久性神经功能损伤，如听力下降、智力减退、癫痫发作等，甚至因病情进展引发脑疝等危及生命的并发症。

（2）影响因素：治疗时机至关重要，早期积极治疗可显著改善预后。患者年龄、基础健康状况也影响恢复，儿童和老年人因自身免疫特点，恢复能力相对较弱。此外，致病菌的种类及耐药性，如耐药菌感染往往治疗难度大，预后较差。

2. 随访安排

（1）初期随访：治疗后 1 ～ 2 周内进行首次随访，主要观察患者症状改善情况，如头痛、发热是否缓解，有无恶心、呕吐等，同时检查耳部伤口（若有耳部手术史）愈合情况，查看外耳道有无分泌物。

（2）中期随访：之后每隔 1 ～ 2 个月随访一次，持续 3 ～ 6 个月。通过血液检查监测炎症指标，如血常规、C 反应蛋白等，评估感染控制情况；进行腰椎穿刺复查脑脊液，查看细胞数、蛋白、糖、氯化物等指标是否恢复正常。

（3）长期随访：病情稳定后，每半年至一年随访一次。长期跟踪患者神经系统功能，如通过神经电生理检查评估神经传导功能，及时发现并处理可能出现的远期并发症，如脑积水、硬脑膜下积液等。

3. 随访检查项目

（1）耳部专科检查：每次随访均需进行耳镜检查，观察鼓膜状态、中耳腔有无积液或炎症残留。还可进行听力测试，如纯音测听、声导抗测试，评估听力恢复情况或监测听力是否进一步下降。

（2）血液检查：定期复查血常规，观察白细胞计数、中性粒细胞比例等炎症指标。

（3）脑脊液检查：必要时进行腰椎穿刺，复查脑脊液常规、生化及细菌培养，了解脑膜炎是否彻底治愈，有无复发迹象。

（4）影像学检查：适时进行颅脑 CT 或 MRI 检查，观察脑部有无异常信号，如脑膜硬化、脑实质病变等，为后续治疗提供依据。

八、预防

1. 积极防治耳部疾病

（1）中耳炎治疗：一旦确诊中耳炎，需依据病原菌类型，严格遵医嘱足量、足疗程使用敏感抗生素。慢性中耳炎患者应定期复诊，必要时采取手术干预，如鼓室成形术、乳突根治术，彻底清除中耳内的炎性肉芽、胆脂瘤等病灶，降低炎症侵犯脑膜的风险。

（2）中耳胆脂瘤处理：中耳胆脂瘤具有侵蚀性，确诊后需尽早安排手术切除。手术过程中，医生应精细操作，彻底清除胆脂瘤组织，避免其破坏中耳与颅内相通的骨质结构，如鼓室盖、乙状窦骨板等，从而有效预防耳源性脑膜炎。

2. 增强机体免疫力

（1）健康生活方式：保持规律作息，保证充足睡眠，每晚睡眠时长应在 7 ～ 8 小时，有助于维持机体正常免疫功能。均衡饮食，摄入富含蛋白质、维生素、矿物质等营养物质的食物，如瘦肉、鱼类、新鲜蔬菜水果等，避免挑食、偏食，增强身体抵抗力。适度进行体育锻炼，如每周进行至少 150 分钟的中等强度有氧运动，像快走、慢跑等，可促进血液循环，增强心肺功能，提高机体免疫力。

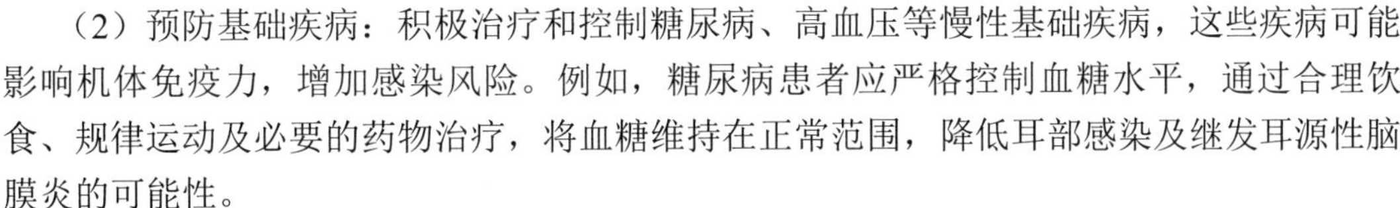

（2）预防基础疾病：积极治疗和控制糖尿病、高血压等慢性基础疾病，这些疾病可能影响机体免疫力，增加感染风险。例如，糖尿病患者应严格控制血糖水平，通过合理饮食、规律运动及必要的药物治疗，将血糖维持在正常范围，降低耳部感染及继发耳源性脑膜炎的可能性。

第六节　耳源性脑脓肿

耳源性脑脓肿是化脓性中耳乳突炎及中耳胆脂瘤并发的脑组织内局限性脓肿形成，是一种严重的颅内并发症。多发生于颞叶，其次为小脑。多为单发性，亦有呈多发性者。

一、病因

（1）直接蔓延：急、慢性化脓性中耳乳突炎及中耳胆脂瘤，炎症破坏鼓室盖、乙状窦骨板等中耳与脑部间的骨质屏障，细菌侵入脑组织，聚集繁殖形成脓肿。

（2）血栓性静脉炎播散：耳部感染引发乙状窦、岩上窦等颅内静脉窦的血栓性静脉炎，细菌随菌栓经静脉系统入脑，在脑实质停留繁殖致脑脓肿，且静脉回流受阻利于细菌滋生。

（3）通过解剖通道扩散：耳部与脑部有内耳道、中耳与岩尖的先天性骨缝等潜在通道，耳部感染严重时，细菌经此侵犯脑实质引发脑脓肿。

二、流行病学

确切发病率难以精准统计，因耳部疾病诊疗数据存在地区差异与统计局限。在耳部感染性疾病患者中，其发病率相对较低。各年龄段均可发病，但儿童和老年人相对更为易感。性别差异不显著。在经济欠发达、医疗卫生条件较差地区，发病率相对较高。

三、临床表现

典型的脑脓肿病程可分为初期（起病期）、潜伏期（隐匿期）、显症期（脓肿扩大期）及终末期，相继出现脑组织感染液化、颅内压增高和局灶性脑功能障碍的症状。

1. 初期

为局限性脑膜脑炎。此期持续时间较短，常仅数日。可有耳流脓增多或流脓骤停；一侧耳痛，头痛，伴恶心，非喷射性呕吐，体温中度升高；表情淡漠，嗜睡或易冲动。儿童患者可有抽搐。局限性脑膜脑炎者，可有短暂的颈强直等脑膜刺激征。脑脊液检查示细胞数与蛋白含量轻度至中度升高。血常规示感染。因常常症状轻微，不易引起患者注意，病史往往不详。

2. 潜伏期

为局限性脑炎期。此期多无症状，脑脊液检查正常，无神经系统体征。部分患者可有全身不适，间歇性头痛，夜间低热，注意力不易集中，烦躁易激动和反应迟钝等症状。本期持续 10 日至数周不等。

3. 显症期

脑脓肿形成后，即进展至显症期。颅内压升高，出现脑组织受损害的定位症状。因脑干迷走神经中枢受压，可出现脉搏缓慢。体温可正常、升高或低于正常。患者多神情淡漠、嗜睡、表情呆板或无表情，回答问题迟缓。因颅内高压，几乎所有的脑脓肿患者都有剧烈的头痛，夜间更甚。可为患侧头痛、弥漫性全头痛、额部头痛或枕部头痛；摇动头部或突然变动体位常使头痛加重。多伴有喷射性呕吐，常无恶心，呕吐发作与饮食无关。由于脓肿的刺激，早期可出现瞳孔缩小，对光反射迟钝；至脓肿增大，颅内压增高时，则出现瞳孔散大。

眼底检查可见视神经盘充血、水肿。因脓肿及其周围的脑炎、脑水肿压迫邻近重要神经结构，可出现相应的定位症状。

4. 终末期

未经适当治疗或治疗不及时，则进入终末期。此期囊肿破裂，引起弥漫性化脓性脑膜炎或脑疝形成。表现为突然发生的高热，颈项强直，角弓反张，最后呼吸衰竭，之后进入昏迷，很快死亡。

四、辅助检查

1. 影像学检查

（1）颅脑 CT：是诊断脑脓肿的重要手段。平扫时，早期脑脓肿表现为边界不清的低密度影，周围有明显水肿带；脓肿形成期可见圆形或椭圆形低密度区，周边有等密度环状影，即脓肿壁。增强扫描后，脓肿壁呈均匀强化，中心坏死区无强化，可清晰显示脓肿大小、位置及周围脑组织情况，对手术方案制定有重要指导意义。

（2）颅脑 MRI：对软组织分辨率更高，能更准确地显示脑脓肿的早期病变。在 T1 加权像上，脓肿呈低信号，周围水肿区信号更低；T2 加权像上，脓肿呈高信号，脓肿壁呈等信号。弥散加权成像（DWI）对脓肿的诊断更具特异性，脓肿表现为明显高信号，有助于与其他脑部占位性病变鉴别。

2. 实验室检查

（1）血常规：白细胞总数及中性粒细胞比例明显升高，提示存在感染，可辅助判断病情严重程度。

（2）脑脊液检查：早期压力升高，细胞数增多，以中性粒细胞为主，蛋白含量增加，糖和氯化物降低。但在脓肿形成后，因脓肿包膜阻挡，脑脊液变化可能不典型，且腰穿有诱发脑疝风险，需谨慎操作。同时，脑脊液细菌培养及药敏试验有助于明确致病菌，指导抗生素使用。

3. 耳部专科检查

（1）耳镜检查：可观察外耳道有无分泌物、鼓膜是否穿孔及穿孔大小、位置等情况，了解中耳炎症状态。慢性化脓性中耳炎患者常可见鼓膜穿孔，鼓室内有脓性分泌物。

（2）听力检查：纯音测听、声导抗测试等可评估患者听力损失程度及类型。耳源性脑脓肿患者多伴有不同程度的传导性或混合性听力下降，听力检查结果有助于判断耳部病变对听觉系统的影响。

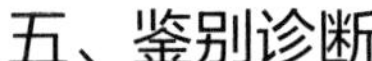

五、鉴别诊断

1. 诊断要点

对临床表现典型、定位体征明确者，诊断多不困难。但多数患者表现不典型，甚至自始至终不出现定位体征。对这类患者，应认真分析病史，反复、密切并动态观察病情变化，进行必要的特殊检查，或采取探查性手术以明确诊断，提高治疗效果。

脑部CT扫描或MRI检查可较好地显示脓肿的大小、位置、数目及脑室受压情况，为诊断、手术时机的选择提供重要的依据。

2. 鉴别诊断

耳源性脑脓肿有时需与脑积水、脑肿瘤相鉴别。

（1）脑积水：可分为交通性及梗阻性两种，以交通性脑积水多见。脑积水以颅内压增高为主要表现，全身症状较轻，无局灶性症状表现。颅脑CT检查或MRI检查可资鉴别。

（2）脑肿瘤：发展缓慢，无化脓性中耳炎病史及颅内感染症状。颅脑CT检查、MRI检查等影像学检查有助于诊断。

六、治疗

1. 抗感染

（1）积极抗感染，彻底清除病灶，通畅引流脓肿，可以达到较好的治疗效果。

（2）抗生素疗法选用毒性小、疗效好、对致病菌敏感、能透过血脑屏障的抗生素，大剂量、足疗程应用。

2. 一般治疗

主要是脱水补液，维持水及电解质平衡。有颅压升高者，应根据患者的具体情况，经常保持一定程度的脱水状态，但同时又必须兼顾补液。高钠血症可加重脑水肿，但过度脱水会导致水、电解质失衡。需根据病情，把握好主次。如脑水肿合并高热，脱水重，应快补慢脱，多补少脱，入量适当大于出量，维持一定限度的脱水状态。若有高颅压危象，出现脑疝前期表现者，尽管脱水表现明显，仍应快脱慢补。应注意肾功能状况，必要时可采用减量增次方案，维持总量即可。烦躁者，可给予巴比妥类药物，但禁用吗啡类镇静剂，以免抑制呼吸。

3. 病灶的处理

无颅内压增高危象者，应急行乳突探查术，清除耳部病灶。术中若发现鼓室鼓窦盖或乙状窦板有破坏，应扩大暴露至正常硬脑膜处。骨壁完整者，应探查颞叶及小脑处硬脑膜。若硬脑膜有充血、增厚、肉芽形成、搏动消失等改变，当疑有脑脓肿。术中应避免锤凿重击。

4. 脑脓肿的处理

（1）穿刺抽脓：一般在乳突手术清除病灶后，经乳突腔穿刺抽脓。危急者则经颅骨钻孔穿刺抽脓。已有瘘管形成者可安放引流管。

（2）开颅脑脓肿摘除术：下列情况为开颅脑脓肿摘除术指征：①非优势半球的浅表性多发性脓肿；②病情危急，诊断性穿刺抽出脓量不足以达到减压目的；③有脑疝表现；

④破入脑室的脓肿。有下列情况者，亦应考虑本术式：①不易回缩闭合的厚壁肿；②多次穿刺脓量不减少者；③排脓量渐减少，但病情不见好转者。

5. 颅内压增高危象的处理

（1）快速静脉滴注或推注脱水剂（20% 甘露醇、25% 山梨醇等）。

（2）有呼吸改变者，应保持呼吸道通畅，如给氧、人工呼吸、注射呼吸中枢兴奋剂等。

（3）脑疝的处理：颞叶钩回疝者，可经眶上穿刺侧脑室减压。于局麻后，用穿刺针在眶上缘间中点后 1cm 处穿透额骨眶板，再改用 20 号腰穿针经骨孔向上向内各 10 指骨隆上 6cm 处穿刺侧脑室放液，穿入深度为 5 ～ 10cm。小脑扁桃体疝者，可于侧卧头低位，经腰穿快速推注生理盐水 40 ～ 60mL。病情严重而上述处理无效者，可以考虑颅骨切开减压术。

（4）静脉滴注地塞米松 10 ～ 20mg，或氢化可的松 100 ～ 200mg。

七、预后和随访

1. 预后情况

（1）恢复走向：早期诊断且积极治疗的耳源性脑脓肿患者，如能及时合理使用抗生素控制感染、恰当处理脓肿（穿刺抽脓或切除脓肿），多数可实现脓肿吸收，症状缓解，神经功能逐渐恢复，预后较好。但部分病情严重、就诊延迟的患者，可能因脑脓肿压迫周围脑组织时间过长，引发不可逆的神经功能损伤，如偏瘫、失语、认知障碍等，甚至因脑疝等严重并发症危及生命。

（2）影响因素：治疗时机是关键因素，早期干预可显著改善预后。患者年龄、基础健康状况也影响恢复，儿童和老年人因身体机能特点，恢复能力相对较弱。脓肿的大小、位置及致病菌的种类和耐药性同样重要，如大脓肿、位于重要功能区的脓肿，治疗难度大，预后差；耐药菌感染会增加治疗复杂性，降低治愈率。

2. 随访安排

（1）初期随访：治疗后的 1 ～ 2 周内开展首次随访，主要查看患者一般状况，如体温是否正常、头痛有无减轻、有无恶心呕吐等症状变化。同时检查耳部伤口（若有耳部手术）愈合情况，观察外耳道有无异常分泌物。

（2）中期随访：之后每隔 1 ～ 2 个月随访一次，持续 3 ～ 6 个月。通过血液检查，如血常规、C 反应蛋白等，监测炎症指标，判断感染控制情况。进行颅脑影像学检查，如 CT 检查或 MRI 检查，观察脓肿大小、形态变化，了解吸收或缩小情况。

（3）长期随访：病情稳定后，每半年至一年随访一次。长期跟踪患者神经功能恢复情况，借助神经功能测试、认知功能评估等手段，及时察觉并处理可能出现的远期并发症，如癫痫发作、脑积水等。

3. 随访检查项目

（1）耳部专科检查：每次随访均需进行耳镜检查，查看鼓膜状态、中耳腔有无积液或炎症残留。通过听力测试，如纯音测听、声导抗测试，评估听力恢复情况，监测听力是否进一步下降。

（2）血液检查：定期复查血常规，关注白细胞计数、中性粒细胞比例等炎症指标。检测降钙素原等感染相关标志物，更精准判断感染状态。

（3）影像学检查：适时进行颅脑 CT 或 MRI 检查，清晰显示脑脓肿残留情况、周围脑组织变化，以及有无新发病灶。对于有手术史的患者，观察手术区域愈合情况。

（4）神经功能检查：根据患者症状，进行神经电生理检查，如脑电图监测有无癫痫样放电，肌电图评估肌肉神经功能；开展认知功能测试，评估患者记忆力、注意力、思维能力等，全面了解神经功能恢复状态。

八、预防

1. 积极防治耳部疾病

（1）中耳炎处理：确诊中耳炎后，需依据病原菌类型，严格遵医嘱足量、足疗程使用敏感抗生素。慢性中耳炎定期检查，必要时行鼓室成形术、乳突根治术，清除炎性肉芽、胆脂瘤病灶，降低脑部受侵风险。

（2）中耳胆脂瘤治疗：中耳胆脂瘤确诊后尽早手术切除。术中规范精细操作，彻底清除胆脂瘤，避免破坏鼓室盖、乙状窦骨板等，预防脑脓肿。

2. 注重耳部卫生与防护

（1）日常清洁：保持耳部清洁，勿频繁掏耳，以防损伤耳道黏膜，日常用干净软毛巾擦外耳即可，减少感染机会。

（2）防水措施：游泳、洗澡时戴合适耳塞，耳部潮湿易致感染，控制不佳可发展为耳源性脑脓肿，防水很关键。

3. 规范医疗操作

（1）耳部手术操作：开展乳突根治术、中耳手术等，应选择正规的医疗机构，正规医疗机构操作规范，可以减少炎症向颅内扩散的风险。

（2）术后护理：耳部术后患者按医嘱护理，保持伤口清洁干燥，按时换药，留意发热、耳痛加剧、分泌物异常等症状，及时就医，防控术后感染累及脑部。

第七章

耳源性眩晕

第一节　眩晕症

眩晕症是一种常见的症状，表现为患者感到自身或周围环境在旋转、摇晃或倾斜。眩晕可由多种原因引起，涉及中枢神经系统、内耳、眼部、颈椎和心血管系统的病变。眩晕常伴有恶心、呕吐、平衡障碍和眼球震颤等症状。

一、病因

眩晕的病因复杂多样，主要包括周围性眩晕和中枢性眩晕。

1. 周围性眩晕

周围性眩晕由内耳迷路或前庭神经病变引起，常见病因包括：

（1）良性阵发性位置性眩晕（BPPV）：耳石从椭圆囊脱落进入半规管，引起短暂的眩晕发作，常在头部快速变动时诱发。

（2）梅尼埃病：内耳淋巴积液增多，引起反复发作的眩晕、听力下降、耳鸣和耳闷感。

（3）前庭神经炎：前庭神经感染或炎症引起的急性眩晕，常伴有恶心、呕吐和平衡障碍。

（4）内耳迷路炎：内耳感染或炎症引起的眩晕和听力下降，可能伴有耳痛和耳漏。

（5）外淋巴瘘：内耳膜迷路破裂，内外淋巴混合，引起眩晕和听力下降。

2. 中枢性眩晕

中枢性眩晕由中枢神经系统病变引起，常见病因包括：

（1）脑卒中：小脑或脑干的缺血性或出血性脑卒中引起的眩晕，常伴有其他神经系统症状，如偏瘫、失语等。

（2）脑肿瘤：脑干或小脑的肿瘤压迫前庭神经核或小脑，引起持续性眩晕。

（3）偏头痛相关性眩晕：偏头痛患者在头痛发作前、发作中或发作后出现眩晕，常伴有光敏感、声音敏感和恶心。

（4）多发性硬化：中枢神经系统脱髓鞘病变，损伤前庭神经核或脑干，导致眩晕。

3. 其他病因

（1）药物不良反应：某些药物（如抗生素、镇静剂、抗癫痫药等）可引起眩晕等不良反应。

（2）低血压和贫血：血压过低或贫血引起大脑供血不足，导致眩晕。

（3）颈椎病：颈椎病变压迫椎动脉或影响颈部肌肉平衡，引起眩晕。

二、流行病学

眩晕是一种常见症状，可影响不同年龄段和性别的人群。

1. 年龄分布

（1）老年人：眩晕在老年人中更为常见，可能与前庭系统退化、脑血管病变和颈椎病等相关。

（2）成年人：成年人中眩晕的发生率较高，常见病因包括BPPV、梅尼埃病和偏头痛相关性眩晕等。

（3）儿童：儿童中眩晕较少见，眩晕可由前庭神经炎、内耳感染和偏头痛等引起。

2. 性别分布

（1）女性：某些类型的眩晕（如梅尼埃病和偏头痛相关性眩晕）在女性中更为常见。

（2）男性：男性和女性的眩晕发生率差异不大，但某些职业如建筑工人、飞行员等，男性的职业性眩晕风险较高。

3. 地域分布

（1）发达国家：由于生活节奏快，压力大，眩晕的发生率较高。但由于医疗条件较好，眩晕的诊断和治疗较为及时。

（2）发展中国家：由于医疗资源有限，眩晕的诊断和治疗可能滞后，部分患者的病因难以明确。

三、临床表现

眩晕的临床表现多种多样，具体症状取决于眩晕的类型和病因。

1. BPPV

（1）短暂性眩晕发作：头部快速变动时出现短暂的旋转性眩晕，持续数秒至数分钟。

（2）体位诱发：患者躺下、翻身或仰头等体位变化可诱发眩晕。

（3）无听力损失：通常不伴有听力下降、耳鸣或耳痛等。

2. 梅尼埃病

（1）反复发作的眩晕：每次发作持续数分钟至数小时，伴有恶心、呕吐。

（2）听力波动：一侧耳朵的听力下降，发作时加重，间歇期部分恢复。

（3）耳鸣和耳闷感：发作前或发作期间出现耳鸣和耳闷感。

3. 前庭神经炎

（1）急性眩晕：突然发生的严重旋转性眩晕，持续数小时至数天。

（2）恶心和呕吐：眩晕时伴有严重的恶心和呕吐。

（3）平衡障碍：步态不稳，难以保持平衡。

4. 脑卒中

（1）持续性眩晕：脑卒中引起的眩晕持续时间较长，常伴有其他神经系统症状。

（2）局灶性神经症状：如偏瘫、失语、吞咽困难等。

（3）头痛和意识改变：可能伴有头痛和意识改变。

5. 偏头痛相关性眩晕

（1）发作性眩晕：眩晕在头痛发作前、发作中或发作后出现，持续时间不定。

（2）伴随症状：光敏感、声音敏感、恶心和呕吐。

（3）头痛史：患者通常有偏头痛病史。

四、辅助检查

辅助检查在眩晕的诊断和病因确定中起关键作用，可以明确病变的性质和部位。

1. 物理检查

（1）耳鼻咽喉科检查：耳镜检查、鼻镜检查和喉镜检查，评估耳鼻咽喉部位的感染或病变。

（2）神经系统检查：评估脑神经功能、肌力、感觉性共济失调等，寻找中枢神经系统病变的证据。

2. 前庭功能检查

（1）眼震电图：记录眼球运动，评估前庭功能和眼震类型。

（2）视频眼震图：利用视频技术记录眼球运动，评估前庭功能。

（3）旋转试验：通过旋转椅评估前庭系统的功能和反应性。

（4）冷热试验：向外耳道注入冷水或热水，诱发眼震，评估半规管功能。

3. 影像学检查

（1）脑 CT 检查：快速评估脑出血、脑梗死和脑肿瘤等病变。

（2）脑 MRI 检查：详细显示脑干、小脑和内耳结构，明确是否存在脑卒中、肿瘤和多发性硬化等病变。

4. 听力学检查

（1）纯音听力测试：评估听力损失的程度和类型，特别适用于怀疑梅尼埃病和内耳迷路炎的患者。

（2）声导抗测试：评估中耳功能，检测中耳压力和鼓膜活动度。

5. 血液和其他实验室检查

（1）血糖和电解质检查：评估有无低血糖和电解质紊乱，特别是伴有晕厥或其他全身症状的患者。

（2）肝、肾功能检查：评估肝、肾功能，排除肝、肾功能不全引起的代谢性眩晕。

（3）甲状腺功能检查：评估甲状腺功能，排除甲状腺功能异常导致的眩晕。

五、鉴别诊断

鉴别诊断是确定眩晕病因的关键步骤，需综合考虑临床表现和辅助检查结果。

1. BPPV

BPPV 短暂性旋转性眩晕发作，常由头部位置变动诱发。

霍尔派克冷热试验阳性，眼震电图和视频眼震图提示位置性眼震。

2. 梅尼埃病

患者表现为反复发作的眩晕、听力波动、耳鸣和耳闷感。

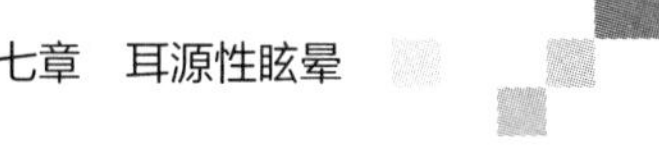

听力学检查显示感音神经性听力损失，前庭功能检查提示前庭功能减退。

3. 前庭神经炎

前庭神经炎多表现为急性起病，持续性严重眩晕，伴有恶心、呕吐和平衡障碍。

前庭功能检查显示单侧前庭功能减退，MRI 可以排除中枢病变。

4. 脑卒中

脑卒中患者可出现持续性眩晕，伴有局灶性神经症状如偏瘫、失语、吞咽困难等。

脑 CT 或 MRI 提示脑梗死或脑出血，神经系统检查发现局灶性神经缺损。

5. 偏头痛相关性眩晕

患者在头痛发作前、发作中或发作后出现眩晕，伴有光敏感、声音敏感和恶心。

患者有偏头痛病史。

6. 多发性硬化

多发性硬化表现为反复发作的眩晕，可伴有其他神经系统症状如视力障碍、感觉异常等。

MRI 显示脑和脊髓的脱髓鞘病变，脑脊液检查显示寡克隆区带阳性。

7. 药物不良反应

服用特定药物后出现眩晕，伴有药物特有的其他不良反应。

停药后症状缓解或消失，药物血药浓度检测异常。

8. 低血压和贫血

体位变动或体力活动后出现眩晕，伴有乏力、头晕和面色苍白。

检查可发现，血压测量显示低血压，血常规显示贫血。

9. 颈椎病

颈椎病表现为头颈部活动时诱发眩晕，伴有颈肩部疼痛和僵硬。

颈椎 X 线检查或 MRI 显示颈椎退行性变或椎动脉受压。

六、治疗

眩晕的治疗需根据病因和具体病情制订个体化方案，综合应用药物治疗、物理治疗、手术治疗和支持治疗。

1. 药物治疗

（1）抗眩晕药物：如地芬尼多、倍他司汀等，用于缓解急性眩晕发作。

（2）抗组胺药物：如苯海拉明、氯苯那敏等，用于缓解前庭系统引起的眩晕。

（3）镇静剂：如氯硝西泮、地西泮等，用于缓解焦虑和紧张引起的眩晕。

（4）抗呕吐药物：如甲氧氯普胺、昂丹司琼等，用于缓解眩晕引起的恶心和呕吐。

（5）前庭康复药物：如倍他司汀、前庭抑制剂等，用于长期管理前庭功能障碍。

2. 物理治疗

（1）前庭康复训练：通过一系列平衡训练和眼球运动训练，促进前庭系统的功能恢复，减轻眩晕症状。

（2）Epley 手法：用于治疗 BPPV，通过特定头部位置变动，使耳石回到椭圆囊。

3. 手术治疗

（1）内淋巴囊减压术：用于治疗梅尼埃病，通过手术减小内淋巴囊压力，可以减轻眩晕发作频率和严重程度。

（2）前庭神经切断术：用于严重的前庭功能障碍，通过手术切断前庭神经，可以减轻眩晕症状。

（3）中枢性病变手术：如脑肿瘤切除术、血管畸形修补术等，针对治疗中枢性眩晕的根本病因进行治疗。

4. 支持治疗

（1）生活方式调整：避免快速头部运动和体位变化，减少眩晕发作的诱因。

（2）心理支持：对于因眩晕引起焦虑和抑郁的患者，提供心理支持和辅导。

（3）营养支持：提供均衡饮食，确保充足的营养摄入，增强机体抵抗力。

七、预后和随访

眩晕的预后取决于病因、治疗的及时性和有效性。

1. 预后

（1）BPPV：通过物理治疗和前庭康复训练，多数患者预后良好，症状可完全缓解。

（2）梅尼埃病：通过药物治疗和手术治疗，可减轻发作频率和严重程度，但很难完全治愈，部分患者可能发展为永久性听力损失。

（3）前庭神经炎：多数患者通过支持治疗和前庭康复训练，症状在数周至数月内逐渐缓解，但部分患者可能遗留平衡障碍。

（4）脑卒中：预后取决于脑卒中的严重程度和治疗效果，及时治疗可改善预后，但部分患者可能遗留神经功能缺损。

（5）偏头痛相关性眩晕：通过药物治疗和生活方式调整，多数患者症状可得到控制，但仍有复发的风险。

2. 随访

（1）定期检查：根据病因和治疗情况，定期进行听力学检查、前庭功能检查和影像学检查，评估病情变化和治疗效果。

（2）功能评估：定期评估患者的平衡功能和日常生活能力，调整康复训练方案。

（3）生活质量评估：关注患者的生活质量，提供必要的支持和援助，特别是对于长期眩晕的患者。

八、预防

1. 预防内耳疾病

（1）及时治疗感染：早期诊断和治疗耳部感染，防止感染扩散至内耳。

（2）避免使用耳毒性药物：使用耳毒性药物时应谨慎，避免长期使用或大剂量使用。

2. 预防脑血管病

（1）控制危险因素：控制高血压、糖尿病、高血脂等脑血管病危险因素，预防脑卒中。

（2）健康生活方式：保持健康饮食，戒烟限酒，适度运动，减少患脑血管病的风险。

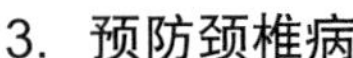

3. 预防颈椎病

（1）保持正确姿势：避免长时间低头或不良姿势，定期做颈椎保健操。

（2）及时治疗颈椎病：早期发现和治疗颈椎病，防止病情加重。

4. 增强免疫力

（1）营养支持：合理饮食，增强免疫功能，降低感染风险。

（2）适度运动：通过适度运动，提高机体免疫力和抗病能力，防止感染和疾病的发生。

（3）规律作息：保持规律的作息时间，确保充足的睡眠，提高身体的整体抵抗力。

第二节　梅尼埃病

梅尼埃病是以膜迷路积水为主要病理特征的内耳疾病。以反复发作性旋转性眩晕、波动性耳聋和耳鸣为主要症状。

一、病因

梅尼埃病的确切病因尚未完全明了，目前认为可能与内耳内淋巴液的异常积聚有关。

1. 内淋巴积液过多

内耳内淋巴液过多或吸收不良导致内淋巴积水，引起内耳迷路压力增加，影响听觉和前庭功能。

2. 自身免疫因素

一些研究表明，梅尼埃病可能与自身免疫反应有关，患者体内可能存在对内耳组织的自身抗体。

3. 遗传因素

家族史在部分梅尼埃病患者中存在，提示遗传因素可能对本病的发生起作用。

4. 颅脑外伤和感染

颅脑外伤和中耳、内耳感染可能引发或加重梅尼埃病的症状。

5. 其他疾病

变态反应、代谢紊乱疾病（如糖尿病）和血管疾病可能与梅尼埃病的发病有关。

二、流行病学

梅尼埃病是一种相对少见的疾病，影响 0.1%～ 0.2%的人群。以下是一些流行病学特点：

1. 年龄分布

梅尼埃病多发于青年人和中年人，尤其是 30 ～ 60 岁的人群。儿童和老年人也可能发病，但相对少见。

2. 性别分布

梅尼埃病在男性和女性中的发生率接近，但某些研究表明女性略高于男性。

3. 地域分布

梅尼埃病的全球分布较为均匀，但不同地区的诊断率和报告率可能存在差异，可能与医疗资源、诊断标准和患者就诊习惯有关。

三、临床表现

梅尼埃病的临床表现多样，主要包括反复发作的眩晕、波动性听力下降、耳鸣和耳内闷胀感。

1. 眩晕

（1）反复发作：每次发作持续 20 分钟至数小时，严重时可达数天。发作间歇期无明显症状。

（2）旋转性眩晕：患者感到自身或周围环境在旋转，常伴有恶心和呕吐。

（3）体位变化影响：发作时，患者常无法站立或行走，需卧床休息。

2. 听力下降

（1）波动性：听力下降常为一侧耳朵，且在发作时加重，发作间歇期部分恢复。

（2）进展性：随着病程进展，听力损失逐渐加重，可能发展为永久性听力下降。

3. 耳鸣

（1）高频耳鸣：患者常感到一侧耳朵有高频的耳鸣声，类似蝉鸣或哨声。

（2）持续或间歇：耳鸣可能持续存在或仅在发病时出现。

4. 耳内闷胀感

患者常感到耳内有闷胀或压力，类似于坐飞机时的耳部不适。

四、辅助检查

辅助检查在梅尼埃病的诊断和病因确定中起关键作用，可以明确病变的性质和部位。

1. 听力学检查

（1）纯音听力测试：评估听力损失的程度和类型，梅尼埃病患者常表现为低频感音神经性听力损失。

（2）声导抗测试：评估中耳功能，检测中耳压力和鼓膜活动度。

2. 前庭功能检查

（1）眼震电图：记录眼球运动，评估前庭功能和眼震类型。

（2）视频眼震图：利用视频技术记录眼球运动，评估前庭功能。

（3）旋转试验：通过旋转椅评估前庭系统的功能和反应性。

（4）冷热试验：向外耳道注入冷水或热水，诱发眼震，评估半规管功能。

3. 影像学检查

（1）MRI 检查：排除其他可能引起类似症状的中枢性病变，如脑肿瘤、脑血管病等。

（2）CT 检查：在怀疑骨性病变时使用，如内耳畸形或颞骨病变。

4. 血液和其他实验室检查

（1）血常规：检查感染或其他全身性疾病的证据。

（2）免疫学检查：评估自身免疫状态，如抗核抗体、抗内耳抗体等。

（3）代谢和内分泌检查：检查血糖、甲状腺功能等，以排除代谢和内分泌紊乱疾病。

五、鉴别诊断

鉴别诊断是确定梅尼埃病的关键步骤，应综合考虑临床表现和辅助检查结果。

1. BPPV

BPPV 可表现为短暂性旋转性眩晕发作，常由头部位置变动诱发，无听力损失和耳鸣。

霍尔派克冷热试验阳性，眼震电图和视频眼震图提示位置性眼震。

2. 前庭神经炎

前庭神经炎表现为急性起病，持续性严重眩晕，伴有恶心、呕吐和平衡障碍，无听力下降和耳鸣。

前庭功能检查可显示单侧前庭功能减退，MRI 检查可帮助排除中枢病变。

3. 耳石症

短暂性眩晕发作，常在头部位置变化时诱发，无听力损失和耳鸣。

前庭功能检查和霍尔派克冷热试验阳性。

4. 脑卒中

脑卒中可表现为持续性眩晕，伴有局灶性神经症状如偏瘫、失语、吞咽困难等。

脑 CT 或 MRI 可显示脑梗死或脑出血，神经系统检查可发现局灶性神经缺损。

5. 偏头痛相关性眩晕

患者在头痛发作前、发作中或发作后出现眩晕，伴有光敏感、声音敏感和恶心。

排除其他病因，且有偏头痛病史。

6. 多发性硬化

多发性硬化可出现反复发作的眩晕，可伴有其他神经系统症状如视力障碍、感觉异常等。

MRI 显示脑和脊髓的脱髓鞘病变，脑脊液检查显示寡克隆区带阳性。

7. 心因性眩晕

心因性眩晕常伴有焦虑、抑郁等情绪障碍，症状多变。

心电图和血压正常，排除其他器质性病变。

六、治疗

梅尼埃病的治疗包括药物治疗、物理治疗、手术治疗和支持治疗，目的是减轻症状、预防发作和提高生活质量。

1. 药物治疗

（1）抗眩晕药物：如地芬尼多、倍他司汀等，用于缓解急性眩晕发作。

（2）利尿剂：如氢氯噻嗪、螺内酯，通过减少体内液体积聚，减轻内淋巴积水。

（3）镇静剂：如氯硝西泮、地西泮等，用于缓解焦虑和紧张引起的眩晕。

（4）抗呕吐药物：如甲氧氯普胺、昂丹司琼等，用于缓解眩晕引起的恶心和呕吐。

（5）前庭康复药物：如倍他司汀、前庭抑制剂等，用于前庭功能障碍的长期用药。

（6）激素治疗：在急性期或严重发作时，可短期使用糖皮质激素（如泼尼松）减轻炎症反应。

2. 前庭康复训练

前庭康复训练可通过一系列平衡训练和眼球运动训练，促进前庭系统的功能恢复，减轻眩晕症状。

3. 手术治疗

对于药物治疗效果不佳或症状严重影响生活质量的患者，可以采用以下手术治疗方法：

（1）内淋巴囊减压术：通过手术进行内淋巴囊减压，可以减轻内淋巴积水，缓解眩晕发作。

（2）前庭神经切断术：切断前庭神经，解除前庭功能，减轻眩晕症状，但可能会对平衡功能产生影响。

（3）耳蜗去功能手术：对于重度听力损失和频繁眩晕发作的患者，通过手术破坏耳蜗功能，彻底缓解眩晕。

4. 支持治疗

（1）生活方式调整：避免快速头部运动和体位变化，减少眩晕发作的诱因。

（2）饮食调节：低盐饮食，避免摄入过多的咖啡因、酒精和尼古丁，有助于减轻症状。

（3）心理支持：对于因眩晕引起焦虑和抑郁的患者，提供心理支持和辅导。

（4）梅尼埃病是一种慢性疾病，需要长期管理，定期随访和调整治疗方案。

七、随访

1. 定期检查

根据病因和治疗情况，定期进行听力学检查、前庭功能检查和影像学检查，评估病情变化和治疗效果。

2. 功能评估

定期评估患者的平衡功能和日常生活能力，调整康复训练方案。

3. 生活质量评估

关注患者的生活质量，提供必要的支持和援助，特别是对于长期眩晕的患者。

八、预防

1. 预防内耳疾病

（1）及时治疗感染：早期诊断和治疗耳部感染，防止感染扩散至内耳。

（2）避免使用耳毒性药物：使用耳毒性药物时应谨慎，避免长期使用或大剂量使用。

2. 预防脑血管疾病

（1）控制危险因素：控制高血压、糖尿病、高血脂等脑血管疾病危险因素，预防脑卒中。

（2）健康生活方式：保持健康饮食，戒烟限酒，适度运动，减少脑血管疾病风险。

3. 预防颈椎病

（1）保持正确姿势：避免长时间低头或不良姿势，定期做颈椎保健操。

（2）及时治疗颈椎病：早期发现和治疗颈椎病，防止病情加重。

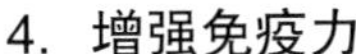

4. 增强免疫力

（1）营养支持：合理饮食，增强免疫功能，减少感染风险。

（2）适度运动：通过适度运动，提高机体免疫力和抗病能力。

九、梅尼埃病的综合管理

1. 个体化治疗方案

根据患者的具体情况，制订个体化的治疗方案，包括药物治疗、物理治疗、手术治疗和支持治疗。定期评估治疗效果，及时调整治疗方案。

2. 患者教育

（1）疾病知识：向患者讲解梅尼埃病的病因、临床表现和治疗方法，帮助患者了解疾病，提高自我管理能力。

（2）应对策略：教会患者应对眩晕发作的方法，如避免快速头部变动、找到稳定的支撑物等，减少眩晕带来的恐惧和不适。

（3）健康生活方式：鼓励患者保持健康的生活方式，包括均衡饮食、适度运动、戒烟限酒等，提高整体健康水平。

第三节　良性阵发性位置性眩晕

良性阵发性位置性眩晕（BPPV）是一种常见的前庭系统疾病，其特征是由特定头位变化引起的短暂性眩晕。BPPV 是由于耳石脱落并移动到半规管内，特别是后半规管，引起异常的内淋巴流动，刺激前庭系统导致眩晕。

一、病因

BPPV 的病因主要与内耳结构及其功能失调有关。主要病因如下：

1. 耳石脱落

内耳中的耳石（位于椭圆囊和球囊内）脱落并进入半规管，尤其是后半规管。耳石在半规管内移动，改变了内淋巴液的流动，刺激了半规管壶腹嵴，引发眩晕。

2. 头部创伤

头部创伤可导致内耳结构的损伤，导致耳石脱落并进入半规管。颅脑外伤和急性颈部损伤都是常见的诱因。

3. 内耳病变

内耳的炎症性病变，如前庭神经炎、梅尼埃病等，可以导致内耳结构的改变，增加耳石脱落的风险。

4. 老化

随着年龄增长，内耳结构逐渐退化，耳石脱落的风险增加，因此老年人群中 BPPV 的发病率较高。

5. 手术后并发症

某些耳部或颅脑手术后，内耳的结构和功能可能受到影响，从而导致耳石脱落并引发

BPPV。

二、流行病学

BPPV 是最常见的前庭系统疾病之一，在普通人群中具有较高的发病率。

1. 年龄分布

BPPV 的发病率随着年龄的增加而上升，特别是 50 岁以上人群，发病率较高。老年人群中耳石脱落和内耳退行性变化较为常见。

2. 性别分布

BPPV 在女性中的发病率略高于男性，可能与内耳结构的差异及女性更易受到骨质疏松的影响有关。

3. 地域分布

BPPV 的发病在全球范围内均较为常见，地域间差异不大，但诊断和治疗的及时性可能因地区医疗资源的不同而有所差异。

三、临床表现

BPPV 的主要临床表现为短暂性、阵发性眩晕，伴或不伴其他症状。

1. 眩晕

（1）短暂性眩晕：每次眩晕发作通常持续数秒至数分钟，患者常感到自身或周围环境在旋转。

（2）阵发性发作：眩晕呈阵发性发作，常在头部快速变动时诱发，如躺下、翻身、仰头或低头等动作。

（3）无前兆：眩晕发作通常无明显前兆，会突然发生。

2. 恶心和呕吐

严重的眩晕发作可能伴有恶心和呕吐，但这些症状通常在眩晕缓解后消失。

3. 平衡障碍

在眩晕发作期间，患者可能感到站立不稳或行走困难，但在发作间歇期通常无明显的平衡障碍。

4. 其他症状

BPPV 通常不伴随听力下降、耳鸣或耳痛，这与其他内耳病变（如梅尼埃病）有所区别。

四、辅助检查

辅助检查对于确诊 BPPV 及排除其他可能的病因至关重要。

1. 霍尔派克冷热试验

霍尔派克冷热试验是诊断 BPPV 的主要临床试验，观察患者在特定头位变化时是否出现眩晕和眼震。

阳性反应：在特定头位（通常为头部后仰并转向一侧）下，出现短暂的眩晕和位置性

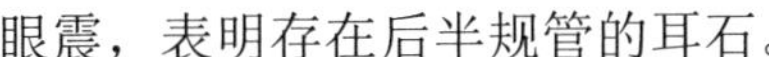
眼震，表明存在后半规管的耳石。

2. 眼震电图和视频眼震图

眼震电图和视频眼震图通过记录眼球运动，评估前庭系统的功能和眼震类型，辅助确诊 BPPV。在特定头位诱发的眼震，有助于确认耳石的位置和受累的半规管。

3. 影像学检查

对于怀疑有中枢性病变或其他复杂病因的患者，可以进行影像学检查，如脑 CT 或 MRI。通过影像学检查，排除脑肿瘤、脑血管病等可能引起类似症状的中枢病变。

五、鉴别诊断

1. 梅尼埃病

梅尼埃病表现为反复发作的眩晕、波动性听力下降、耳鸣和耳内闷胀。

听力学检查显示感音神经性听力损失，前庭功能检查显示前庭功能减退。

2. 前庭神经炎

急性起病，持续性严重眩晕，伴有恶心、呕吐和平衡障碍，无听力下降和耳鸣。

前庭功能检查显示单侧前庭功能减退，MRI 可以排除中枢病变。

3. 脑卒中

脑卒中表现为持续性眩晕，可伴有局灶性神经症状如偏瘫、失语、吞咽困难等。

脑 CT 或 MRI 显示脑梗死或脑出血，神经系统检查发现局灶性神经缺损。

4. 偏头痛相关性眩晕

头痛发作前、发作中或发作后出现眩晕，伴有光敏感、声音敏感和恶心。

排除其他病因，结合偏头痛病史。

5. 多发性硬化

反复发作的眩晕，伴有其他神经系统症状，如视力障碍、感觉异常等。

MRI 检查显示脑和脊髓的脱髓鞘病变，脑脊液检查显示寡克隆区带阳性。

6. 心因性眩晕

常伴有焦虑、抑郁等情绪障碍，症状多变。

心电图和血压正常，排除其他器质性病变。

六、治疗

BPPV 的治疗主要包括物理治疗、药物治疗和支持治疗，旨在缓解症状、预防复发和提高生活质量。

1. 物理治疗

物理治疗是 BPPV 的主要治疗方法，通过特定的头部位置变化，将耳石移回到椭圆囊内。

（1）Epley 手法：通过一系列头部位置变化，将耳石从后半规管移回到椭圆囊内。此方法简单有效，是治疗 BPPV 的首选方法。

（2）Semont 手法：是一种有效的物理治疗方法，通过快速的头部位置变化，将耳石移出半规管。

（3）Brandt-Daroff 练习：用于患者在家中自行进行的物理治疗练习，通过反复的头部位置变化，缓解症状和预防复发。

2. 药物治疗

药物治疗主要用于缓解 BPPV 发作期间的症状，如眩晕、恶心和呕吐。

（1）抗眩晕药物：如地芬尼多、倍他司汀等，用于缓解急性眩晕发作。

（2）抗呕吐药物：如甲氧氯普胺、昂丹司琼等，用于缓解恶心和呕吐。

3. 支持治疗

（1）生活方式调整：患者应避免快速地头部运动和体位变化，特别是在眩晕发作期间。尽量避免高处作业、驾驶等可能增加危险的活动。

（2）心理支持：对于因眩晕导致焦虑和抑郁的患者，提供心理支持和辅导，帮助他们缓解心理压力，积极应对疾病。

七、预后和随访

BPPV 的预后通常较好，通过物理治疗和药物治疗，大多数患者的症状可以得到有效控制和缓解。

1. 预后

（1）短期预后：通过 Epley 手法、Semont 手法或 Brandt-Daroff 练习等物理治疗方法，患者的症状通常在数天至数周内得到缓解。

（2）长期预后：虽然 BPPV 有一定的复发率，但通过定期随访和预防措施，大多数患者可以长期维持良好的生活质量。

2. 随访

（1）定期检查：患者应定期随访，以便医师评估病情变化和治疗效果，特别是在初次治疗后的数周内，以确保症状得到有效控制。

（2）功能评估：定期进行前庭功能和听力评估，了解患者的平衡功能和听力状况，及时调整治疗方案。

（3）生活质量评估：关注患者的生活质量，提供必要的支持和援助，帮助患者尽快恢复正常生活。

八、预防

1. 预防耳石脱落

（1）避免头部创伤：防止头部受到外伤，特别是在从事高风险活动时，应佩戴安全头盔等保护装置。

（2）控制内耳疾病：及时治疗前庭神经炎、梅尼埃病等内耳疾病，防止这些疾病引发或加重 BPPV。

2. 生活方式调整

（1）保持正确姿势：在日常生活中，尽量避免快速地头部运动和体位变化，如快速起

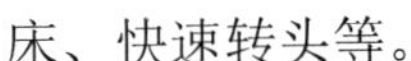

床、快速转头等。

（2）预防复发：对于已接受治疗的患者，应定期进行 Brandt-Daroff 练习等物理治疗练习，预防 BPPV 的复发。

3. 增强免疫力

（1）营养支持：合理饮食，增强免疫功能，减少感染风险。

（2）适度运动：通过适度运动，提高机体免疫力和抗病能力。

第八章

耳聋及其防治

第一节　突发性聋

突发性聋是指在72小时内突然发生的、无法解释的感音神经性听力下降，通常至少涉及三种相邻频率的听力下降，幅度大于30dB。突发性聋是一种耳科急症，早期诊断和治疗对改善预后至关重要。

一、病因

突发性聋的确切病因尚不完全清楚，但有多种假说和可能的病因被提出，介绍如下：

1. 血管因素

（1）内耳微循环障碍：内耳是一个高度依赖血液供应的器官，任何微循环障碍，如小动脉痉挛、血栓形成或出血等，都可能导致内耳供血不足，引起突发性聋。

（2）动脉粥样硬化：动脉粥样硬化导致的血管狭窄或闭塞，可减少内耳的血液供应，诱发听力下降。

2. 感染因素

（1）病毒感染：许多患者发病与病毒感染有关，常见的病毒包括疱疹病毒、腮腺炎病毒、流感病毒和柯萨奇病毒。这些病毒可能直接感染内耳或引起免疫反应并损伤内耳结构。

（2）细菌感染：虽然不如病毒感染常见，但细菌感染，如脑膜炎等，也可导致突发性聋。

3. 免疫因素

（1）自身免疫疾病：如系统性红斑狼疮、类风湿关节炎等，自身免疫反应可能攻击内耳的组织，导致突发性聋。

（2）变态反应：一些研究表明变态反应也可能是突发性聋的一个诱因。

4. 代谢因素

（1）糖尿病：糖尿病患者的血糖水平波动可影响内耳的微循环，增加突发性聋的风险。

（2）高脂血症：血脂水平升高可能导致血液黏稠度增加，影响内耳的血液供应。

5. 创伤因素

（1）头部外伤：头部外伤可导致内耳结构的损伤，直接影响听觉功能。

（2）噪声损伤：暴露于强烈噪声或爆炸声中，可能损伤内耳的毛细胞，引起听力下降。

6. 药物因素

某些药物（如氨基糖苷类抗生素、顺铂、利尿剂等）具有耳毒性，可能导致内耳损伤，

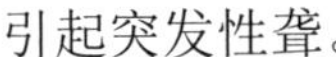
引起突发性聋。

7. 其他因素

（1）遗传因素：一些研究发现，家族中有突发性聋病史的个体患病风险较高。

（2）心理应激：严重的心理应激也被认为可能诱发突发性聋。

二、流行病学

突发性聋的流行病学特点因地区和人群的不同而有所差异。

1. 发病率

（1）全球发病率：突发性聋在全球范围内的年发病率估计为（5 ～ 20）/10 万。

（2）年龄分布：多发于 30 ～ 60 岁的青年人和中年人，儿童和老年人群也有发生，但相对较少。

（3）性别分布：男女发病率大致相等，但有些研究表明男性略高于女性。

2. 地域分布

（1）发达国家：由于更好的医疗资源和诊断条件，发达国家的报告率较高。

（2）发展中国家：由于医疗资源相对有限，突发性聋的实际发病率可能被低估。

三、临床表现

突发性聋的临床表现多样，除了突然发生的听力下降外，还可能伴有其他耳部或全身症状。

1. 听力下降

（1）突然发生：听力在 72 小时内急剧下降，通常为单侧耳聋，但也可能出现双侧耳聋。

（2）耳聋特点：听力损失为感音神经性，表现为高频听力下降，但也可能涉及全频段。

2. 耳鸣

患者常伴有耳鸣，耳鸣的性质多样，可以是持续性或间歇性的，音调为低频到高频。

3. 耳闷感

患者常感觉耳内有闷胀感或压力，类似于高空飞行时的耳部不适。

4. 眩晕和平衡障碍

（1）眩晕：部分患者伴有眩晕或平衡障碍，眩晕的程度从轻度不适到严重失衡。

（2）平衡障碍：步态不稳或站立困难，尤其在眩晕发作时明显。

5. 全身症状

（1）头痛：有些患者可能伴有头痛，特别是感染或血管性病变引起的突发性聋。

（2）恶心和呕吐：严重的眩晕可伴有恶心和呕吐。

四、辅助检查

辅助检查在突发性聋的诊断和鉴别诊断中起关键作用，可以明确病变的性质和部位。

1. 听力学检查

（1）纯音听力测试：用于评估听力损失的程度和类型，突发性聋通常表现为感音神经性听力损失。

（2）言语听力测试：评估患者对言语的理解和识别能力，帮助判断听力损失的影响程度。

（3）声导抗测试：用于评估中耳功能，排除传导性听力损失。

2. 前庭功能检查

（1）眼震电图和视频眼震图：用于评估前庭功能，帮助判断是否存在前庭系统的病变。

（2）旋转试验：评估前庭系统的功能和反应性，尤其对于伴有眩晕的患者。

3. 影像学检查

（1）MRI 检查：用于排除中枢神经系统的病变，如脑肿瘤、脑血管病等，特别是内耳道和小脑桥脑角的病变。

（2）CT 检查：在怀疑颞骨骨折或其他骨性病变时使用。

4. 血液和其他检查

（1）血常规：用于检测是否存在感染或其他全身性疾病。

（2）免疫学检查：评估自身免疫状态，如抗核抗体、抗内耳抗体等。

（3）代谢和内分泌检查：检查血糖、血脂、甲状腺功能等，排除代谢和内分泌紊乱。

五、鉴别诊断

鉴别诊断是确诊突发性聋的关键步骤，需综合考虑临床表现和辅助检查结果。

1. 传导性听力损失

传导性听力损失通常由外耳或中耳病变引起，如中耳炎、耳硬化症等。

声导抗测试和耳镜检查有助于区分传导性听力损失。

2. 梅尼埃病

梅尼埃病表现为反复发作的眩晕、波动性听力下降、耳鸣和耳内闷胀感。

听力学检查显示低频听力损失，前庭功能检查提示前庭功能减退。

3. 前庭神经炎

急性起病，持续性严重眩晕，伴有恶心、呕吐和平衡障碍，无听力下降和耳鸣。

前庭功能检查显示单侧前庭功能减退，MRI 可以排除中枢病变。

4. 听神经瘤

缓慢进行性听力下降，伴有耳鸣和平衡障碍，通常为单侧。

MRI 可以显示内耳道或小脑桥脑角区的肿瘤，CT 检查可以显示颞骨的细微变化，帮助确诊。

5. 自身免疫性内耳病

通常表现为双侧进行性听力下降，可能伴有耳鸣、眩晕和平衡障碍。

免疫学检查（如抗核抗体、抗内耳抗体等）有助于诊断。

6. 中毒性耳聋

通常为双侧对称性听力下降，常见于长期或高剂量使用耳毒性药物（如氨基糖苷类抗

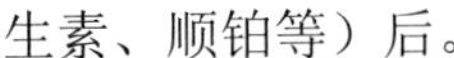

生素、顺铂等）后。

患者有使用耳毒性药物的病史，听力学检查显示典型的高频听力损失。

7. 突发性聋伴有心理应激

患者常有明显的心理应激或情绪波动，听力下降通常为突发，但无明显的器质性病因。听力学检查和影像学检查无明显异常，心理评估可能显示高水平的焦虑或抑郁。

六、治疗

突发性聋是一种耳科急症，早期治疗对改善预后至关重要。治疗方案包括药物治疗、辅助治疗、手术治疗和康复治疗。

1. 药物治疗

（1）糖皮质激素：是治疗突发性聋的首选药物，通常采用口服或静脉注射给药。常用药物包括泼尼松、地塞米松等。糖皮质激素具有抗炎、抗水肿和稳定细胞膜的作用，可以减少内耳炎症和水肿，改善听力。

（2）抗病毒药物：对于怀疑由病毒感染引起的突发性聋，抗病毒药物如阿昔洛韦、伐昔洛韦等可以考虑使用。

（3）血管扩张剂：如丹参、曲克芦丁等，旨在改善内耳的微循环，增加血流量，提供更多的氧和营养。

（4）抗凝药物和溶栓药物：对于怀疑由血栓形成导致的突发性聋，可以使用抗凝药物如阿司匹林、华法林等，或溶栓药物（如尿激酶）。

（5）高压氧疗法：高压氧疗法通过增加血液中的氧气浓度，改善内耳缺氧状况，有助于恢复听力。

2. 辅助治疗

（1）内耳注射疗法：通过将药物（如糖皮质激素）直接注射到中耳，再通过蜗窗扩散到内耳，提高药物在内耳的浓度，增强疗效。

（2）维生素和营养支持：补充维生素 A、维生素 C、维生素 E 和 B 族维生素，有助于神经修复和提高免疫力。

（3）耳鸣掩蔽治疗：对于伴有耳鸣的患者，可以使用耳鸣掩蔽器或听觉刺激装置，减轻耳鸣症状。

3. 手术治疗

手术治疗通常用于药物治疗效果不佳或有明确手术指征的患者。

（1）内耳减压手术：对于内耳压力明显升高的患者，可以考虑行内耳减压手术，减轻内耳的压力，改善听力。

（2）听神经瘤切除术：对于确诊为听神经瘤的患者，通过手术切除肿瘤，解除对听神经的压迫，恢复听力。

（3）蜗窗探查术：在怀疑内耳出血或其他解剖异常时，行蜗窗探查术可以直接观察和处理病变。

4. 康复治疗

康复治疗对于突发性聋的患者至关重要，特别是在急性期治疗后，需通过康复治疗促进听力和功能的恢复。

（1）听力康复训练：通过听觉训练和康复设备，如助听器、人工耳蜗等，帮助患者恢复和提高听力。

（2）前庭康复训练：对于伴有眩晕和平衡障碍的患者，通过平衡训练和前庭功能训练，改善平衡功能。

（3）心理支持和咨询：突发性聋患者常伴有焦虑、抑郁等情绪问题，心理支持和咨询可以帮助患者调整心态，积极应对疾病。

七、预后和随访

突发性聋的预后因个体差异而不同，通过早期诊断和积极治疗，大多数患者的听力可以部分恢复或完全恢复。

1. 预后

（1）治疗效果：早期治疗的患者预后较好，听力恢复率较高。治疗越早，效果越好。通常在发病后的两周内治疗效果最佳。

（2）长期预后：部分患者可能存在残留听力损失，需长期随访和康复治疗。对于未能完全恢复听力的患者，通过助听设备和康复训练可以提高生活质量。

（3）复发风险：突发性聋有一定的复发风险，特别是那些未能明确病因或合并其他内耳疾病的患者。

2. 随访

（1）定期听力检查：患者需定期进行听力学检查，评估听力变化和治疗效果，及时调整治疗方案。

（2）前庭功能评估：对于伴有眩晕和平衡障碍的患者，需定期进行前庭功能评估，了解前庭系统的恢复情况。

（3）生活质量评估：关注患者的生活质量，提供必要的支持和援助，特别是长期有听力损失的患者。

八、预防

1. 健康的生活方式

（1）避免噪声暴露：减少暴露在高强度噪声环境中的时间，使用耳保护装置，保护听力。

（2）控制血糖和血压：对于糖尿病和高血压患者，需严格控制血糖和血压水平，防止内耳血管病变。

（3）保持心理健康：避免长期心理应激，保持良好的心理状态，有助于预防突发性聋。

2. 避免使用耳毒性药物

（1）慎用耳毒性药物：对于需使用耳毒性药物的患者，应严格遵循医嘱，避免长期或大剂量使用，定期监测听力变化。

（2）及时调整药物：在发现耳毒性药物引起的听力变化时，应及时调整药物或停药，

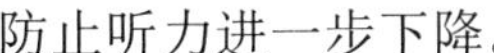

防止听力进一步下降。

3. 及时治疗相关疾病

（1）控制感染：对于病毒或细菌感染，应早期诊断和治疗，防止感染扩散至内耳。

（2）管理慢性病：对于有慢性病（如糖尿病、高血压、高脂血症等）的患者，应积极控制病情，减少突发性聋的风险。

第二节　先天性耳聋

先天性耳聋是指在出生时即存在的听力障碍，通常是由于遗传或非遗传因素引起的。先天性耳聋可以单独发生，也可以是某些综合征的一部分。早期发现和干预对于先天性耳聋儿童的语言发展和社交能力至关重要。

一、病因

先天性耳聋的病因复杂多样，主要分为遗传性因素和非遗传性因素。

1. 遗传性因素

遗传性耳聋占先天性耳聋的 50%～60%，可分为综合征性耳聋和非综合征性耳聋。

（1）非综合征性耳聋：约占遗传性耳聋的 70%，通常由单基因突变引起，最常见的是 *GJB2* 基因突变。

（2）综合征性耳聋：伴有其他系统的异常，常见的综合征包括厄舍综合征、Waardenburg 综合征、彭德莱综合征，以及耶韦尔和朗格 - 尼尔森综合征等。

2. 非遗传性因素

非遗传性因素占先天性耳聋的 40%～50%。主要包括以下四类：

（1）宫内感染：如风疹、巨细胞病毒、弓形虫感染和梅毒等，这些感染可通过胎盘传给胎儿，导致听力损失。

（2）围生期因素：包括早产、低出生体重、新生儿黄疸、高胆红素血症、缺氧性脑病等。

（3）药物和化学物质暴露：如母亲在妊娠期使用耳毒性药物（如氨基糖苷类抗生素）或暴露于某些化学物质。

（4）物理因素：如母亲在妊娠期接受放射线照射后可能引发先天性耳聋。

二、流行病学

先天性耳聋的发生率因地区和人群的不同而有所差异。

1. 发病率

（1）全球发病率：先天性耳聋在新生儿中的发病率为 1/1000 ～ 3/1000。

（2）区域差异：不同地区的发病率可能有所不同，部分发展中国家由于医疗条件和诊断水平的限制，可能存在一定的漏报风险。

2. 遗传性耳聋的流行病学

（1）家族聚集性：遗传性耳聋具有明显的家族聚集性，家族中有耳聋病史的儿童发生先天性耳聋的风险较高。

（2）综合征性耳聋：某些耳聋综合征在特定人群中更为常见，如厄舍综合征在芬兰和阿什肯纳兹犹太人中高发。

三、临床表现

先天性耳聋的临床表现主要是听力损失，严重程度和类型因病因不同而有所差异。听力损失可以是单侧或双侧，程度从轻度到极重度不等。

1. 听力损失

（1）听力损失的程度：根据听力损失的严重程度，可以分为轻度（20 ～ 40dB）、中度（41 ～ 70dB）、重度（71 ～ 90dB）和极重度（＞ 90dB）。

（2）听力损失的类型：可分为传导性听力损失、感音神经性听力损失和混合性听力损失。先天性耳聋多为感音神经性听力损失。

2. 语言和交流障碍

听力损失会影响儿童的语言发育和交流能力，常表现为语言发育迟缓、发音不清、词汇量有限等。

3. 其他系统的异常

对于综合征性耳聋，除了听力损失外，常伴有其他系统的异常。

（1）厄舍综合征：耳聋伴随视力减退，特别是夜盲和视野缩小。

（2）Waardenburg 综合征：耳聋伴有面部特征异常，如宽鼻根、异色瞳等。

（3）彭德莱综合征：耳聋伴随甲状腺肿大和甲状腺功能的减退。

（4）耶韦尔和朗格 - 尼尔森综合征：耳聋伴随长 QT 间期综合征，容易发生心律失常和猝死。

四、辅助检查

辅助检查对于诊断先天性耳聋、确定病因和制定治疗方案至关重要。

1. 听力学检查

（1）新生儿听力筛查：通过耳声发射和自动听性脑干反应进行听力筛查，早期发现听力障碍。

（2）行为测听：对于年龄较大的儿童，可以进行行为测听（如视觉强化测听、游戏测听等），评估听力损失的程度和类型。

（3）声导抗测试：用于评估中耳功能，检测中耳压力和鼓膜活动度。

2. 基因检测

基因检测有助于确定遗传性耳聋的病因，特别是非综合征性耳聋。

（1）单基因突变检测：如 *GJB2* 基因突变检测。

（2）基因组测序：对怀疑综合征性耳聋或复杂遗传背景的患者进行基因组测序，寻找致病基因突变。

3. 影像学检查

影像学检查可以评估内耳和中耳的解剖结构异常。

（1）CT 检查：用于评估颞骨结构，检测内耳畸形、耳硬化症等。

（2）MRI 检查：用于评估内耳和听神经的解剖结构，特别是怀疑听神经病变的患者。

4. 实验室检查

实验室检查有助于确定非遗传性耳聋的病因。

主要采用血液检查，检测宫内感染病原体（如风疹病毒、巨细胞病毒、弓形虫等）的血清学标志物，以判断有无感染及病原体。检测甲状腺功能、血糖水平、胆红素水平等，以便排除代谢和内分泌紊乱。

五、鉴别诊断

鉴别诊断是确诊先天性耳聋的关键步骤，需综合考虑临床表现和辅助检查结果。

1. 传导性听力损失

传导性听力损失通常由外耳或中耳病变引起，如中耳炎、耳硬化症等。

声导抗测试和耳镜检查有助于区分传导性听力损失。

2. 后天性耳聋

后天性耳聋在出生后发生，可能由感染、外伤、药物等因素引起。

通过病史采集和实验室检查，可以排除后天性病因。

3. 听神经病

听神经病表现为听力波动、言语识别困难，通常伴有正常的耳声发射。

听性脑干反应和耳声发射检查，听性脑干反应异常而耳声发射正常提示听神经病。

4. 中枢性听力障碍

中枢性听力障碍表现为听觉处理困难，通常与中枢神经系统病变有关。

脑 MRI 检查和听觉诱发电位检查，有助于评估中枢神经系统的病变。

六、治疗

先天性耳聋的治疗目标是改善听力、促进语言发育和提高生活质量。治疗方案包括助听设备、听力康复、语言训练和手术治疗。

1. 助听设备

（1）助听器：对于轻度至中度感音神经性听力损失的患儿，助听器是常用的助听设备。助听器可以放大声音，帮助患儿听清周围的声音。

（2）人工耳蜗：对于重度至极重度感音神经性听力损失的患儿，人工耳蜗植入是一种有效的治疗方法。人工耳蜗通过电极直接刺激听神经，恢复听力。

2. 听力康复

（1）听觉训练：通过系统的听觉训练，帮助儿童识别和理解声音。训练内容包括声音的频率、音调、强度和节奏的识别。

（2）言语康复训练：对于语言发育迟缓的儿童，言语康复训练至关重要。专业的言语治疗师通过一对一的训练，帮助儿童学习发音、词汇和句子结构，提高语言表达能力。

（3）家庭参与：家庭在儿童的康复过程中起到重要作用。家长应积极参与听觉和语言训练，在日常生活中为孩子提供丰富的听觉和语言环境。

3. 手术治疗

手术治疗主要用于存在结构性问题或传统助听设备效果不佳的患儿。

（1）耳蜗植入术：适用于重度至极重度感音神经性听力损失的患儿。手术通过在内耳植入人工耳蜗，直接刺激听神经，实现听觉功能恢复。

（2）骨导助听器植入：适用于传导性听力损失或中耳无法佩戴传统助听器的患儿。手术通过植入骨导装置，传导声音振动到内耳。

（3）人工中耳植入：适用于特定类型的中耳病变，通过植入中耳装置，提高声音传导效率。

4. 药物治疗

药物治疗在某些情况下可以作为辅助治疗手段。

（1）抗病毒药物：对于由病毒感染引起的听力损失，抗病毒药物可以减少病毒复制和传播，减轻耳部炎症。

（2）抗生素：用于治疗由细菌感染引起的中耳炎或内耳炎。

（3）抗炎药物：如糖皮质激素，用于减轻内耳炎症和水肿，改善听力。

七、预后和随访

先天性耳聋的预后因个体差异而有所不同，通过早期干预和综合治疗，大多数患儿的听力和言语能力可以得到显著改善。

1. 预后

（1）治疗效果：早期干预的患儿预后较好，听力和言语能力恢复较快。人工耳蜗植入和听力康复训练的结合可以显著提高重度听力损失患儿的生活质量。

（2）长期预后：通过持续的康复训练和定期随访，大多数先天性耳聋儿童可以顺利融入学校，具备正常的沟通能力和社交能力。

2. 随访

（1）定期听力检查：患儿应定期进行听力检查，以评估听力变化和助听设备的效果，并及时调整治疗方案。

（2）言语和认知评估：定期评估儿童的言语和认知发展，制订个性化的康复训练计划，确保患儿在各个发展阶段的需求都得到满足。

（3）设备维护和调整：助听器和人工耳蜗需要定期维护和调整，以确保最佳的听力效果。定期更换电池、清洁设备、调整程序等都是必要的维护措施。

八、预防

1. 孕前和孕期保健

（1）孕前检查：包括遗传咨询和产前筛查，识别可能的遗传性耳聋风险。对于有家族遗传性耳聋史的夫妇，建议备孕时进行基因检测。

（2）孕期保健：孕妇应定期进行产前检查，避免接触可能导致胎儿听力损伤的因素，

如感染、耳毒性药物和放射线等。

（3）疫苗接种：预防母体感染，如风疹疫苗接种，可以有效减少因宫内感染导致的先天性耳聋。

2. 新生儿筛查

（1）听力筛查：新生儿听力筛查是早期发现听力损失的关键措施。通过耳声发射和自动听性脑干反应筛查，可以及早发现听力问题，进行早期干预。

（2）早期干预：对于筛查出听力损失的新生儿，尽早进行听力学评估和康复计划，最大限度地减轻听力损失对言语和认知发展的影响。

3. 避免使用耳毒性药物

（1）药物选择：孕妇在妊娠期和儿童在早期发育阶段，应避免使用耳毒性药物。在必要情况下，应严格遵循医嘱用药，选择对听力无害的药物替代方案。

（2）药物监测：对于必须使用耳毒性药物的患者，定期进行听力监测，及早发现和处理听力变化。

第三节　听力辅助技术

听力辅助技术是一系列用来帮助听力障碍者进行有效沟通的设备和系统。这些技术不仅能够帮助用户更好地与人交流，还可以提升他们的生活质量和工作效率。听力辅助技术的种类繁多，包括但不限于助听器、植入式设备、视觉和振动信号装置以及特定的通信软件。

一、助听器技术

助听器是最常见的听力辅助设备，用于放大环境中的声音，使听力受损者能够更清楚地听到。分为以下四类：

1. 耳背式助听器

耳背式助听器置于耳朵后方，通过耳膜将声音传送到耳道。

2. 耳内式助听器

耳内式助听器是较小的助听器，直接安装在耳道内部，较不明显。

3. 耳道内式助听器

耳道内式助听器完全藏于耳道内，几乎不可见。

4. 骨锚式助听器

骨锚式助听器适用于因为耳道问题无法使用其他类型助听器的用户。

二、植入技术

对于助听器提供的帮助不足的听力障碍者，可以采用以下植入技术。

1. 人工耳蜗

通过外科手术将电子设备植入耳内，直接刺激听神经，适用于重度听力损伤的患者。

2. 骨锚听力植入

通过振动骨骼传递声音，绕过外耳和中耳的病变部分。

三、通信辅助设备

通信辅助设备帮助听力障碍者通过视觉或触觉方式接收信息。

1. 听力环路系统

通过特殊电磁线圈传递音频信号直接到助听器或耳蜗植入设备。

2. 字幕电话和视频电话

实时显示对话文本，用户可以读取对话内容而不仅仅是听。

3. 振动警报器

使用振动代替声音来提醒用户，如闹钟、门铃等。

四、辅助听力软件和应用

随着技术的进步，许多软件和应用程序都被开发出来，以支持听力受损者的通信需求。

1. 语音识别软件

将语音转换成文字，帮助用户理解对话内容。

2. 助听应用

将智能手机或平板电脑换成临时的助听器或音频放大器。

3. 视频字幕应用

为视频通话实时生成字幕，帮助用户跟上对话。

第九章 耳肿瘤

第一节　耳郭与外耳道肿瘤

耳郭与外耳道肿瘤是指发生在耳郭（外耳的可见部分）和外耳道（从耳郭到鼓膜的一段管道）的良性或恶性肿瘤。虽然这些肿瘤相对少见，但由于其位置特殊，对患者的听力、美观及生活质量有重要影响。

一、病因

耳郭与外耳道肿瘤的病因多样，主要包括以下五类：

1. 遗传因素

某些耳部肿瘤与遗传因素有关，如神经纤维瘤病可能引起外耳道神经纤维瘤。

2. 环境因素

（1）紫外线辐射：长时间暴露在阳光下，尤其是未经保护的耳郭部位，容易导致皮肤肿瘤如基底细胞癌和鳞状细胞癌。

（2）环境污染：接触有害化学物质，如砷、煤焦油等，可能增加肿瘤发生的风险。

3. 感染因素

（1）病毒感染：如人乳头状瘤病毒（HPV）感染，与皮肤和黏膜的乳头状瘤、鳞状细胞癌的发生有关。

（2）慢性炎症：慢性中耳炎、慢性外耳道炎等长期炎症刺激可能诱发肿瘤。

4. 免疫抑制

免疫系统功能下降或受到抑制的个体，如艾滋病患者、器官移植受者，更容易发生耳部肿瘤。

5. 创伤

反复的机械性损伤或化学性刺激可能诱发局部肿瘤的发生。

二、流行病学

1. 年龄分布

（1）良性肿瘤：如皮脂腺囊肿、乳头状瘤等，多见于中青年人群。

（2）恶性肿瘤：如基底细胞癌、鳞状细胞癌等，多见于老年人，尤其是长期暴露于紫外线下的个体。

2. 性别分布

（1）基底细胞癌：男性发病率略高于女性。

（2）乳头状瘤：男女发病率相近，但在特定亚型中可能存在差异。

3. 地域分布

（1）发达国家：由于更好的医疗资源和筛查机制，肿瘤的早期诊断率较高。

（2）发展中国家：因医疗资源相对有限，肿瘤可能在晚期被发现，治疗难度增加。

三、临床表现

耳郭与外耳道肿瘤的临床表现因肿瘤的性质、部位和大小而异。常见症状包括：

1. 耳郭肿瘤

（1）良性肿瘤：如皮脂腺囊肿，表现为耳郭部位的无痛性、活动性肿块，表面光滑。

（2）恶性肿瘤：如基底细胞癌，表现为耳郭部位的溃疡或结节，表面破溃、出血、结痂等，逐渐增大。

2. 外耳道肿瘤

（1）良性肿瘤：如乳头状瘤，表现为外耳道内的无痛性肿物，可能伴有耳道阻塞、听力下降。

（2）恶性肿瘤：如鳞状细胞癌，表现为耳道内的溃疡性肿物，伴有疼痛、出血、耳道分泌物增多、听力下降，严重者可有面瘫、耳周淋巴结肿大。

3. 其他症状

（1）耳痛：尤其是恶性肿瘤，肿瘤侵袭周围组织可引起持续性耳痛。

（2）耳鸣：肿瘤引起的耳道阻塞或听力下降可伴有耳鸣。

（3）耳漏：外耳道肿瘤溃疡、感染时可有脓性或血性分泌物流出。

四、辅助检查

辅助检查在耳郭与外耳道肿瘤的诊断和鉴别诊断中起关键作用，可以明确病变的性质和部位。

1. 耳镜检查

（1）耳郭检查：通过直接观察耳郭表面，发现肿瘤的大小、形态、表面特征等。

（2）外耳道检查：耳镜检查可以发现外耳道内的肿物、溃疡、出血等病变。

2. 影像学检查

（1）CT 检查：用于评估肿瘤的大小、范围和侵袭深度，特别是恶性肿瘤。

（2）MRI 检查：用于评估软组织结构和肿瘤的侵袭情况，特别是涉及面神经、颞骨等结构时。

3. 活组织检查

（1）穿刺活检：通过细针穿刺获取肿瘤组织，进行病理学检查，以明确肿瘤的性质。

（2）手术活检：在手术中获取肿瘤组织，进行病理学检查，以确诊肿瘤类型。

4. 听力学检查

（1）纯音听力测试：评估听力损失的程度和类型，特别是在外耳道肿瘤引起听力变化时。

（2）言语听力测试：评估患者对言语的理解和识别能力，帮助判断听力损失的影响程度。

五、鉴别诊断

耳郭与外耳道肿瘤需要与其他类似病变进行鉴别，以明确诊断并制定治疗方案。常见的鉴别诊断包括：

1. 耳郭感染性疾病

耳郭感染性疾病如耳郭蜂窝织炎、耳郭软骨膜炎等，表现为局部红肿热痛，可能伴有脓肿。

通过耳镜检查、细菌培养等，可以发现感染性病变的特征。

2. 良性增生性病变

如疣状表皮增生、脂肪瘤等，表现为耳郭或外耳道内的无痛性肿物。

通过活组织检查，可以明确病变的性质。

3. 中耳炎及其并发症

慢性中耳炎可能引起外耳道分泌物增多、耳痛、听力下降等症状。

耳镜检查、中耳 CT 检查等可以帮助鉴别。

4. 耳前瘘管

耳前瘘管是先天性畸形，表现为耳郭前方的小孔或瘘管，常反复感染。

耳镜检查可以发现耳前瘘管的特征。

六、治疗

耳郭与外耳道肿瘤的治疗目标是切除肿瘤、恢复功能和改善美观。治疗方法包括手术治疗、放射治疗和药物治疗。

1. 手术治疗

手术是治疗耳郭与外耳道肿瘤的主要方法，手术方式取决于肿瘤的性质、大小和部位。

（1）局部切除：对于小的良性肿瘤，如皮脂腺囊肿、乳头状瘤等，通常采用局部切除术，切除肿瘤并进行病理检查。

（2）广泛切除：对于恶性肿瘤，如基底细胞癌、鳞状细胞癌等，需进行广泛切除术，切除肿瘤及周围正常组织，以确保彻底清除肿瘤。

（3）重建手术：对于切除范围较大的肿瘤，可能需要进行重建手术，如皮瓣移植、软骨移植等，以恢复耳郭的外形和功能。

（4）淋巴结清扫：对于恶性肿瘤，特别是鳞状细胞癌，如果怀疑或证实肿瘤已扩散到淋巴结，需进行颈部淋巴结清扫术，以防止肿瘤进一步扩散。这种手术可以通过切除受累淋巴结，降低复发和转移的风险。

2. 放射治疗

放射治疗在某些情况下是必需的，尤其是当肿瘤无法完全手术切除或术后需要辅助治疗时。放射治疗的目标是消灭残留的肿瘤细胞，防止复发。放射治疗的方法包括：

（1）外照射：利用高能 X 射线或 γ 射线照射肿瘤部位，杀死肿瘤细胞。外照射适用于手术后残留肿瘤或无法手术的患者。

（2）放射性粒子植入（近距离治疗）：将放射性粒子直接植入肿瘤内，通过局部高剂量辐射杀死肿瘤细胞，减少对周围正常组织的损伤。

3. 药物治疗

药物治疗主要用于恶性肿瘤的全身治疗或辅助治疗，包括化学治疗、靶向治疗和免疫治疗。

（1）化学治疗：使用抗癌药物杀死肿瘤细胞，常用于晚期或复发的恶性肿瘤患者。化学治疗药物可以全身给药或局部注射。常用药物包括顺铂、氟尿嘧啶等。

（2）靶向治疗：通过靶向药物针对特定的肿瘤分子靶点，抑制肿瘤生长和扩散。靶向治疗可以精确作用于肿瘤细胞，减少对正常细胞的影响。常用药物包括 EGFR 抑制剂等。

（3）免疫治疗：通过激活患者自身的免疫系统来攻击肿瘤细胞。近年来，免疫抑制剂（如 PD-1、PD-L1 抑制剂）在多种恶性肿瘤的治疗中取得显著效果，也被应用于耳郭与外耳道肿瘤的治疗。

4. 康复治疗

康复治疗对于患者术后的恢复和生活质量的提高至关重要。

（1）听力康复：术后可能需要听力康复训练和助听设备，如助听器、骨导助听器等，帮助患者恢复听力。

（2）言语和吞咽康复：对于肿瘤侵犯面神经或其他相关结构的患者，术后可能需要进行言语和吞咽康复训练，以恢复正常的言语和吞咽功能。

（3）心理支持：肿瘤患者常伴有心理压力和情绪问题，心理支持和辅导可以帮助患者积极应对疾病，提高生活质量。

5. 中医药治疗

在一些情况下，中医药可以作为辅助治疗手段，帮助缓解症状、提高免疫力和改善患者的整体健康状况。

（1）中药：根据中医辨证论治原则，使用中药调理身体，如抗肿瘤的药物、扶正祛邪的方剂等。

（2）针灸：针灸可以帮助缓解疼痛、改善睡眠、减轻放疗和化学治疗的不良反应。

七、预后和随访

耳郭与外耳道肿瘤的预后因肿瘤的性质、早期发现和治疗效果而异。

1. 预后

（1）良性肿瘤：大多数良性肿瘤经过手术切除后预后良好，不易复发，患者可恢复正常生活。

（2）恶性肿瘤：预后取决于肿瘤的分期、类型和治疗效果。早期发现和彻底手术切除是提高恶性肿瘤治愈率的关键。基底细胞癌的预后通常较好，而鳞状细胞癌和恶性黑色素瘤的预后相对较差，需加强随访和综合治疗。

2. 随访

（1）定期检查：患者术后需定期进行随访检查，包括耳镜检查、影像学检查和听力评估，以监测肿瘤的复发和转移情况。

（2）功能评估：定期评估患者的听力、言语和吞咽功能，及时进行康复训练和设备调整。

（3）生活质量评估：关注患者的生活质量，提供必要的心理支持和社会援助，帮助患者适应术后的生活变化。

八、预防

预防耳郭与外耳道肿瘤的发生和复发主要通过以下三种措施实现：

1. 健康生活方式

（1）避免过度日晒：长时间暴露在阳光下，尤其是在紫外线强烈的时段，应采取防护措施，如佩戴宽边帽、使用防晒霜等，减少紫外线对耳郭的损伤。

（2）减少环境污染暴露：尽量避免接触有害化学物质，如砷、煤焦油等。

2. 定期体检

（1）早期发现：定期进行耳部检查，尤其是有肿瘤家族史或长期暴露于高危因素环境中的人群，及时发现耳郭和外耳道的异常病变。

（2）皮肤检查：对于有皮肤病变的人群，特别是有皮肤癌高风险的个体，应定期进行皮肤检查，早期发现和治疗皮肤肿瘤。

3. 避免长期慢性刺激

（1）预防感染：及时治疗耳部感染，避免长期慢性炎症刺激，减少肿瘤发生的风险。

（2）防止创伤：避免耳郭和外耳道的机械性损伤，减少肿瘤的诱发因素。

第二节　中耳肿瘤

中耳肿瘤是指发生在中耳腔内的各种良性或恶性肿瘤。中耳位于鼓膜内侧，连接内耳和咽鼓管，含有听小骨（锤骨、砧骨和镫骨）。中耳肿瘤较为罕见，但由于其特殊的位置，可能对听力、平衡和面部神经功能造成显著影响。

一、病因

中耳肿瘤的病因复杂多样，主要分为良性肿瘤和恶性肿瘤。病因可能涉及遗传、环境、感染和其他因素。

1. 良性肿瘤

（1）听神经瘤：常见于听神经，可能与遗传因素（如神经纤维瘤病）有关。

（2）胆脂瘤：中耳感染或慢性炎症导致角化上皮堆积。

（3）血管瘤：由中耳血管异常增生引起，可能与先天性因素有关。

2. 恶性肿瘤

（1）鳞状细胞癌：与长期慢性炎症、感染和吸烟有关。

（2）腺癌：可能源于中耳腺体组织，具体病因尚不明确。

（3）基底细胞癌：较为罕见，常与紫外线暴露相关。

二、流行病学

中耳肿瘤的流行病学特点因肿瘤类型和地理区域不同而异。

1. 发病率

（1）良性肿瘤：中耳良性肿瘤如听神经瘤、胆脂瘤等较为常见。

（2）恶性肿瘤：中耳恶性肿瘤如鳞状细胞癌、腺癌等相对少见。

2. 年龄分布

（1）良性肿瘤：听神经瘤常见于中青年人群，胆脂瘤常见于慢性中耳炎患者。

（2）恶性肿瘤：鳞状细胞癌和腺癌多见于中老年人。

3. 性别分布

（1）听神经瘤：女性发病率略高于男性。

（2）鳞状细胞癌：男性发病率高于女性，可能与吸烟和职业暴露有关。

4. 地域分布

（1）发达国家：由于医疗资源充足，肿瘤的早期发现率较高。

（2）发展中国家：由于诊断和治疗条件有限，晚期肿瘤较为常见。

三、临床表现

中耳肿瘤的临床表现因肿瘤的性质、部位和大小而异。主要症状包括听力下降、耳鸣、耳痛和平衡障碍等。

1. 听力下降

（1）传导性听力下降：肿瘤阻塞中耳腔，影响听小骨的传导功能，导致传导性听力下降。

（2）感音神经性听力下降：肿瘤侵犯内耳或听神经，导致感音神经性听力下降。

2. 耳鸣

（1）持续性耳鸣：患者常感到一侧或双侧耳鸣，音调和音量因人而异。

（2）脉搏性耳鸣：血管性肿瘤如血管瘤可引起脉搏性耳鸣，与心跳同步。

3. 耳痛

（1）间歇性耳痛：肿瘤压迫中耳结构或伴有炎症时可引起间歇性耳痛。

（2）持续性耳痛：恶性肿瘤侵犯周围组织可引起持续性剧痛。

4. 耳漏

（1）脓性分泌物：胆脂瘤常伴有耳漏，分泌物可为脓性或血性。

（2）血性分泌物：恶性肿瘤溃烂时可引起血性耳漏。

5. 面瘫

肿瘤侵及面神经时可引起面瘫，表现为面部表情不对称、口角歪斜等。

6. 前庭功能受损

肿瘤压迫或侵犯前庭系统时可引起眩晕和平衡障碍，表现为头晕、步态不稳等。

四、辅助检查

辅助检查在中耳肿瘤的诊断和鉴别诊断中起关键作用，可以明确病变的性质和部位。

1. 耳镜检查

通过耳镜直接观察中耳和鼓膜情况，发现肿物、鼓膜穿孔、耳漏等。

2. 听力学检查

（1）纯音听力测试：评估听力损失的程度和类型，帮助判断肿瘤对听力的影响。

（2）声导抗测试：评估中耳功能，检测中耳压力和鼓膜活动度。

3. 影像学检查

（1）CT 检查：用于评估肿瘤的大小、范围和侵袭深度，特别是涉及骨质的病变。

（2）MRI 检查：用于评估软组织结构和肿瘤的侵袭情况，特别是涉及听神经、内耳和颞骨的病变。

4. 活组织检查

（1）穿刺活检：通过细针穿刺获取肿瘤组织，进行病理学检查，以明确肿瘤的性质。

（2）手术活检：在手术中获取肿瘤组织，进行病理学检查，以确诊肿瘤类型。

5. 听性脑干反应

听性脑干反应可以评估听神经和脑干的功能，帮助判断肿瘤对神经系统的影响。

五、鉴别诊断

中耳肿瘤需要与其他类似病变进行鉴别，以明确诊断并制定治疗方案。常见的鉴别诊断包括：

1. 中耳炎及其并发症

慢性中耳炎常伴有耳痛、耳漏、听力下降等症状。

耳镜检查、CT 检查和听力学检查有助于鉴别。

2. 胆脂瘤

胆脂瘤常伴有慢性耳漏、听力下降、耳痛等症状。

CT 检查和耳镜检查可发现胆脂瘤的特征性病变。

3. 良性增生性病变

如疣状表皮增生、脂肪瘤等，表现为中耳内的无痛性肿物。

通过影像学检查和活组织检查，可以明确病变的性质。

4. 内耳病变

内耳病变常伴有听力下降、耳鸣、眩晕等症状。

MRI 检查和电生理检查有助于评估内耳和听神经的病变。

六、治疗

中耳肿瘤的治疗目标是切除肿瘤、恢复功能和提高生活质量。治疗方法包括手术治疗、放射治疗和药物治疗。

1. 手术治疗

手术是治疗中耳肿瘤的主要方法，手术方式取决于肿瘤的性质、大小和部位。

（1）局部切除：对于小的良性肿瘤，如听神经瘤、胆脂瘤等，通常采用局部切除术，切除肿瘤并进行病理检查。

（2）广泛切除：对于恶性肿瘤，如鳞状细胞癌、腺癌等，需进行广泛切除术，切除肿瘤及周围正常组织，以确保彻底清除肿瘤。

（3）重建手术：对于切除范围较大的肿瘤，可能需要进行重建手术，如鼓膜修补、听小骨重建等，以恢复听力和中耳功能。

（4）淋巴结清扫：对于恶性肿瘤，如果怀疑或证实肿瘤已扩散到淋巴结，需进行颈部淋巴结清扫术，以防止肿瘤进一步扩散。手术的具体方法和范围取决于肿瘤的类型和扩散情况。

2. 放射治疗

放射治疗在中耳恶性肿瘤的治疗中起重要作用，特别是对于无法完全手术切除或术后需要辅助治疗的患者。放射治疗的目标是消灭残留的肿瘤细胞，防止复发。

（1）外照射：利用高能X射线或γ射线照射肿瘤部位，杀死肿瘤细胞。外照射适用于手术后残留肿瘤或无法手术的患者。

（2）放射性粒子植入（近距离治疗）：将放射性粒子直接植入肿瘤内，通过局部高剂量辐射杀死肿瘤细胞，减少对周围正常组织的损伤。

3. 药物治疗

药物治疗主要用于恶性肿瘤的全身治疗或辅助治疗，包括化学治疗、靶向治疗和免疫治疗。

（1）化学治疗：使用抗癌药物杀死肿瘤细胞，常用于晚期或复发的恶性肿瘤患者。化学治疗药物可以全身给药或局部注射，常用药物包括顺铂、氟尿嘧啶等。

（2）靶向治疗：通过靶向药物针对特定的肿瘤分子靶点，抑制肿瘤生长和扩散。靶向治疗可以精确作用于肿瘤细胞，减少对正常细胞的影响。常用药物包括EGFR抑制剂等。

（3）免疫治疗：通过激活患者自身的免疫系统来攻击肿瘤细胞。近年来，免疫抑制剂（如PD-1、PD-L1抑制剂）在多种恶性肿瘤的治疗中取得显著效果，也被应用于中耳恶性肿瘤的治疗。

4. 康复治疗

康复治疗对于患者术后的恢复和生活质量的提高至关重要。

（1）听力康复：术后可能需要听力康复训练和助听设备，如助听器、骨导助听器等，帮助患者恢复听力。

（2）言语和吞咽康复：对于肿瘤侵犯面神经或其他相关结构的患者，术后可能需要进行言语和吞咽康复训练，以恢复正常的言语和吞咽功能。

（3）心理支持：肿瘤患者常伴有心理压力和情绪问题，心理支持和辅导可以帮助患者积极应对疾病，提高生活质量。

5. 中医药辅助治疗

在一些情况下，中医药可以作为辅助治疗手段，帮助缓解症状、提高免疫力和改善患者的整体健康状况。

（1）中药：根据中医辨证论治原则，使用中药调理身体，如抗肿瘤的药物、扶正祛邪的方剂等。

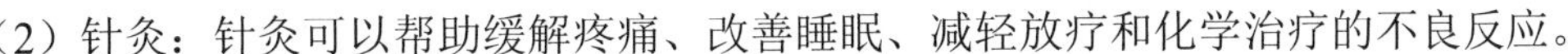

（2）针灸：针灸可以帮助缓解疼痛、改善睡眠、减轻放疗和化学治疗的不良反应。

七、预后和随访

中耳肿瘤的预后因肿瘤的性质、早期发现和治疗效果而异。

1. 预后

（1）良性肿瘤：大多数良性肿瘤经过手术切除后预后良好，不易复发，患者可恢复正常生活。

（2）恶性肿瘤：预后取决于肿瘤的分期、类型和治疗效果。早期发现和彻底手术切除是提高恶性肿瘤治愈率的关键。基底细胞癌的预后通常较好，而鳞状细胞癌和恶性黑色素瘤的预后相对较差，需加强随访和综合治疗。

2. 随访

（1）定期检查：患者术后需定期进行随访检查，包括耳镜检查、影像学检查和听力评估，以监测肿瘤的复发和转移情况。

（2）功能评估：定期评估患者的听力、言语和吞咽功能，及时进行康复训练和设备调整。

（3）生活质量评估：关注患者的生活质量，提供必要的心理支持和社会援助，帮助患者适应术后的生活变化。

八、预防

1. 健康生活方式

（1）避免过度日晒：长时间暴露在阳光下，尤其是在紫外线强烈的时段，应采取防护措施，如佩戴宽边帽、使用防晒霜等，减少紫外线对耳郭的损伤。

（2）减少环境污染暴露：尽量避免接触有害化学物质，如砷、煤焦油等，注意劳动保护。

2. 定期体检

（1）早期发现：定期进行耳部检查，尤其是有肿瘤家族史或长期暴露于高危因素环境中的人群，及时发现耳郭和外耳道的异常病变。

（2）皮肤检查：对于有皮肤病变的人群，特别是有皮肤癌高风险的个体，应定期进行皮肤检查，早期发现和治疗皮肤肿瘤。

3. 避免长期慢性刺激

（1）预防感染：及时治疗耳部感染，避免长期慢性炎症刺激，减少肿瘤发生的风险。

（2）防止创伤：避免耳郭和外耳道的机械性损伤，减少肿瘤的诱发因素。

九、未来研究方向

随着医学技术的进步，中耳肿瘤的研究方向不断拓展，未来的研究可能集中在以下三个方面：

1. 分子生物学研究

（1）肿瘤标志物：通过研究中耳肿瘤的分子生物学特征，寻找特异性肿瘤标志物，便于早期诊断和监测复发。

（2）基因突变：研究肿瘤相关基因的突变和表达变化，揭示肿瘤的发生机制，为靶向治疗提供依据。

2. 新型治疗方法

（1）靶向治疗：开发针对中耳肿瘤特异性分子靶点的药物，提高治疗效果，减少不良反应。

（2）免疫治疗：研究肿瘤免疫逃逸机制，开发新型免疫治疗方法，增强患者自身免疫系统对肿瘤的攻击能力。

3. 个体化治疗

（1）精准医学：通过基因测序等技术，制定个体化治疗方案，根据患者的基因特征和肿瘤的分子特征选择最适合的治疗方法。

（2）多学科合作：加强耳鼻咽喉科、皮肤科、肿瘤科和影像科的多学科合作，共同制定和实施综合治疗方案，提高治疗效果。

第三节　听神经瘤

听神经瘤又称为前庭神经鞘瘤，是一种起源于第八对脑神经（前庭耳蜗神经）鞘膜细胞的良性肿瘤。这种肿瘤生长缓慢，但其位于内耳和脑干之间的狭小空间，可能会压迫邻近结构，导致听力下降、平衡障碍和其他神经功能损害。

一、病因

听神经瘤的确切病因尚不完全明了，但以下因素被认为可能与其发生有关。

1. 遗传因素

神经纤维瘤病 2 型（NF2）是一种常染色体显性遗传病，患者的 *NF2* 基因突变导致多发性神经鞘瘤，包括听神经瘤。这类患者通常在青少年或成年早期发病，并且通常在双侧前庭耳蜗神经发生。

2. 环境因素

有研究表明，头颈部辐射可能增加患听神经瘤的风险。暴露于高剂量辐射的个体，尤其是在儿童时期接受过放射治疗的人，患听神经瘤的风险更高。

3. 自发突变

大多数听神经瘤是散发性的，在没有家族史的情况下发生。这些患者可能是由于基因的自发突变所致。

二、流行病学

1. 发病率

听神经瘤的年发病率为 1/100 000 ～ 2/100 000。随着影像学技术的进步和普及，特别是 MRI 的应用，听神经瘤的诊断率有所上升。

2. 年龄分布

听神经瘤多见于中年人，发病高峰年龄在 40 ～ 60 岁之间。由于遗传因素的影响，

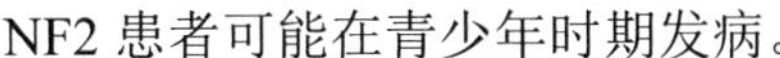

NF2 患者可能在青少年时期发病。

3. 性别分布

听神经瘤在男性和女性中的发病率相似，男性略高于女性。

4. 地域分布

听神经瘤在全球范围内均有报道，地域分布上没有明显差异，但诊断率和治疗水平因地区医疗资源的不同而有所差异。

三、临床表现

听神经瘤的临床表现因肿瘤的大小、位置和生长速度而异。主要症状包括听力下降、耳鸣、平衡障碍和面神经功能障碍等。

1. 听力下降

（1）逐渐进行性听力下降：患者通常表现为单侧感音神经性听力下降，早期可能不明显，但随着肿瘤的增长，听力逐渐减退。

（2）突发性听力下降：少数患者可能突然出现听力下降，常伴有耳鸣。

2. 耳鸣

持续性或间歇性耳鸣，患者常感到单侧耳鸣，音调从低频到高频不等，耳鸣的严重程度因人而异。

3. 平衡障碍

（1）头晕和眩晕：肿瘤压迫前庭神经，导致前庭功能受损，患者可能出现头晕、眩晕和平衡不稳。

（2）步态不稳：尤其在黑暗中或闭眼时明显，可能伴有恶心和呕吐。

4. 面神经功能障碍

（1）面瘫：肿瘤压迫面神经时，可能引起面部肌无力、口角歪斜、眼睑闭合不全等症状。

（2）味觉障碍：面神经受损还可能导致舌前 2/3 味觉减退或丧失。

5. 其他症状

（1）头痛：肿瘤增长导致颅内压升高时，患者可能出现头痛，通常为持续性钝痛。

（2）听觉异常：包括听觉过敏和听觉扭曲，患者可能对某些声音过度敏感或感知声音变形。

四、辅助检查

辅助检查在听神经瘤的诊断和鉴别诊断中起关键作用，可以明确病变的性质和部位。

1. 听力学检查

（1）纯音听力测试：评估听力损失的程度和类型，听神经瘤患者常表现为单侧感音神经性听力损失。

（2）言语听力测试：评估患者对言语的理解和识别能力，帮助判断听力损失的影响程度。

（3）声导抗测试：用于评估中耳功能，检测中耳压力和鼓膜活动度。

2. 影像学检查

（1）MRI 检查：是诊断听神经瘤的金标准，通过增强 MRI 可以清晰显示肿瘤的位置、大小和范围，特别是 T 加权像增强扫描，可以显示肿瘤的强化。

（2）CT 检查：用于评估颅骨结构和肿瘤对骨质的侵蚀情况，特别是在手术前评估骨结构时有帮助。

3. 听性脑干反应（ABR）

评估听神经和脑干的功能，听神经瘤患者的 ABR 常显示波形异常或缺失，特别是Ⅰ～Ⅴ波间期延长。

4. 前庭功能检查

（1）眼震电图（ENG）和视频眼震图（VNG）：用于评估前庭功能，帮助判断肿瘤对前庭系统的影响。

（2）旋转椅试验：评估前庭系统的功能和反应性，特别是在伴有眩晕和平衡障碍的患者中。

5. *NF2* 基因检测

对于怀疑 NF2 的患者，通过基因检测可以明确诊断，指导临床管理和家族筛查。

五、鉴别诊断

听神经瘤需要与其他类似病变进行鉴别，以明确诊断并制定治疗方案。常见的鉴别诊断包括：

1. 梅尼埃病

梅尼埃病表现为反复发作的眩晕、波动性听力下降、耳鸣和耳内闷胀感。

听力学检查显示低频听力损失，前庭功能检查显示前庭功能减退。

2. 前庭神经炎

急性起病，持续性严重眩晕，伴有恶心、呕吐和平衡障碍，无听力下降和耳鸣。

前庭功能检查显示单侧前庭功能减退，MRI 可以排除中枢病变。

3. 中枢性病变

中枢性病变如脑肿瘤、脑血管病等，常伴有其他神经系统症状如头痛、肢体无力、感觉异常等。

脑 CT 检查和 MRI 显示中枢神经系统的病变。

4. 耳蜗病变

耳蜗病变如耳硬化症、内耳畸形等，常表现为渐进性听力下降和耳鸣，无明显的前庭功能障碍。

CT 检查和 MRI 可以显示耳蜗的解剖结构和病变情况。

5. 耳毒性药物

长期或高剂量使用耳毒性药物（如氨基糖苷类抗生素、顺铂等）可导致双侧对称性听力下降，伴有耳鸣。

病史采集和听力学检查有助于鉴别。

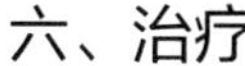

六、治疗

听神经瘤的治疗目标是切除或控制肿瘤、保护神经功能和提高患者的生活质量。治疗方法包括手术治疗、放射治疗和观察等待。

1. 手术治疗

手术是治疗听神经瘤的主要方法，手术方式取决于肿瘤的大小、位置和患者的总体健康状况。常用的手术方式包括：

（1）经迷路入路：适用于中等大小的肿瘤，尤其是那些听力已经明显下降的患者。该手术通过内耳迷路切开到达肿瘤，听力无法保留，但可以很好地暴露肿瘤和面神经。

（2）经乙状窦后入路：适用于大多数听神经瘤，特别是那些肿瘤较大但听力尚可保留的患者。手术路径从颞骨后部进入，能够较好地保留听力和面神经功能。

（3）经颅中窝入路：适用于小型肿瘤和听力尚好的患者。手术通过颞骨上部进入，主要用于切除内耳道内的小肿瘤。

手术风险包括听力丧失、面瘫、脑脊液漏、脑干损伤和感染等。因此，术前应充分评估患者的整体健康状况，术后需要密切监测和管理潜在并发症。

2. 放射治疗

放射治疗主要用于无法手术或不愿接受手术的患者，以及术后残留或复发的肿瘤。常见的放射治疗方法包括：

（1）立体定向放射外科（SRS）：如γ刀和X刀，通过精确的高剂量辐射靶向肿瘤，达到控制肿瘤生长的目的。SRS适用于直径小于3cm的肿瘤，具有高效、无创的优点。

（2）常规分次放疗：适用于较大或靠近重要结构的肿瘤，通过多次小剂量辐射累积达到治疗效果，减少对周围正常组织的损伤。

放射治疗的不良反应包括听力损失、面神经功能障碍、前庭功能障碍和放射性脑病等。治疗后需要定期随访，评估肿瘤的控制情况和并发症。

3. 观察等待

对于小型听神经瘤或无明显症状的患者，可以选择观察等待。这种策略适用于：肿瘤小于1cm：且生长缓慢或无生长趋势。高龄或有严重合并症：不适合手术或放疗的患者。无明显症状：或症状轻微、对生活质量影响不大的患者。观察等待需要定期影像学随访（通常每6～12个月），密切监测肿瘤的生长情况和症状变化。一旦发现肿瘤生长加速或症状加重，需及时调整治疗策略。

七、预后和随访

听神经瘤的预后因肿瘤的大小、治疗方式和患者的整体健康状况而异。

1. 预后

（1）手术治疗：大多数接受手术治疗的患者可以获得良好的预后，肿瘤切除后复发率较低。术后听力和面神经功能的保留情况取决于手术方式和肿瘤的大小。

（2）放射治疗：放射治疗可以有效控制肿瘤生长，特别是小型肿瘤的治疗效果较好。长期随访数据显示，放疗后肿瘤控制率较高。

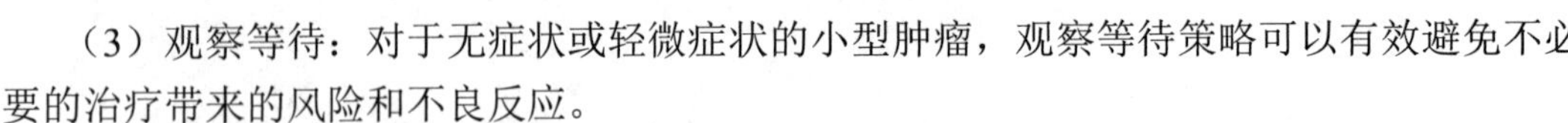

（3）观察等待：对于无症状或轻微症状的小型肿瘤，观察等待策略可以有效避免不必要的治疗带来的风险和不良反应。

2. 随访

（1）影像学检查：术后或放疗后的患者需要定期进行MRI检查，通常每6～12个月一次，以监测肿瘤的残留或复发情况。

（2）听力和前庭功能评估：定期进行听力测试和前庭功能评估，监测听力和平衡功能的变化。

（3）神经功能检查：评估面神经和其他脑神经的功能，及时发现和处理并发症。

八、预防

由于听神经瘤的病因尚不完全清楚，目前尚无有效的预防措施。但以下措施可能有助于降低风险：

1. 避免辐射暴露

（1）合理使用辐射：尽量避免不必要的头颈部放射检查和治疗，特别是在儿童时期。

（2）职业防护：从事放射相关工作的人群应严格遵守职业防护措施，减少辐射暴露。

2. 家族遗传风险评估

对于有神经纤维瘤病家族史的家庭，应进行基因检测和遗传咨询，帮助识别高风险个体，指导早期筛查和干预。

第四节　侧颅底肿瘤

侧颅底肿瘤是指发生在颅底侧方区域的各种肿瘤，包括良性和恶性肿瘤。由于颅底解剖结构复杂，邻近重要的神经血管结构，这些肿瘤在临床表现、诊断和治疗上都具有一定的挑战性。

一、病因

侧颅底肿瘤的病因多样，主要包括遗传因素、环境因素和其他因素。

1. 遗传因素

（1）神经纤维瘤病：一种常染色体显性遗传病，导致多发性神经鞘瘤，包括侧颅底神经纤维瘤。

（2）多发性内分泌腺瘤病（MEN）：与多发性神经内分泌肿瘤相关，也可能涉及侧颅底区域。

2. 环境因素

（1）辐射暴露：头颈部接受高剂量辐射治疗的人群，侧颅底肿瘤的发生风险增加。

（2）病毒感染：如EB病毒感染与鼻咽癌等侧颅底肿瘤的发生有关。

3. 其他因素

（1）自发突变：许多侧颅底肿瘤是散发性的，可能由基因自发突变引起。

（2）慢性炎症：长期慢性炎症刺激可能促进肿瘤的发生和发展。

二、流行病学

侧颅底肿瘤的流行病学特点因肿瘤类型和地理区域不同而异。

1. 发病率

（1）总体发病率：侧颅底肿瘤相对少见，但由于其位置特殊，临床诊治较为复杂。确切的发病率因肿瘤类型而异。

（2）肿瘤类型：听神经瘤、脑膜瘤和脊索瘤是侧颅底常见的良性肿瘤，鼻咽癌是常见的恶性肿瘤。

2. 年龄分布

（1）良性肿瘤：如听神经瘤和脑膜瘤，多见于中老年人群，发病高峰在 40 ～ 60 岁之间。

（2）恶性肿瘤：如鼻咽癌，多见于中年人，发病高峰为 30 ～ 50 岁。

3. 性别分布

（1）听神经瘤：女性发病率略高于男性。

（2）鼻咽癌：男性发病率显著高于女性，发病比例为（2 ～ 3）∶1。

4. 地域分布

（1）鼻咽癌：在东南亚和我国南方地区高发，其他区域相对较少见。

（2）脑膜瘤：全球分布均匀，地域差异不明显。

三、临床表现

侧颅底肿瘤的临床表现因肿瘤的类型、大小、位置和生长速度而异。主要症状包括头痛、听力下降、面瘫、视力障碍和其他神经功能损害。

1. 头痛

（1）持续性头痛：肿瘤生长导致颅内压升高，常表现为持续性头痛，部位不固定。

（2）局部疼痛：肿瘤压迫局部结构时，可能引起特定部位的疼痛，如耳部疼痛或面部疼痛。

2. 听力下降

（1）逐渐进行性听力下降：听神经瘤和中耳或内耳肿瘤常引起单侧听力下降。

（2）突发性听力下降：少数情况下，听力下降可能突然发生，常伴有耳鸣。

3. 面瘫

肿瘤压迫或侵袭面神经时，可能引起面部肌无力、口角歪斜、眼睑闭合不全等症状。

4. 视力障碍

肿瘤压迫视神经或眼眶结构，可能导致视力下降、复视或眼球突出。

5. 平衡障碍

前庭功能障碍，肿瘤压迫前庭神经或前庭系统，导致头晕、眩晕和平衡不稳。

6. 脑神经功能障碍

侧颅底肿瘤可能涉及多对脑神经，导致多种神经功能障碍，如吞咽困难、声音嘶哑、肩胛下垂等。

四、辅助检查

辅助检查在侧颅底肿瘤的诊断和鉴别诊断中起关键作用，可以明确病变的性质和部位。

1. 影像学检查

（1）MRI 检查：是诊断侧颅底肿瘤的金标准，通过增强 MRI 可以清晰显示肿瘤的位置、大小和范围，特别是 T1 加权像增强扫描，可以显示肿瘤的强化。

（2）CT 检查：用于评估颅骨结构和肿瘤对骨质的侵蚀情况，特别是在手术前评估骨结构时有帮助。

2. 听力学检查

（1）纯音听力测试：评估听力损失的程度和类型，帮助判断肿瘤对听力的影响。

（2）言语听力测试：评估患者对言语的理解和识别能力，帮助判断听力损失的影响程度。

3. 电生理检查

（1）听性脑干反应（ABR）：评估听神经和脑干的功能，帮助判断肿瘤对神经系统的影响。

（2）肌电图（EMG）：评估面神经和其他受累神经的功能。

4. 前庭功能检查

（1）眼震电图（ENG）和视频眼震图（VNG）：用于评估前庭功能，帮助判断肿瘤对前庭系统的影响。

（2）旋转椅试验：评估前庭系统的功能和反应性，特别是在伴有眩晕和平衡障碍的患者中。

5. 鼻咽镜检查

鼻咽镜检查用于评估鼻咽部肿瘤，特别是鼻咽癌的诊断。

6. 活组织检查

（1）穿刺活检：通过细针穿刺获取肿瘤组织，进行病理学检查，以明确肿瘤的性质。

（2）手术活检：在手术中获取肿瘤组织，进行病理学检查，以确诊肿瘤类型。

五、鉴别诊断

侧颅底肿瘤需要与其他类似病变进行鉴别，以明确诊断并制定治疗方案。

1. 听神经瘤

听神经瘤常表现为单侧听力下降、耳鸣和平衡障碍。

MRI 检查显示内耳道或桥小脑角区的肿瘤，听性脑干反应显示波形异常。

2. 脑膜瘤

脑膜瘤生长缓慢，常表现为头痛、癫痫发作和局部神经功能障碍。

MRI 检查显示肿瘤与脑膜附着，增强扫描显示肿瘤强化明显。

3. 脊索瘤

脊索瘤常表现为局部疼痛、神经功能障碍和骨质破坏。

CT 检查和 MRI 检查显示肿瘤侵蚀骨质，病理学检查显示典型的脊索细胞。

4. 鼻咽癌

鼻咽癌常表现为鼻塞、鼻出血、耳鸣、听力下降和颈部淋巴结肿大。

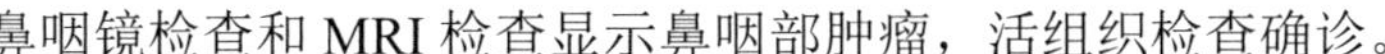

鼻咽镜检查和 MRI 检查显示鼻咽部肿瘤，活组织检查确诊。

5. 良性增生性病变

如疣状表皮增生、脂肪瘤等，表现为侧颅底区域的无痛性肿物，生长缓慢，常无明显症状。

通过影像学检查和活组织检查，可以明确病变的性质。

6. 炎性病变

如中耳炎、鼻窦炎等慢性炎症病变，常伴有局部疼痛、分泌物、听力下降等症状。

影像学检查显示炎症特征，活组织检查排除肿瘤性病变。

六、治疗

侧颅底肿瘤的治疗目标是切除或控制肿瘤，保护神经功能和提高患者的生活质量。治疗方法包括手术治疗、放射治疗、药物治疗和观察等。

1. 手术治疗

手术是治疗侧颅底肿瘤的主要方法，手术方式取决于肿瘤的性质、大小、位置和患者的健康状况。常用的手术方式包括：

（1）经颞下入路：适用于侧颅底深部肿瘤，通过颞骨下方进入，能够暴露较深的肿瘤。

（2）经迷路入路：适用于中等大小的肿瘤，特别是听力已经明显下降的患者。手术通过内耳迷路切开到达肿瘤，听力无法保留，但可以很好地暴露肿瘤和面神经。

（3）经乙状窦后入路：适用于大多数侧颅底肿瘤，手术路径从颞骨后部进入，能够较好地保留听力和面神经功能。

（4）经鼻内镜入路：适用于鼻咽部肿瘤，通过鼻内镜进行微创手术，减少创伤和术后并发症。

手术风险包括听力丧失、面瘫、脑脊液漏、脑干损伤和感染等。因此，术前应充分评估患者的整体健康状况，术后需要密切监测和管理潜在并发症。

2. 放射治疗

放射治疗主要用于无法手术或不愿接受手术的患者，以及术后残留或复发的肿瘤。常见的放射治疗方法包括：

（1）立体定向放射外科（SRS）：如 γ 刀和 X 刀，通过精确的高剂量辐射靶向肿瘤，达到控制肿瘤生长的目的。SRS 适用于直径小于 3cm 的肿瘤，具有高效、无创的优点。

（2）常规分次放疗：适用于较大或靠近重要结构的肿瘤，通过多次小剂量辐射累积达到治疗效果，减少对周围正常组织的损伤。

放射治疗的不良反应包括听力损失、面神经功能障碍、前庭功能障碍和放射性脑病等。治疗后需要定期随访，评估肿瘤的控制情况和并发症。

3. 药物治疗

药物治疗主要用于恶性肿瘤的全身治疗或辅助治疗，包括化学治疗、靶向治疗和免疫治疗。

（1）化学治疗：使用抗癌药物杀死肿瘤细胞，常用于晚期或复发的恶性肿瘤患者。化学治疗药物可以全身给药或局部注射，常用药物包括顺铂、氟尿嘧啶等。

（2）靶向治疗：通过靶向药物针对特定的肿瘤分子靶点，抑制肿瘤生长和扩散。靶向治疗可以精确作用于肿瘤细胞，减少对正常细胞的影响。常用药物包括 EGFR 抑制剂等。

（3）免疫治疗：通过激活患者自身的免疫系统来攻击肿瘤细胞。近年来，免疫抑制剂（如 PD-1 抑制剂、PD-L1 抑制剂）在多种恶性肿瘤的治疗中取得显著效果，也被应用于侧颅底恶性肿瘤的治疗。

4. 观察等待

对于小型侧颅底肿瘤或无明显症状的患者，可以选择观察等待。这种策略适用于以下三种情况：

（1）肿瘤小于 1cm：且生长缓慢或无生长趋势。

（2）高龄或有严重合并症：不适合手术或放疗的患者。

（3）无明显症状：或症状轻微、对生活质量影响不大的患者。

观察等待需要定期影像学随访（通常每 6 ～ 12 个月随访 1 次），密切监测肿瘤的生长情况和症状变化。一旦发现肿瘤生长加速或症状加重，需及时调整治疗策略。

七、预后和随访

侧颅底肿瘤的预后因肿瘤的性质、治疗方式和患者的整体健康状况而异。

1. 预后

（1）良性肿瘤：如听神经瘤和脑膜瘤，经过手术或放射治疗后，预后通常较好，复发率较低。术后听力和神经功能的保留情况取决于手术方式和肿瘤的大小。

（2）恶性肿瘤：如鼻咽癌，预后取决于肿瘤的分期、类型和治疗效果。早期发现和综合治疗是提高治愈率的关键。晚期恶性肿瘤的预后相对较差，需加强随访和综合治疗。

2. 随访

（1）影像学检查：术后或放疗后的患者需要定期进行 MRI 检查，通常每 6 ～ 12 个月检查 1 次，以监测肿瘤的残留或复发情况。

（2）听力和神经功能评估：定期进行听力测试和神经功能评估，监测听力和平衡功能的变化。

（3）生活质量评估：关注患者的生活质量，提供必要的心理支持和社会援助，帮助患者适应术后的生活变化。

八、预防

由于侧颅底肿瘤的病因尚不完全清楚，目前尚无有效的预防措施。以下措施有助于降低风险：

1. 避免辐射暴露

（1）合理使用辐射：尽量避免不必要的头颈部放射检查和治疗，特别是在儿童时期。

（2）职业防护：从事放射相关工作的人群应严格遵守职业防护措施，减少辐射暴露。

2. 家族遗传风险评估

对于有神经纤维瘤病或其他家族遗传肿瘤史的家庭，应进行基因检测和遗传咨询，帮

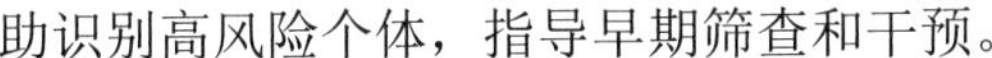

助识别高风险个体，指导早期筛查和干预。

3. 感染预防

避免病毒感染，如EB病毒感染，与鼻咽癌等侧颅底肿瘤相关。通过疫苗接种和避免接触感染源，可以降低感染风险。

九、未来研究方向

随着医学技术的进步，侧颅底肿瘤的研究方向不断拓展，未来的研究可能集中在以下五个方面：

1. 分子生物学研究

（1）肿瘤标志物：通过研究侧颅底肿瘤的分子生物学特征，寻找特异性肿瘤标志物，便于早期诊断和监测复发。

（2）基因突变：研究肿瘤相关基因的突变和表达变化，揭示肿瘤的发生机制，为靶向治疗提供依据。

2. 新型治疗方法

（1）靶向治疗：开发针对侧颅底肿瘤特异性分子靶点的药物，提高治疗效果，减少不良反应。

（2）免疫治疗：研究肿瘤免疫逃逸机制，开发新型免疫治疗方法，增强患者自身免疫系统对肿瘤的攻击能力。

3. 个体化治疗

（1）精准医学：通过基因测序等技术，制定个体化治疗方案，根据患者的基因特征和肿瘤的分子特征选择最适合的治疗方法。

（2）多学科合作：加强耳鼻咽喉科、神经外科、肿瘤科和影像科的多学科合作，共同制定和实施综合治疗方案，提高治疗效果。

4. 新型影像技术

（1）高分辨率MRI：可以进一步提高影像分辨率，早期发现和准确定位侧颅底肿瘤，指导手术和放疗。

（2）功能性成像：如功能性MRI（fMRI）和正电子发射断层扫描（PET），用于评估肿瘤对神经功能的影响，监测治疗反应。

5. 微创手术技术

（1）内镜辅助微创手术：发展和推广内镜辅助微创手术技术，减少手术创伤，提高术后恢复速度和生活质量。

（2）机器人手术：探索机器人手术在侧颅底肿瘤治疗中的应用，提高手术的精准度和安全性。

第五节　颈静脉球体瘤

颈静脉球体瘤又称颈静脉球瘤、颈静脉体瘤，是一种起源于副神经节细胞的肿瘤，通常发生在颈静脉球区及其周围组织。

一、病因

颈静脉球体瘤的确切病因尚不完全明确，可能与以下因素有关：

1. 遗传因素

有 10%～30% 的颈静脉球体瘤患者具有家族遗传性，主要与 *SDHB*、*SDHD* 基因突变相关。这些基因突变会导致线粒体功能障碍，从而促进肿瘤的发生。

2. 环境因素

一些研究表明，长期暴露于低氧环境可能与颈静脉球体瘤的发生有关，尤其是在高海拔地区生活的人群中。

3. 内分泌因素

颈静脉球体瘤与交感神经系统密切相关，可能受到体内激素水平的影响。某些激素，如肾上腺素和去甲肾上腺素的分泌失调可能促进肿瘤的生长。

二、流行病学

颈静脉球体瘤虽然是一种少见的肿瘤，但在头颈部副神经节瘤中相对较常见。其流行病学特点包括：

1. 发病率

每年有 1/1 000 000 ～ 1/10 000 000 的人口被诊断出患有颈静脉球体瘤。

2. 性别差异

颈静脉球体瘤在女性中较为常见，男女比例约为 1∶3。这可能与女性内分泌系统的差异有关。

3. 年龄分布

颈静脉球体瘤的发病年龄集中在 40 ～ 60 岁，但也有年轻患者报道。家族性患者往往在更年轻时发病。

三、临床表现

颈静脉球体瘤的临床表现多种多样，取决于肿瘤的大小、位置及其对周围组织的影响。常见症状包括：

1. 耳鸣和听力下降

由于肿瘤压迫颈静脉和周围神经，患者常表现为单侧耳鸣和听力下降。

2. 头痛和头晕

肿瘤增大可能引起头痛和头晕，特别是在肿瘤压迫颈静脉球和颅内结构时。

3. 吞咽困难和声音嘶哑

颈静脉球体瘤可能压迫咽喉部位的神经和结构，导致吞咽困难和声音嘶哑。

4. 脉动性肿块

颈部或耳后的脉动性肿块是颈静脉球体瘤的典型体征，尤其是在大肿瘤的情况下。

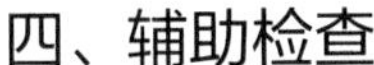

四、辅助检查

1. 影像学检查

（1）MRI：是诊断颈静脉球体瘤的首选方法，能够提供高分辨率的软组织影像，显示肿瘤的大小、形态及其与周围组织的关系。

（2）CT 检查：对于评估肿瘤的骨质破坏情况和钙化情况有重要意义。增强 CT 可以更清晰地显示肿瘤的血供特点。

（3）数字减影血管造影（DSA）：用于评估肿瘤的血供情况和确定手术前栓塞的必要性。

（4）正电子发射断层扫描（PET-CT）：可以检测肿瘤的代谢活性，帮助评估肿瘤的恶性程度和转移情况。

2. 尿儿茶酚胺及其代谢产物检测

一些颈静脉球体瘤会分泌儿茶酚胺，通过检测尿液中的儿茶酚胺及其代谢产物，可以辅助诊断肿瘤的功能状态。

五、鉴别诊断

颈静脉球体瘤需要与其他颈部肿瘤和病变进行鉴别，常见的鉴别诊断包括：

1. 颈动脉体瘤

颈动脉体瘤通常位于颈动脉分叉处，而颈静脉球体瘤位于颈静脉下球区域。影像学检查可以区分这两种肿瘤的解剖位置。

2. 鼻咽癌

鼻咽癌也可能引起类似的症状，如耳鸣、听力下降和头痛等。鼻咽部的影像学检查和病理活检可以确诊。

3. 耳源性肿瘤

耳源性肿瘤如听神经瘤、胆脂瘤等也可能表现为耳鸣和听力下降。耳部的影像学检查可以帮助鉴别。

4. 头颈部淋巴管瘤

淋巴瘤可能累及颈部淋巴结，引起颈部肿块和压迫症状。病理活检和免疫生化检查是确诊淋巴瘤的金标准。

六、治疗

颈静脉球体瘤的治疗主要包括手术治疗、放射治疗和药物治疗。具体治疗方案取决于肿瘤的大小、位置、患者的年龄和健康状况等因素。

1. 手术治疗

（1）完全切除：对于小型和中型颈静脉球体瘤，手术完全切除是首选治疗方法。手术的目的是彻底切除肿瘤，减少复发风险。

（2）部分切除：对于大型或侵及重要神经和血管的肿瘤，可能只能进行部分切除，以避免严重的术后并发症。

2. 放射治疗

（1）立体定向放疗（SRT）：是一种高精度的放射治疗方法，适用于无法手术或手术风险较高的患者。SRT 可以有效地抑制肿瘤的生长。

（2）常规放疗：对于某些无法耐受手术的患者，常规放疗可以缓解症状和控制肿瘤进展。

3. 药物治疗

（1）靶向治疗：对于有特定基因突变的患者，如 SDHB、SDHD 突变的患者，可以尝试靶向治疗药物。

（2）化学治疗：虽然化学治疗在颈静脉球体瘤中的应用较少，但对于部分恶性或转移性肿瘤，化学治疗可以作为辅助治疗手段。

第十章

耳聋和耳鸣的中医治疗

一、病因病机

中医认为，耳聋和耳鸣的发生与肾虚、肝火、痰湿、瘀血等有关。耳为肾之窍，肾虚则耳失濡养；胆经循行经过耳，肝胆火热循经上扰耳窍则引起耳鸣耳聋；痰湿阻滞则气血不畅，耳窍失养；瘀血阻滞则耳部经络不通。因此，中医治疗耳聋和耳鸣需辨证论治，从整体调理入手。

二、辨证论治

1. 风热侵袭

主证：耳内突然失聪或耳鸣如蝉鸣，伴有头痛、发热、恶寒，舌淡红，苔薄，脉浮。

治法：疏风清热，通窍利耳。

方药：银翘散加减，常用药物包括金银花、连翘、薄荷、荆芥、防风、桔梗、甘草等。

2. 肝火上扰

主证：耳聋时轻时重，多在情志抑郁或恼怒之后加重；耳鸣如雷，伴有急躁易怒、头晕目赤、口苦咽干，舌红苔黄，脉弦数。

治法：清肝泻火，平肝潜阳。

方药：龙胆泻肝汤加减，常用药物包括龙胆、黄芩、栀子、泽泻、木通、生地黄、车前子、当归、柴胡、甘草等。

3. 痰浊阻窍

主证：耳内如堵、耳鸣如潮，伴有胸闷、痰多、纳呆，舌苔白腻，脉濡滑。

治法：化痰祛湿，通窍醒神。

方药：温胆汤加减，常用药物包括半夏、陈皮、茯苓、甘草、枳实、竹茹等。

4. 气滞血瘀

主证：耳聋耳鸣，伴有耳内胀痛，情志抑郁，舌暗有瘀斑，脉细涩。

治法：活血化瘀，行气通络。

方药：血府逐瘀汤加减，常用药物包括当归、川芎、赤芍、桃仁、红花、柴胡、枳壳、甘草等。

5. 肾精亏损

主证：耳鸣耳聋，伴有腰膝酸软，头晕眼花，乏力。

治法：补益肾精，滋阴填髓。

方药：左归丸加减，常用药物包括熟地黄、山药、山茱萸、枸杞子、龟甲胶、菟丝子、鹿角胶等。

三、针灸治疗

突发性聋和耳鸣的病因复杂多样，目前尚无完全明确的治疗方案。针灸作为传统中医治疗方法，在临床上被广泛应用于耳聋和耳鸣的治疗，并取得了一定的疗效。

中医经络学说认为，人体的十二经络和奇经八脉与内脏相互联系，构成一个有机整体。耳部的主要经络包括手少阳三焦经、足少阳胆经、手太阳小肠经和足阳明胃经等。通过针灸刺激这些经络上的穴位，能够调节内脏功能，改善耳部的气血供应，缓解症状。

（一）常用穴位

1. 耳门

耳门在耳区，耳屏上切迹与下颌骨髁突之间的凹陷中。耳门穴是手少阳三焦经的穴位，具有通耳窍、利气血的作用。

2. 听宫

听宫在面部，耳屏正中与下颌骨髁突之间的凹陷中。听宫穴为手太阳小肠经的穴位，具有通利耳窍、镇痛止鸣的作用。

3. 听会

听会在面部，耳屏间切迹与下颌骨髁突之间的凹陷中。听会穴为足少阳胆经的穴位，具有通窍散结、止痛止鸣的作用。

4. 翳风

翳风在颈部，耳垂后方，乳突下端前方凹陷中。翳风穴为手少阳三焦经的穴位，具有清热利湿、通利耳窍的作用。

5. 风池

风池在颈后区，枕骨之下，胸锁乳突肌上端与斜方肌上端之间的凹陷中。风池穴为足少阳胆经的穴位，具有疏风清热、醒脑开窍的作用。

（二）针刺方法

1. 体针疗法

选用上述常用穴位进行针刺，针刺手法应以平补平泻为主，结合患者具体情况进行调整。针刺时间一般为 20 ～ 30 分钟，每日或隔日进行一次，10 次为一个疗程。

2. 耳针疗法

取肝、胆、肾、三焦、内耳、外耳、皮质下。每次选用 3 ～ 5 穴，双耳交替使用，毫针刺法或压丸法、埋针法。

3. 电针疗法

在常规针刺的基础上，接上电针仪器进行治疗。电针可增强刺激强度，提高疗效，特别适用于症状较重的患者。

（三）治疗方法

针灸治疗耳聋和耳鸣的过程通常分为三个阶段：急性期、恢复期和巩固期。

1. 急性期

病情发作的前 3 日为急性期，此时症状较为严重，针灸治疗应以疏通经络、调和气血

为主。每日进行针刺治疗，选用耳门、听宫、听会等穴位，并结合电针疗法。

2. 恢复期

急性期后的 1 周至 1 个月为恢复期，此时症状有所缓解，但仍需治疗。每隔一天进行一次针刺治疗，选用风池、翳风等穴位，配合耳部按摩和中药调理。

3. 巩固期

恢复期后的 1 ～ 3 个月为巩固期，此时症状基本消失，但仍需定期复查和治疗，以防复发。每周进行一次针刺治疗，选用肾俞、脾俞等穴位，结合耳针疗法。

四、其他治疗

其他治疗如耳部敷药，选用活血化瘀、通窍止痛的中药制成药膏，外敷于耳部，每次敷贴 30 分钟，每日 1 ～ 2 次。

五、饮食调理

中医认为，饮食调理对耳聋和耳鸣的康复具有重要作用。建议患者平时多食用清淡、易消化的食物，避免辛辣刺激、油腻和生冷食品。可多食用黑色食物，如黑芝麻、黑豆、木耳等，以滋补肾精，改善耳部功能。

第三篇
鼻 科 疾 病

第十一章

鼻的先天性疾病

第一节　鼻脑膜脑膨出

一、概述

鼻脑膜脑膨出又称鼻脑膨出、鼻颅疝，是一种先天性畸形，是指颅内容物（脑组织、脑膜）通过颅底缺损突入鼻腔或鼻窦的一种病变。这种病变可以导致鼻腔和颅内结构的异常连接，存在感染、脑脊液漏等风险。

二、病因

鼻脑膜脑膨出的病因主要是先天性因素，其具体病因包括：

1. 遗传因素

许多患者与遗传因素有关，尤其是涉及基因突变和家族史的患者。某些基因突变可能影响颅底的发育，导致其形成缺损。

2. 胚胎发育异常

在胚胎发育过程中，神经管的闭合不完全或颅底发育障碍可能导致脑组织和脑膜通过缺损部位向外膨出。尤其是在孕早期，外部因素（如感染、药物、营养不良等）可能影响胚胎发育，导致鼻脑膜脑膨出。

3. 环境因素

某些环境因素，如孕期接触有害物质（如酒精、药物、化学品等），可能增加胎儿发生脑膜脑膨出的风险。

三、流行病学

鼻脑膜脑膨出是一种相对少见的先天性畸形，具体的流行病学特点如下：

1. 发病率

其发病率较低，为1/35 000 ～ 1/200 000，新生儿中可见。然而，由于其临床表现多样且诊断困难，实际的发病率可能会更高。

2. 性别差异

一些研究显示，鼻脑膜脑膨出的发生在性别上无显著差异，男女发病率相近。

3. 年龄分布

大多数患儿在出生后不久即被发现，尤其是在存在明显外部畸形的情况下。然而，一些轻度患者可能在儿童或成年期才被诊断，一般因并发症或偶然检查发现。

四、临床表现

鼻脑膜脑膨出的临床表现取决于膨出的部位、大小及是否存在并发症。

1. 鼻腔阻塞

鼻腔内的膨出物可导致一侧或双侧鼻腔阻塞，患者常表现为鼻塞、呼吸困难。

2. 脑脊液漏

膨出物通过颅底缺损与鼻腔相通时，可能导致脑脊液漏。表现为清亮液体从鼻腔流出，特别是在患者头部前倾或用力时加重。

3. 鼻出血

鼻腔内的膨出物可能引起局部黏膜损伤，导致反复鼻出血。

4. 感染

膨出物暴露在鼻腔中，容易受到细菌感染，导致鼻窦炎、脑膜炎等并发症。患者可表现为发热、头痛、恶心等感染症状。

5. 颅内压升高

在某些情况下，膨出物可能导致颅内压升高，表现为头痛、呕吐、视物模糊等症状。

五、辅助检查

诊断鼻脑膜脑膨出需要多种影像学和实验室检查的综合应用，以确定病变的性质、部位和范围。

1. CT 检查

CT 检查可以清晰显示骨结构的细节，特别是颅底结构的缺损情况。

用于评估颅底缺损的大小、位置，以及膨出物的范围。

2. MRI 检查

MRI 具有良好的软组织对比度，能够详细显示脑组织、脑膜及膨出物的细节。

评估膨出物的组成成分（如是否含有脑组织），以及与周围结构的关系。

3. CT 脑池造影检查

通过向脑池注入对比剂，可以观察脑脊液的流动情况。

用于确诊脑脊液漏的存在及其具体位置。

4. 鼻内镜检查

通过鼻内镜可以直接观察鼻腔内的情况。

用于观察鼻腔内膨出物的外观、大小及位置。

5. 脑脊液分析

脑脊液分析通过检测从鼻腔流出的液体，确认是否为脑脊液。

常用 β- 转铁蛋白或葡萄糖定量分析，检测脑脊液的特异性成分。

6. 细菌培养

对从鼻腔流出的液体进行细菌培养，检查有无感染。

用于鉴别和治疗继发性感染。

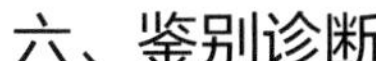

六、鉴别诊断

1. 鼻息肉

鼻息肉是鼻腔和鼻窦内的良性肿物，表现为鼻塞、鼻涕多，但无脑脊液漏和颅底缺损。通过鼻内镜和影像学检查可以鉴别。

2. 鼻腔前庭囊肿

鼻腔前庭囊肿是一种良性病变，常见于鼻腔内，表现为鼻塞、局部肿胀，但不会引起脑脊液漏。CT 和 MRI 可以明确囊肿的性质和位置。

3. 脑膜瘤

脑膜瘤是一种起源于脑膜的良性或恶性肿瘤，可能压迫颅底和鼻腔。通过影像学检查（CT 和 MRI）可以显示肿瘤的特征和范围。

4. 先天性鼻部畸形

如鼻中隔偏曲、鼻腔闭锁等，通常在出生后不久被发现，通过鼻内镜和影像学检查可以明确。

七、治疗

手术治疗是治疗鼻脑膜脑膨出的主要方法，目的是修复颅底缺损，去除膨出物，防止脑脊液漏和感染。

1. 治疗方法

（1）经鼻内镜手术：通过鼻内镜进行微创手术，切除膨出物并修补颅底缺损。适用于膨出物较小、位置较浅的患者。优点是创伤小、恢复快、并发症少。

（2）经颅手术：通过开颅手术进入颅内，切除膨出物并修补颅底缺损。适用于膨出物较大、位置较深、伴有复杂颅底缺损的患者。优点是视野开阔，便于完整切除膨出物和修补缺损。

（3）联合手术：结合经鼻内镜和经颅手术的优势，进行联合手术。适用于复杂患者，需综合应用两种手术方式，以达到最佳治疗效果。

2. 术后并发症的预防

（1）防止感染：术后应用抗生素预防感染，保持切口清洁，避免接触污染环境。术后密切监测脑脊液漏的情况，必要时通过脑池引流、腰椎穿刺等方法进行处理。

（2）切口护理：定期更换敷料，保持切口干燥，观察切口愈合情况。根据医师建议进行适当的康复训练，促进术后恢复。

八、预后与随访

鼻脑膜脑膨出经过及时手术治疗后，预后一般较好。大多数患者可以恢复正常生活，但需注意长期随访和观察，预防并发症和复发。

1. 预后

手术成功与否及术后护理的质量直接影响患者的预后。一般来说，小型膨出物经微创手术治疗后，预后良好；而大型或复杂膨出物需经多次手术或联合手术治疗，预后相对较为复杂。

2. 随访

（1）定期检查：术后定期进行影像学检查（CT、MRI）和鼻内镜检查，以监测病情变化和术后恢复情况。

（2）功能评估：定期评估患者的鼻腔通气功能、嗅觉功能等，了解术后恢复情况。

（3）复发监测：关注有无膨出物复发的迹象，及时处理复发患者。

第二节　先天性后鼻孔闭锁

先天性后鼻孔闭锁是一种罕见的先天性疾病，是指在胚胎发育过程中，后鼻孔未能正常开放，导致鼻腔与鼻咽部之间的通道部分或完全闭锁。这种闭锁可以是骨性、膜性或混合性的，通常会造成新生儿或婴儿的呼吸困难和喂养障碍。

一、病因

1. 胚胎发育异常

先天性后鼻孔闭锁的主要病因是胚胎发育异常。在正常发育过程中，后鼻孔应在胚胎期第 6 周至第 12 周之间形成。当胚胎鼻后部的结构未能正确分离或重新排列，便可导致后鼻孔的闭锁。

2. 遗传因素

部分先天性后鼻孔闭锁的患者可能与遗传因素有关，如 CHARGE 综合征，这些综合征通常伴有其他发育异常，如心脏缺陷、听力损失等。

3. 环境因素

孕期暴露于环境因素，如药物、化学品、感染等，也可能增加胎儿后鼻孔闭锁的风险。

二、流行病学

1. 发病率

先天性后鼻孔闭锁的发病率为每 5000 ～ 8000 个新生儿中有 1 例。尽管总体上较为罕见，但在一些特定综合征如 CHARGE 综合征中较为常见。

2. 性别差异

该病的性别差异不明显，男女发病率接近相同。

3. 单侧闭锁与双侧闭锁

单侧闭锁较双侧闭锁更为常见，约占 2/3。双侧闭锁较为严重，因为它会导致完全的鼻腔阻塞，严重影响新生儿的呼吸。

三、临床表现

先天性后鼻孔闭锁的临床表现取决于闭锁的性质（单侧或双侧）和程度。

1. 双侧后鼻孔闭锁

（1）呼吸困难：新生儿出现严重的呼吸困难，因为婴儿主要通过鼻呼吸。尤其是在喂

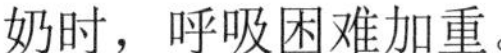

奶时，呼吸困难加重。

（2）发绀：因缺氧引起的口唇和皮肤发绀，尤其在哭泣或吃奶时更明显。

（3）窒息：可能会出现窒息症状，需要紧急处理。

2．单侧后鼻孔闭锁

（1）单侧鼻塞：新生儿常表现为一侧鼻腔堵塞，鼻腔分泌物增加。

（2）呼吸声音异常：喂奶或哭泣时可听到单侧鼻腔的异常呼吸声音。

（3）反复感染：因鼻腔引流不畅，患儿容易反复发生鼻窦炎或中耳炎。

四、辅助检查

1．CT 检查

CT 是诊断后鼻孔闭锁的金标准，能够清晰显示后鼻孔的结构及闭锁的性质（骨性、膜性或混合性），并且评估后鼻孔闭锁的具体部位、范围及对周围结构的影响。

2．MRI 检查

MRI 能够提供软组织的详细信息，有助于评估闭锁区的软组织结构。适用于病情复杂的患者，特别是伴有其他颅面部异常时。

3．鼻内镜检查

通过鼻内镜可以直接观察鼻腔内的情况，可用于初步评估鼻腔通道和后鼻孔的情况，结合影像学检查提供更全面的信息。

4．鼻通气试验

鼻通气试验通过观察鼻腔内气流的情况，可以评估鼻腔的通气情况，辅助诊断后鼻孔闭锁，特别是在新生儿期和婴儿期。

五、鉴别诊断

1．新生儿鼻塞

新生儿鼻塞可能由于生理性鼻腔狭窄或鼻腔内分泌物增多引起，一般通过保守治疗可以缓解，不伴有后鼻孔结构异常。

2．鼻中隔偏曲

鼻中隔偏曲是指鼻中隔偏向一侧，导致鼻腔一侧狭窄。通过鼻内镜和影像学检查可以明确鼻中隔的位置和形态。

3．鼻腔肿瘤

鼻腔肿瘤如血管瘤、纤维瘤等可能引起鼻腔阻塞，可通过影像学检查和病理活组织检查确诊。

4．鼻腔前庭囊肿

鼻腔前庭囊肿是一种良性病变，可引起鼻腔阻塞。CT 或 MRI 检查可以显示囊肿的具体位置和性质。

5．其他先天性畸形

如 CHARGE 综合征等，通常伴有其他系统的发育异常。通过综合检查和遗传学分析可以明确诊断。

六、治疗

手术治疗是先天性后鼻孔闭锁的主要方法，目的是恢复鼻腔与鼻咽部的通道，改善呼吸功能。

1. 治疗方法

（1）经鼻内镜手术：通过鼻内镜进行微创手术，切除闭锁的组织，重建后鼻孔通道。适用于大多数患者，特别是膜性和轻度骨性闭锁。优点是创伤小、恢复快、并发症少。

（2）经口腔手术：通过口腔进入鼻咽部，切除闭锁的组织，重建后鼻孔通道。适用于复杂患者，特别是伴有其他鼻咽部畸形的患者。优点是视野开阔，便于完整切除闭锁组织。

（3）联合手术：结合经鼻内镜和经口腔手术的优势，进行联合手术。适用于病情复杂的患者，需综合应用两种手术方式，以达到最佳治疗效果。

2. 术后管理

（1）防止感染：术后应用抗生素预防感染，保持鼻腔清洁，避免接触污染环境。

（2）切口护理：定期更换敷料，保持切口干燥，观察切口愈合情况。

（3）康复训练：根据医师建议进行适当的康复训练，促进术后恢复。

七、预后与随访

先天性后鼻孔闭锁经过及时手术治疗后，预后一般较好。大多数患者可以恢复正常呼吸功能，但需注意长期随访和观察，预防并发症和复发。

1. 预后

手术成功与否及术后护理的质量直接影响患者的预后。一般来说，单侧闭锁经手术治疗后，预后良好；而双侧闭锁需经多次手术或联合手术治疗，预后相对较为复杂。

2. 随访

（1）定期检查：术后定期进行影像学检查（CT、MRI）和鼻内镜检查，以监测病情变化和术后恢复情况。

（2）功能评估：定期评估患者的鼻腔通气功能、嗅觉功能等，了解术后恢复情况。

（3）复发监测：关注有无再次闭锁的迹象，及时处理复发患者。

八、预防措施

先天性后鼻孔闭锁的预防主要在于孕期的健康管理和产前检查。

1. 孕期健康管理

避免有害物质暴露，孕期避免接触酒精、药物、化学品等有害物质。保持均衡饮食，补充足够的维生素和矿物质，特别是叶酸的摄入。

2. 产前检查

定期进行产前检查，特别是超声检查，早期发现胎儿的发育异常。有家族遗传史的孕妇应进行遗传咨询和基因筛查。

第十二章
鼻外伤

第一节　鼻骨骨折

鼻骨骨折是面部最常见的骨折类型之一，常由于外部暴力引起。这种骨折可能涉及单侧或双侧鼻骨，并可能伴有鼻中隔和鼻腔软组织的损伤。由于鼻骨位于面部中央，突出的解剖位置使其容易受伤。

一、病因

鼻骨骨折的主要病因是外部暴力。常见的病因包括：①直接撞击，如拳击、打斗、摔跤等。②交通事故，机动车碰撞、自行车摔倒、行人被撞等。③运动损伤，接触性运动如足球、篮球、拳击等。④跌倒和摔伤，在老年人和儿童中更为常见。

二、流行病学

鼻骨骨折是所有面部骨折中最常见的一种，占面部骨折的40%～50%。发病率男性高于女性，且多见于年轻成人，这可能与男性参与高风险活动较多有关。儿童和老年人也易发生鼻骨骨折，尤其是在跌倒和摔伤时。

三、临床表现

鼻骨骨折的临床表现多种多样，取决于损伤的严重程度和伴随的软组织损伤。常见的症状和体征包括：

1. 疼痛

受伤后即刻出现局部疼痛，以触碰时明显。

2. 肿胀和瘀斑

鼻部及周围组织迅速出现肿胀和瘀斑，特别是在眼睑和眼眶周围。

3. 畸形

可见鼻梁部位的变形，如塌陷、偏斜等。

4. 鼻出血

受伤后可能出现鼻出血，严重时难以自行止血。

5. 鼻塞和呼吸困难

由于肿胀和鼻腔内出血，患者可能出现鼻塞和呼吸困难。

6. 触痛和骨擦音

触摸鼻骨时可感到明显的触痛，严重者可感受到骨擦音。

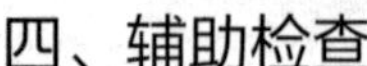

四、辅助检查

1. 体格检查

通过详细的面部检查，可以初步判断是否存在鼻骨骨折及其类型。医师会检查鼻部的外观、触痛、畸形及有无骨擦音。

2. X 线检查

X 线检查可以显示鼻骨的骨折线，但在评估复杂骨折或伴随其他面部骨折时不够详细。

3. CT 检查

CT 检查是评估鼻骨骨折的金标准，能够提供详细的骨结构信息，显示骨折线的具体位置、方向及其他相关损伤。

4. MRI 检查

MRI 检查通常用于评估软组织损伤，如鼻腔内软组织的水肿和血肿等，但在骨折诊断中不如 CT 常用。

五、鉴别诊断

1. 软组织挫伤

仅有软组织损伤而无骨折时，表现为局部肿胀和瘀斑，但无明显骨擦音和骨畸形。

2. 鼻中隔偏曲

先天或后天性鼻中隔偏曲可引起鼻腔阻塞和鼻部变形，但无急性外伤史和骨折特征。

3. 鼻腔异物

鼻腔异物儿童常见，异物引起鼻腔阻塞和局部炎症反应，但无外伤史和骨折特征。

4. 鼻窦炎

鼻窦炎表现为鼻部疼痛、鼻塞和分泌物增多，但通常伴有慢性炎症史，无外伤史。

六、治疗

鼻骨骨折的治疗取决于骨折的类型、严重程度及有无并发症。主要治疗方法包括非手术治疗和手术治疗。

1. 非手术治疗

（1）冷敷和止血：在受伤后 24 小时内进行冷敷，有助于减轻肿胀和止血。

（2）复位：对于轻度骨折或无明显移位的患者，可在局部麻醉下进行手法复位，尽量恢复鼻骨的正常形态。

（3）固定：复位后可使用鼻夹或其他固定装置维持鼻骨位置，通常固定 1 ～ 2 周。

2. 手术治疗

（1）手术指征：对于严重移位骨折、伴有功能障碍（如呼吸困难），或手法复位失败的患者，需进行手术治疗。

（2）手术方法：通过切开暴露骨折部位，进行精确复位和内固定，常用的固定材料包括微型钢板、螺钉等。

七、预后与并发症

鼻骨骨折经过正确治疗后，大多数患者预后良好。但病情严重或处理不当的患者可能出现并发症，如①鼻中隔血肿：鼻中隔内出现血肿，未及时处理可导致感染和鼻中隔穿孔。②鼻中隔偏曲：骨折愈合不良导致鼻中隔偏曲，影响鼻腔通气功能。③面部畸形：骨折复位不佳或移位骨折可导致永久性面部畸形。④鼻腔阻塞：骨折导致鼻腔结构改变，影响正常通气。⑤感染：在伴有开放性损伤时，鼻腔内的血肿和伤口易感染。

第二节　鼻窦骨折

鼻窦骨折是面部骨折的一种，涉及鼻腔的多个骨骼结构，包括上颌窦、额窦、筛窦和蝶窦。由于鼻窦结构复杂且位置突出，因此在面部外伤中容易受损。鼻窦骨折不仅影响面部外观，还可能导致严重的功能障碍和并发症，如呼吸困难、视力障碍、脑脊液漏和感染等。

一、病因

鼻窦骨折通常由外力作用所致。常见的病因包括：①交通事故，机动车碰撞、自行车摔倒或行人被撞等。②直接暴力，如殴打、拳击、跌倒等。③运动损伤，尤其是在接触性运动如足球、篮球、拳击等中。④工业和家庭意外事件，如坠落、重物击打等。

二、流行病学

鼻窦骨折的发病率随着社会和交通的发展而增加。年轻男性的发病率最高，这与其更频繁地参与高风险活动有关。鼻窦骨折在所有面部骨折中的占比可达15%～25%。

三、临床表现

鼻窦骨折的临床表现取决于受伤的具体部位和严重程度，常见的症状和体征包括：

1. 面部疼痛

受伤后即刻出现局部疼痛，尤以触碰时明显。

2. 肿胀和瘀斑

受伤部位及周围组织迅速出现肿胀和瘀斑，特别是在眼眶周围。

3. 鼻出血

受伤后可能出现鼻出血，严重时难以自行止血。

4. 鼻塞和呼吸困难

由于肿胀和血肿，患者可能出现鼻塞和呼吸困难。

5. 视力障碍

如果骨折涉及眼眶壁，可能引起复视、视力下降或眼球运动障碍。

6. 脑脊液漏

当骨折涉及颅底时，可能出现脑脊液漏，表现为清亮的液体从鼻腔流出。

7. 面部畸形

骨折可能导致面部变形，如鼻梁塌陷、眼眶塌陷等。

四、辅助检查

1. X 线检查

X 线检查可以显示鼻窦的骨折线，但在评估复杂骨折或伴随其他面部骨折时可能不够详细。

2. CT 检查

CT 检查是评估鼻窦骨折的金标准，能够提供详细的骨结构信息，显示骨折线的具体位置、方向及其他相关损伤。

3. MRI 检查

MRI 检查通常用于评估软组织损伤，如鼻腔内软组织的水肿和血肿等，但在骨折诊断中不如 CT 检查常用。

五、鉴别诊断

1. 软组织挫伤

仅有软组织损伤而无骨折时，表现为局部肿胀和瘀斑，但无明显骨擦音和骨畸形。

2. 鼻中隔偏曲

先天或后天性鼻中隔偏曲可引起鼻腔阻塞和鼻部变形，但无急性外伤史和骨折特征。

3. 鼻腔异物

鼻腔异物在儿童中常见，异物会引起鼻腔阻塞和局部炎症反应，但无外伤史和骨折特征。

4. 鼻窦炎

鼻窦炎患者表现为鼻部疼痛、鼻塞和分泌物增多，但通常伴有慢性炎症史，无外伤史。

六、治疗

鼻窦骨折的治疗取决于骨折的类型、严重程度及有无并发症。主要治疗方法包括非手术治疗和手术治疗。

1. 非手术治疗

（1）冷敷和止血：在受伤后 24 小时内进行冷敷，有助于减轻肿胀和止血。

（2）复位：对于轻度骨折或无明显移位的患者，可在局部麻醉下进行手法复位，尽量恢复鼻窦的正常形态。

（3）固定：复位后可使用鼻夹或其他固定装置维持鼻骨位置，通常固定 1 ～ 2 周。

（4）药物治疗：使用抗生素预防感染，镇痛药缓解疼痛，必要时应用脱水药物减轻脑脊液漏。

2. 手术治疗

（1）手术指征：对于严重移位骨折、伴有功能障碍（如呼吸困难、视力障碍），或手法复位失败的患者，需进行手术治疗。

（2）手术方法：通过切开暴露骨折部位，进行精确复位和内固定，常用的固定材料包括微型钢板、螺钉等。对涉及眼眶、额窦等部位的复杂骨折，需要联合多学科合作，进行精细手术。

七、预后与并发症

鼻窦骨折经过正确治疗后，大多数患者预后良好。但严重或处理不当的患者可能出现如下并发症：

1. 脑脊液漏

当骨折涉及颅底时，未及时处理的脑脊液漏可能导致脑膜炎。

2. 视力障碍

眼眶壁骨折可能导致永久性视力下降或复视。

3. 鼻腔阻塞

骨折导致鼻腔结构改变，影响正常通气。

4. 面部畸形

骨折复位不佳或移位骨折可导致永久性面部畸形。

5. 感染

鼻窦内的血肿和伤口易感染，特别是在伴有开放性损伤时。

第三节　脑脊液鼻漏

脑脊液鼻漏是一种病理状态，指脑脊液通过颅底的缺损漏入鼻腔或鼻窦，并从鼻孔流出。这种情况可能由于创伤、手术或病理性条件引起，通常会伴随感染风险，如脑膜炎等。及时诊断和处理脑脊液鼻漏对于预防并发症、保护脑组织至关重要。

一、病因

1. 创伤性因素

（1）头部外伤：如交通事故、跌倒、打击等导致的颅底骨折，是最常见的原因。

（2）手术创伤：如鼻窦手术、脑外科手术等过程中意外损伤颅底。

2. 自发性因素

（1）颅底解剖异常：先天性缺陷或骨质疏松可能导致颅底薄弱，易发生脑脊液漏。

（2）高颅内压：如脑积水、肿瘤、炎症等引起的颅内压升高。

3. 病理性因素

（1）肿瘤：颅内或颅底肿瘤侵蚀骨质，导致脑脊液漏。

（2）感染：如鼻窦炎、脑膜炎等感染性疾病侵蚀颅底。

二、流行病学

脑脊液鼻漏的确切发病率较难统计，因为其症状可能被误诊或漏诊。创伤性脑脊液漏在颅脑损伤患者中较为常见，占颅底骨折的2%～4%。自发性脑脊液鼻漏较为罕见，发病率为 1/10 万左右，通常发生在成人。

三、临床表现

1. 鼻腔流出清亮液体

鼻腔流出清亮液体，尤其在头部前倾或用力时加重，这种液体通常为无色、清澈的脑脊液。

2. 头痛

由于脑脊液流失，颅内压降低，患者常感到持续性或阵发性头痛。

3. 视力障碍

由于颅内压变化，部分患者可能出现视物模糊或复视。

4. 耳漏

当脑脊液通过耳道流出时，表现为耳漏。

5. 反复感染

脑脊液漏增加了脑膜炎等中枢神经系统感染的风险，表现为发热、头痛、颈项强直等症状。

四、辅助检查

1. 影像学检查

（1）CT 检查：能够显示颅底骨折和颅内异常情况，是诊断脑脊液鼻漏的重要工具。

（2）MRI 检查：能够提供详细的软组织信息，有助于评估脑组织和脑膜的情况。

（3）CT 脑池造影：通过向脑池注入对比剂，可以观察脑脊液的流动情况，确诊脑脊液漏的具体位置。

2. 实验室检查

（1）脑脊液分析：检测从鼻腔流出的液体，确认是否为脑脊液。常用 β- 转铁蛋白或葡萄糖定量分析，检测脑脊液的特异性成分。

（2）细菌培养：对流出的脑脊液进行细菌培养，判断有无感染。

（3）鼻内镜检查：通过鼻内镜可以直接观察鼻腔内的情况，辅助判断脑脊液漏的部位和程度。

五、鉴别诊断

1. 鼻窦炎

鼻窦炎导致的鼻腔流出物通常为黏稠的脓性分泌物，伴有鼻塞、头痛等症状。

2. 变应性鼻炎

变应性鼻炎患者常有透明的鼻涕，但无头部创伤史和脑脊液漏的特征。

3. 鼻腔肿瘤

鼻腔肿瘤可引起出血和分泌物增加，需通过影像学检查和病理检查鉴别。

4. 脑脊液耳漏

与脑脊液鼻漏类似，但液体从耳道流出，需通过影像学检查确定漏点位置。

六、治疗

1. 非手术治疗

（1）卧床休息：建议患者卧床休息，避免剧烈活动和头部前倾，减轻脑脊液漏。

（2）头高位：抬高头部以减少颅内压，减轻脑脊液漏。

（3）脱水疗法：使用脱水药物如甘露醇，减轻颅内压，减轻脑脊液漏。

（4）抗生素预防：预防性使用抗生素，防止感染。

2. 手术治疗

（1）手术指征：对于持续性脑脊液漏、伴有颅内感染或颅底解剖结构异常的患者，需进行手术治疗。

（2）手术方法：通过切开暴露颅底缺损部位，进行精确修补和内固定，常用的修补材料包括筋膜、骨片、人工材料等。

（3）微创手术：近年来，鼻内镜微创手术已逐渐应用于脑脊液漏的修补，具有创伤小、恢复快的优点，效果良好。

七、预后与并发症

脑脊液鼻漏经过正确治疗后，大多数患者预后良好。但如果治疗不当或延误，可能出现以下并发症，①脑膜炎：脑脊液漏增加了细菌进入颅内的风险，未及时处理可导致严重的脑膜炎。②颅内压异常：脑脊液漏可导致颅内压异常，表现为头痛、视力障碍等。③复发：部分患者在治疗后可能复发，需进一步手术治疗。④慢性鼻窦炎：长期脑脊液漏可引起慢性鼻窦炎，影响鼻腔功能。

第十三章 外鼻炎症性疾病

第一节　鼻前庭炎

鼻前庭炎是指鼻腔前庭部位的炎症性病变。鼻前庭是鼻腔的前部区域，由皮肤和软组织构成，易受到外界环境和机械刺激的影响。鼻前庭炎常见于成年人和儿童，表现为局部红肿、疼痛、脓性分泌物和痂皮形成。该病多由细菌感染引起，也可由其他因素诱发，如过敏、外伤、局部刺激等。

一、病因

鼻前庭炎的病因多种多样，主要包括以下几方面：

1. 细菌感染

细菌感染是鼻前庭炎最常见的病因。常见致病菌包括金黄色葡萄球菌、链球菌等。细菌通过皮肤的微小破损或毛囊进入，引起局部感染。

2. 病毒感染

某些病毒如疱疹病毒、感冒病毒等也可引起鼻前庭的炎症。

3. 外伤

挖鼻、外力撞击或其他机械性损伤可导致皮肤破损，继而感染，诱发炎症。

4. 变态反应

变应性鼻炎、湿疹等变应性疾病可导致鼻前庭皮肤的反复炎症。

5. 不良习惯

如频繁挖鼻、鼻腔不良卫生习惯等会增加鼻前庭炎的发生风险。

6. 局部刺激

使用刺激性药物或化学物质，也可导致鼻前庭皮肤的炎症反应。

二、流行病学

鼻前庭炎在各个年龄段均可发生，但多见于成年人和儿童。具体发病率难以统计，但其发病与生活习惯、环境卫生有密切关系。经常接触污染环境或有不良鼻腔卫生习惯的人群发病率较高。

三、临床表现

1. 局部红肿

鼻前庭部位皮肤呈现红肿，触之疼痛。

2. 疼痛
受感染部位疼痛明显，尤其在触碰或挤压时加重。

3. 脓性分泌物
鼻前庭处常有脓性分泌物流出，感染严重时可形成脓肿。

4. 痂皮形成
由于分泌物干燥，鼻前庭处常形成黄色或棕色痂皮。

5. 瘙痒和烧灼感
患者常感到局部瘙痒和烧灼感，有时伴有鼻塞。

6. 全身症状
严重感染时，患者可能出现发热、乏力等全身症状。

四、辅助检查

鼻前庭炎的诊断主要依赖临床表现和体格检查，但必要时可进行以下辅助检查：

1. 细菌培养
对脓性分泌物进行细菌培养，以确定致病菌种类和敏感的抗生素。

2. 病毒检测
如怀疑病毒感染，可进行病毒分离或 PCR 检测。

3. 皮肤活检
对怀疑为其他皮肤病变的患者，可进行皮肤活检，以明确病因。

4. 血液检查
严重感染者可进行血常规检查、C 反应蛋白检查和红细胞沉降率检查，观察白细胞计数及感染指标。

五、鉴别诊断

1. 鼻疖
鼻疖是毛囊感染引起的脓肿，部位通常较深，局部红肿疼痛明显，常伴有发热。需要通过临床表现和细菌培养来鉴别。

2. 鼻前庭湿疹
鼻前庭湿疹的患者表现为鼻前庭部位皮肤干燥、瘙痒、脱屑，但无明显脓性分泌物和感染症状。

3. 鼻前庭疱疹
鼻前庭疱疹是由疱疹病毒感染引起，表现为水疱、糜烂和疼痛，通过病毒检测可鉴别。

4. 皮肤真菌感染
皮肤真菌感染表现为鼻前庭部位的红斑、脱屑和瘙痒，通过真菌培养和镜检可确诊。

六、治疗

鼻前庭炎的治疗主要包括局部处理、药物治疗和对症治疗。

1. 局部处理

（1）清洁：使用生理盐水或温开水清洗鼻前庭，保持局部清洁，避免二次感染。

（2）湿敷：可用温盐水湿敷，减轻局部炎症和疼痛。

（3）敷药：局部应用抗菌软膏（如莫匹罗星软膏、红霉素软膏）或抗病毒药物（如阿昔洛韦软膏）。

2. 药物治疗

（1）抗生素：对于细菌感染者，口服或局部应用抗生素，如头孢类、青霉素类或红霉素类抗生素。

（2）抗病毒药物：如确诊为病毒感染，可使用抗病毒药物，如阿昔洛韦。

（3）抗过敏药物：对于过敏性鼻前庭炎，可口服抗组胺药物，减轻变态反应。

（4）镇痛药：如疼痛明显，可使用对乙酰氨基酚或布洛芬等镇痛药物。

3. 对症治疗

（1）消肿止痛：局部冷敷或湿敷，减轻红肿和疼痛。

（2）改善卫生习惯：避免挖鼻、保持鼻腔卫生，预防复发。

（3）增强免疫力：注意饮食均衡，适当锻炼，增强机体抵抗力。

七、预后与并发症

鼻前庭炎经过及时治疗后，大多数患者预后良好。但如果治疗不当或延误，可能出现以下并发症：

1. 鼻疖

感染扩散到毛囊，形成鼻疖。

2. 蜂窝织炎

感染扩散到周围组织，导致蜂窝织炎，表现为局部红肿、疼痛加剧，可能伴有发热。

3. 脓肿形成

严重感染可形成脓肿，需外科切开引流。

4. 慢性鼻前庭炎

反复发作的急性鼻前庭炎可转为慢性，表现为持续性红肿、瘙痒和干燥。

第二节　鼻疖

鼻疖是鼻脂腺或汗腺的局限性急性化脓性炎症，偶可发生在鼻尖或鼻翼。致病菌主要是金黄色葡萄球菌。可由于挖鼻、拔鼻毛或创伤致鼻前庭皮肤损伤和继发感染；也可由于鼻腔鼻窦发生化脓性炎症时，因脓液反复刺激，诱发感染。此外，患有全身性疾病时，身体抵抗力降低，易发生疖。疖预后良好，但由于鼻根至两侧嘴角的三角形区域是“危险三角”。鼻疖即发生在此三角内，若处理不当，则可引起严重的颅内并发症，如海绵窦血栓性静脉炎。

一、临床表现

1. 局部症状

局部有胀痛、灼痛、红肿等一般炎症性表现，还可伴有低热和全身不适。

检查时可见一侧鼻前庭内有丘状隆起，周围浸润发硬，发红，疖形成期有明显跳痛，成熟后，顶部出现黄色脓点，溃破则流出脓液，有时排出黄绿色脓栓。病变多在1周内自行破溃而愈。

疖有时可有数个，但多限于一侧，严重者可引起上唇及颊部的蜂窝织炎，表现为同侧上唇、面部、下睑等处肿胀疼痛。

2. 全身症状

畏寒、发热、头痛、全身不适等。

3. 并发症

鼻疖如经挤压，感染扩散，可引起海绵窦血栓性静脉炎，表现为寒战、高热，剧烈头痛，患侧眼睑及结膜水肿、眼球突出不能转动，甚至失明等症状。眼底可见静脉扩张，视盘水肿。严重者可危及生命。

二、辅助检查

一般无须特殊检查。

三、鉴别诊断

1. 急性鼻前庭炎

鼻疖是发生于鼻部皮肤上的局限性化脓性感染，而鼻前庭炎则是鼻前庭皮肤的弥漫性炎症。两者虽然都会在局部引起红、肿、痛等症状，但前者严重时可有全身不适或发热，而后者一般无全身症状；鼻疖偶尔可呈多发疖，有多个脓头，但一般局限在一侧，并且通常起病较急，致病菌主要为金黄色葡萄球菌，而鼻前庭炎常发生在两侧，有急、慢性之分，发病原因多与鼻腔鼻窦分泌物经常刺激有关，故鼻前庭炎患者常同时可能患有急（慢）性鼻炎、鼻窦炎或变应性鼻炎等病症。

2. 鼻部丹毒

丹毒发作时可有寒战、高热、局部皮肤红肿发亮，最具特征性的是丹毒造成的皮肤红肿，与邻近正常皮肤之间的界限十分清楚，当外鼻面颊部受挤时，则呈典型的蝴蝶状外观，患者一般常无鼻病诸症状，临床上不难识别。

四、治疗

严禁挤压，未成熟者忌行切开，控制感染，预防并发症。

1. 全身治疗

全身治疗包括酌情使用抗生素，适当使用镇痛药，中医中药治疗以消炎解毒消肿为主。如有糖尿病，应控制血糖。

2. 局部治疗

①疖未成熟者：局部热敷，超短波或红外线等物理治疗，以消炎止痛；外敷10%鱼石脂软膏促其破溃。②疖成熟者：可待其自然破溃或在无菌条件下以刀片或针头挑破脓头取出脓栓以利引流；或以15%硝酸银腐蚀脓头。切开时忌伤及周围部分，严禁挤压疖，可辅以吸引器吸尽脓液。③疖破溃者：局部涂以抗生素软膏，保护伤口不使其结痂。

3. 合并海绵窦血栓性静脉炎

合并海绵窦血栓性静脉炎必须住院积极治疗，给予足量有效抗生素，并请眼科医师、神经内科医师协同处理。

第三节　酒渣鼻

酒渣鼻又称玫瑰痤疮，中医别名赤鼻，俗称红鼻或红鼻头，是一种发生于面部中央的红斑和毛细血管扩张的慢性皮肤病。男性易患，发病年龄一般较痤疮为晚。常伴有鼻尖和鼻翼痤疮及皮肤充血、肥厚。早期表现为颜面中部的弥漫性暗红色斑片，伴发丘疹、脓疱和毛细血管扩张，晚期出现鼻赘。本病常并发脂溢性皮炎。

一、病因

病因不明。可能与螨虫寄生、局灶性感染、嗜酒及喜食辛辣刺激食物、月经不调、维生素缺乏和内分泌紊乱等诸多因素有关。亦可见于某些心血管疾病患者。

二、临床表现

常发于中年人，好发于颜面中部、鼻尖和鼻翼部，还可延及两颊、颌部和额部。轻者只有毛细血管扩张，局部皮肤潮红，油脂多；进而可出现红色小丘疹、脓疱。严重者鼻端肥大形成鼻赘。

1. 第一期——红斑期

外鼻皮肤潮红，皮脂腺开口扩大，分泌物增多，皮肤呈油光状，饮酒、冷热刺激及情绪紧张时加重。

2. 第二期——丘疹脓疱期

皮肤潮红持续不退，毛细血管扩张，并发丘疹和脓疱疮，增厚成橘皮样。

3. 第三期——鼻赘期

毛细血管显著扩张，皮肤色泽改变明显，并呈分叶状肿大，类似肿瘤，称为鼻赘。

三、辅助检查

行毛囊蠕螨检查、组织病理学检查等可以帮助确诊。

四、鉴别诊断

1. 痤疮

痤疮多见于青春期男女。除发生于面部外，胸背部也常受其侵犯。有典型的黑头粉

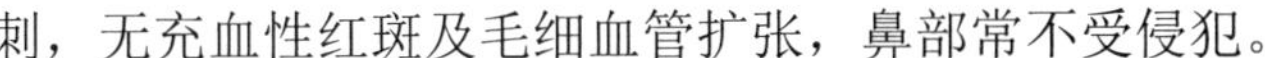

刺，无充血性红斑及毛细血管扩张，鼻部常不受侵犯。

2. 脂溢性皮炎

青春期男女有的皮脂分泌旺盛，眼部尤为明显，毛囊口常扩大，易挤出白色线状皮脂。在进食热饮或冷风刺激后，鼻端部常出现充血性红斑，但为暂时性。无毛细血管扩张及丘疹、脓疱等。

3. 口周皮炎

口周皮炎多发于青年或中年女性。口的周围皮肤包括鼻唇沟、颊、额等处反复发生淡红色小丘疹、丘疱疹、脓疱等，但口唇周围有一狭窄皮肤带不受侵犯。有学者认为本病是不典型的酒渣鼻。

4. 类固醇皮质激素所致毛细血管扩张

类固醇皮质激素所致毛细血管扩张见于面部长期使用高效类固醇皮质激素药物如皮炎平软膏的患者，面部有毛细血管扩张、表皮萎缩、弥漫性红斑及多毛等。

5. 面部湿疹

面部湿疹的皮损为多形性，剧烈瘙痒，无毛细血管和毛囊口扩张现象，面部以外的其他部位也常有湿疹损害。

6. 盘状红斑狼疮

盘状红斑狼疮为境界清楚的桃红或鲜红色斑，中央凹陷萎缩，有毛囊角栓，表面常覆有黏着性钉板样鳞屑，皮损常呈蝴蝶状分布。

五、治疗

1. 避免容易使面部毛细血管扩张的因素

（1）避免热水浴、皮肤长期过冷和日光暴晒等。

（2）少食辛辣食物，戒酒。

（3）因碘可能会使病情加重，故避免含碘的药物和食物（如海带和贝类等）。

2. 局部用药

常用局部药物有 5%甲硝唑霜剂、2%硫黄洗剂，每日 2 次。用药前洗净患处。

3. 全身用药

（1）米诺环素、红霉素、土霉素、氨苄西林等，均对本病的丘疹、脓疱、结节及红斑性病变有明显疗效。

（2）替硝唑。

（3）维生素 B_2、维生素 B_6 可作为辅助性治疗。

4. 其他疗法

其他疗法如电凝术、切割术、激光照射及外用腐蚀剂等，可消除持久扩张的毛细血管。但面部毛细血管扩张后多相互交通，治疗时应注意。

对较大的鼻赘，可行皮肤磨削术或切除明显增生部后移植皮片。

第十四章 急性鼻腔和鼻窦炎性疾病

第一节 急性鼻炎

急性鼻炎是由病毒感染引起的鼻黏膜急性炎性疾病。俗称“伤风”“感冒”。主要由病毒感染引起，可继发细菌感染，有传染性。自然病程为 7 ～ 10 日，有自限性。四季均可发病，冬季多见。

一、临床表现

潜伏期为 1 ～ 3 日。若无并发症，一般病程为 7 ～ 10 日。根据临床表现分为三期。

1. 前驱期

初起觉鼻腔及鼻咽部干燥，烧灼感，打喷嚏。少数患者眼结膜亦有异物感。患者畏寒，全身不适。

2. 卡他期

1 ～ 2 日后出现鼻塞、流清水样涕，合并细菌感染时为黏脓性。嗅觉减退，说话有闭塞性鼻音。儿童可发生鼻出血，全身症状达高峰，如低热、倦怠、食欲下降、头痛。

检查见鼻黏膜弥散性充血、肿胀，总鼻道或鼻底有水样、黏液样或黏脓性分泌物。有时鼻前庭受分泌物刺激可红肿、皲裂。

3. 恢复期

如无并发症，1 ～ 2 周各种症状逐渐减轻，直至消失。

二、辅助检查

1. 鼻腔内镜检查

鼻内镜检查可以直观地看到黏膜是否肿胀、有无异常分泌物、鼻甲下的状况以及可能存在的异物或结构异常。

2. 影像学检查

（1）X 线检查：虽然对于简单的急性鼻炎不常进行，但在怀疑鼻炎合并鼻窦炎或有面部骨折的情况下，X 线检查可以提供骨性结构的信息。

（2）CT 检查：更适用于复杂的鼻窦问题，尤其是鼻窦炎。CT 能提供详细的鼻腔和鼻窦的影像，帮助评估炎症的程度及其对周围结构的影响。

3. 变应原检测

如果怀疑急性鼻炎与过敏有关，变应原检测可以帮助确认病因。常用的变应原检测方法包括：

（1）皮肤刺激试验：通过在患者皮肤上施加少量的潜在变应原，观察是否出现红斑或肿块。

（2）特异性 IgE 血清试验：测定血液中特定变应原的 IgE 抗体水平，帮助确定变应原。

4. 实验室检查

（1）血常规检查：可以观察白细胞计数和分类，了解是否存在感染反应。

（2）病原体检测：通过鼻分泌物的微生物培养或 PCR 技术检测特定病原体，如流感病毒、冠状病毒等。

5. 鼻分泌物的显微镜检查

分析鼻分泌物中的细胞成分，如嗜酸性粒细胞、中性粒细胞等，可帮助判断急性鼻炎的病因，如是否由过敏或感染引起。

6. 内镜下鼻腔冲洗液检查

在特殊情况下，可能需要通过鼻内镜引导下取得鼻腔冲洗液，对其进行细菌培养或病毒检测，以诊断特定的感染。

三、诊断要点

（1）病史有受凉、过度劳累、营养不良、维生素缺乏、内分泌失调及全身慢性疾病和居住环境不良等；具有能致鼻部通气受阻、使病原体易于增生的因素，如鼻中隔偏曲、鼻息肉和慢性扁桃体炎等。

（2）注意各分型期症状的判断。

（3）症状加重或持续应考虑下列并发症：①经窦口蔓延，导致急性鼻窦炎，以上颌窦炎和筛窦炎多见。②经咽鼓管引起急性中耳炎，出现耳痛、听力下降、耳闷等症状。③向下扩散，致急性咽喉炎、气管炎和支气管炎。

四、鉴别诊断

1. 变应性鼻炎

变应性鼻炎无发热等全身症状，突然鼻痒、打喷嚏、流水样涕、鼻塞，发作可迅速停止，症状与接触一定的变应原有关。可合并支气管哮喘等其他Ⅰ型变态反应性疾病。检查见鼻黏膜苍白、水肿、鼻涕呈清水样。鼻分泌物细胞学检查、皮肤实验、激发实验及特异性 IgE 抗体检测均有助于鉴别。

2. 流感

流感是由流感病毒引起，鼻部症状相似，但全身症状较重，如高热、寒战、全身肌肉及关节酸痛等。上呼吸道症状不明显。传染性强，短期内有大量人群发病。

3. 急性鼻窦炎

急性鼻窦炎多是急性鼻炎的发展期，恢复期症状不减轻，反而加重，头痛明显，大量脓涕，局部出现压痛，血常规检查可见中性粒细胞增高。影像学检查可见窦内黏膜肥厚，液平面及窦腔密度增高等表现。

4. 急性呼吸道传染性疾病

急性呼吸道传染性疾病，如麻疹、猩红热、百日咳等，初起症状相似，但其后出现该病的典型体征。

五、治疗

以支持治疗和对症治疗为主，并注意预防并发症。

1. 全身治疗

（1）多饮水，进易消化而富含营养的食物、通便，注意休息。

（2）药物治疗：①早期用发汗疗法以减轻症状，缩短病程。如生姜、红糖、葱白煎水热服。②中、西药，种类繁多，如板蓝根冲剂、双清口服液等。③头痛发热者可服用解热镇痛药，如复方阿司匹林。④合并细菌感染或可疑有并发症时，需用抗生素治疗。

2. 局部治疗

（1）用血管收缩药滴鼻：使黏膜消肿以改善鼻腔通气引流，常用的有 0.25％氯霉素麻黄滴鼻剂，小儿宜用 0.5％麻黄碱液。使用时间不宜超过 10 日，以免形成药物性鼻炎。提倡正确擦鼻法，紧压一侧鼻翼，轻轻擦出对侧鼻腔的分泌物；或将分泌物吸入咽部后吐出。

（2）干扰素 α：鼻部应用虽可减少病毒的复制，但并不能影响病程，其作用有限。

第二节　急性鼻窦炎

急性鼻窦炎是鼻窦黏膜的一种急性化脓性炎症，常继发于急性鼻炎。急性鼻窦炎多由上呼吸道感染引起，细菌感染与病毒感染可同时并发。所有人群均易发生急性鼻窦炎，低龄、年老体弱者更多见。该病影响病患的生活质量，可能会导致下呼吸道感染，严重者有可能引起眼眶、颅内并发症。

一、临床表现

1. 全身症状

全身症状成人较轻，可有低热、畏寒、食欲下降及周身不适等症状。儿童症状较重，可出现高热、咳嗽、闷气等呼吸道症状，也可出现呕吐、腹泻等症状。

2. 局部症状

（1）鼻塞：为持续性，因鼻黏膜充血、肿胀所致。鼻腔内脓性分泌物滞留，可加重鼻塞症状。

（2）嗅觉障碍：由于鼻腔黏膜肿胀，使嗅物质微粒达不到嗅区，可出现暂时的嗅觉障碍。黏膜肿胀消除后，嗅觉可以恢复。筛窦炎常使嗅觉明显减退甚至丧失。

（3）鼻腔分泌物增多：分泌物呈黏脓性或脓性，量多。前组鼻窦炎易向前鼻孔排出，部分流向后鼻孔；后组鼻窦炎易流向鼻咽部。分泌物有时黏稠成脓块，常需用力抽吸才可排出，患者常有痰多之感。牙源性上颌窦炎，分泌物常有腐臭味。

二、辅助检查

1. X 线检查

X 线检查可以显示鼻窦内液体积聚或黏膜肿胀的迹象，但由于其对软组织的分辨率较

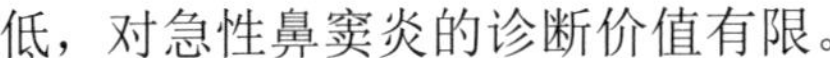

低，对急性鼻窦炎的诊断价值有限。

2. CT检查

CT检查是评估鼻窦炎的“金标准”，能提供关于鼻窦和周围解剖结构的详细信息，尤其是在炎症、肿胀、阻塞或液体积聚的情况下。CT检查对判断病变范围、并发症（如眼窝或颅内并发症）及手术规划具有重要作用。

3. MRI检查

MRI检查主要用于区分软组织结构，如区别真菌感染或肿瘤，以及在怀疑并发症如脑膜炎或眼周围感染时评估病情。

4. 内镜检查

鼻内镜检查可以直视鼻腔内部和鼻窦开口区，检查黏膜的肿胀、分泌物、息肉及结构异常。这种检查可以为诊断鼻窦炎、评估鼻腔内部病变及进行取样培养提供直接的视觉信息。

5. 微生物学和病理学检查

（1）鼻分泌物或鼻窦冲洗液培养：若怀疑细菌感染，可以通过培养鼻分泌物或通过内镜引导下获取的鼻窦冲洗液进行培养，以识别特定的病原体。

（2）抗体测试或PCR技术：在怀疑病毒感染或特殊细菌、真菌感染时，可以通过PCR技术快速检测特定病原体的DNA或RNA。

（3）变态反应测试：包括皮肤刺激试验或特异性IgE血清测试，有助于诊断与变态反应相关的鼻窦炎。

6. 血液检查

（1）血常规：白细胞计数可能升高，特别是在细菌感染的情况下。

（2）C反应蛋白和红细胞沉降率：这些炎症标志物的升高提示体内存在炎症反应。

三、诊断要点

1. 急性上颌窦炎

（1）鼻塞较重且较持续：脓涕晨起少，下午多。

（2）头痛：患侧颊颞部疼痛，尤其是上颌窦前壁尖牙窝处明显，上牙槽及牙根部痛。晨起不痛，上午轻，午后加重；站立或久坐后加重，侧卧时使患侧在上可减轻。

（3）嗅觉障碍：轻度。

（4）局部体格检查：患侧面颊部可有肿胀，尖牙窝、眶下、上牙槽处压痛。中鼻道黏膜充血肿胀，内有大量脓液。

（5）影像学检查：上颌窦黏膜增厚，窦腔密度增高，有时可见液平面。

（6）全身症状：食欲不佳，烦躁不安，畏寒，发热，精神萎靡等。

2. 急性额窦炎

（1）鼻塞轻，脓涕，疼痛多位于额部、眼眶下、眶内上角。上午重，下午轻。

（2）患侧内眦及上睑肿胀，中鼻道前部有脓液流出。

（3）影像学检查可见额窦弥漫性密度增高影，有时可见液平面。X线或CT检查显示额窦弥漫性密度增高影或有液平面。

3. 急性筛窦炎

（1）鼻塞及嗅觉障碍严重。脓涕早晨多，下午少。

（2）前、后组筛窦表现有所不同，前组者脓涕多流向前鼻孔，后组者脓涕流向咽部。

（3）患侧内眦、鼻根部肿胀，压痛点位于内眦深部，鼻镜检查见中鼻道及筛泡处充血最明显，脓液多位于中鼻道及嗅裂。

（4）鼻窦X线检查和CT检查可见筛窦密度增高影。

4. 急性蝶窦炎

（1）鼻塞症状较轻，嗅觉障碍较重。脓涕早晨少，下午多，多流向咽部。

（2）眼球深部疼痛，可放射至头顶或耳后部。一般疼痛规律是早晨轻，下午重。

（3）检查见中鼻甲红肿，嗅裂有脓流向咽部。无颜面部的红肿及局部叩痛点。

（4）CT扫描检查提示蝶窦密度增高，往往同时发现其他鼻窦的炎症反应。

四、鉴别诊断

1. 急性牙源性感染

急性牙源性感染仅有患牙叩击痛，而无鼻腔症状及体征；鼻窦X线检查未见异常。

2. 眶下神经痛

眶下神经痛多为全日性烧灼样疼痛，压迫神经疼痛减轻；鼻腔检查、鼻窦X线检查均为阴性。

3. 三叉神经痛

三叉神经痛可发生于上颌支分布区，痛如刀割或针刺，非常激烈，突发突止；但鼻部检查阴性。

4. 眼部疾病

眼部疾病如角膜炎、睫状体炎，可引起与上颌窦炎相似的症状，但有眼部阳性体征可做鉴别。

五、治疗

（一）急性上颌窦炎

1. 全身应用

对磺胺或青霉素类抗生素过敏者选广谱抗生素，牙源性者加用抗厌氧菌抗生素。

2. 1%麻黄碱滴鼻剂

1%麻黄碱滴鼻剂应取头侧位滴鼻，促进窦口的开放和周围黏膜的水肿消退，引流脓液。

3. 上颌窦冲洗

急性上颌窦炎无并发症者，在全身症状消退，化脓灶已趋向局限化时可施行上颌窦穿刺。有时1次穿刺冲洗即愈。小儿患者或全身症状严重时，可代以负压吸引。也可用特制的上颌窦导管，经总鼻道伸入到下鼻甲中点稍后处，远端高抬进入中鼻道内，使管口向外旋转并前后推拉，感觉进入窦口而不能移动时，开始用温的生理盐水冲洗。此法创伤较穿

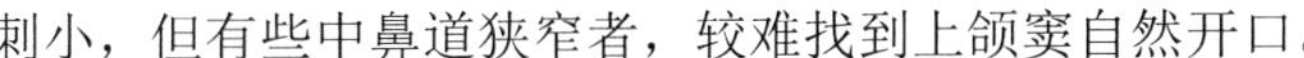

刺小，但有些中鼻道狭窄者，较难找到上颌窦自然开口。

4. 物理治疗

局部热敷或给予红外线、超短波照射。尤对颜面软组织受累肿胀者有良好效果。

5. 其他治疗

提高机体抵抗力，彻底治疗诱因，如为牙源性上颌窦炎，则需治疗牙病。

（二）急性额窦炎

1. 全身应用

必要时给予解热镇痛药。

2. 鼻黏膜消肿药

1%麻黄碱或用1%丁卡因加2%麻黄碱混合液棉片，放于中鼻道前段最高处，使额窦口黏膜消肿后，可通畅引流，减轻疼痛。

3. 物理治疗

物理治疗可选用超短波和红外线。

4. 手术治疗

如全身症状控制而局部疗效不理想，可经鼻内镜行鼻窦功能性手术，开放鼻额管，通畅引流。

5. 并发症的治疗

合并严重的并发症可行额窦环钻术，同时置入引流管冲洗，待症状消退后拔除。

（三）急性筛窦炎

1. 药物治疗

（1）抗生素：如果急性筛窦炎是由细菌感染引起的，应使用抗生素治疗。常用的抗生素包括阿莫西林、阿莫西林-克拉维酸复合物等，具体的药物和疗程应根据患者的具体情况来确定。

（2）抗炎药和镇痛药：非甾体抗炎药（如布洛芬或阿司匹林）可以用来减轻疼痛和炎症。但注意，阿司匹林对儿童和青少年患流感或水痘时禁用，以避免患瑞氏综合征的风险。

（3）鼻腔用药：使用生理盐水通过鼻腔冲洗器等器具进行鼻腔冲洗可以帮助润滑鼻腔、稀释鼻液并清除病原体。鼻用皮质类固醇喷雾（如氟替卡松或布地奈德）可以减轻鼻黏膜的炎症。

2. 家庭护理措施

（1）保持适当的水分摄入：适当多喝水可以帮助稀释体液，减轻鼻腔和咽喉的不适。

（2）加湿器：使用加湿器可以增加室内空气湿度，有助于缓解鼻塞和鼻腔干燥。

（3）热敷：在面部特别是鼻窦区域敷温湿毛巾，可以帮助缓解疼痛和鼻窦压力。

（4）保持头部抬高：睡觉时保持头部稍微抬高，可以帮助减轻鼻窦压力和鼻塞。

3. 避免变应原和刺激物

如果急性筛窦炎与变态反应有关，避免接触已知的变应原是必要的。此外，避免烟草、烟雾和其他空气污染物也有助于减轻鼻腔黏膜的刺激。

4. **手术治疗**

在极少数情况下，如果筛窦炎反复发作或长期不愈合，可能需要进行鼻窦手术来清除阻塞的鼻窦通道。

（四）急性蝶窦炎

1. **抗生素治疗**

由细菌感染引起的急性蝶窦炎，抗生素是治疗的首选。常用的抗生素包括阿莫西林-克拉维酸、头孢类抗生素、喹诺酮类抗生素。

治疗通常根据细菌的敏感性测试来选择适当的抗生素，并可能需要较长的疗程，以彻底消除病原体。

2. **鼻腔冲洗**

使用温盐水（生理盐水）进行鼻腔冲洗可以帮助减轻症状（如鼻塞和分泌物堵塞），有助于保持鼻窦通畅，减少细菌的积聚。

3. **鼻用皮质类固醇**

鼻用皮质类固醇喷雾，如氟替卡松或布地奈德，可以有效减轻鼻窦炎症。这些药物有助于减少黏膜肿胀，改善鼻腔通气。

4. **非甾体抗炎药**

使用非甾体抗炎药如布洛芬或对乙酰氨基酚，可用于控制疼痛和减少炎症。

5. **手术治疗**

在药物治疗无效或出现并发症的情况下，可能需要进行手术治疗。手术目的是清除鼻窦内的感染物质，恢复鼻窦通气和排液。常用的手术方法包括内镜下鼻窦手术和鼻窦开放手术（在更复杂或紧急的情况下）。

第十五章 慢性鼻炎

第一节 慢性单纯性鼻炎

慢性单纯性鼻炎是由于血管扩张，腺体分泌增加形成的以黏膜肿胀、分泌物增多为特点的慢性炎症。

一、临床表现

1. 间歇性或交替性鼻塞

（1）间歇性鼻塞：一般表现为白天、劳动或运动时减轻，夜间、静坐或寒冷时加重。

（2）交替性鼻塞：侧卧时位于下侧的鼻腔常阻塞加重；转卧另一侧后，原来位于上侧没有鼻塞或鼻塞较轻的鼻腔，转到下侧后出现鼻塞或鼻塞加重；而原来位于下侧的鼻腔的鼻塞症状减轻。此外，嗅觉可有不同程度地减退，说话呈闭塞性鼻音。由于鼻涕长期流经鼻前庭和上唇部，可致皮炎或湿疹，多见于小儿。鼻涕向后可流入咽腔，出现咳嗽、多痰等症状。

2. 多涕

多涕常为黏液性或黏脓性，偶呈脓性。脓性者多于继发性细菌感染后出现。

二、辅助检查

总鼻道或下鼻道常有黏液性或脓性分泌物。体格检查可发现鼻黏膜肿胀，表面光滑、湿润，一般呈暗红色。鼻甲黏膜柔软而富有弹性，探针轻压可现凹陷，但移开探针则凹陷很快复原，特别在下鼻甲更为明显。若用1%～2%的麻黄碱液进行鼻黏膜收缩，则鼻甲会迅速缩小。总鼻道或下鼻道有黏液性或脓性分泌物。

三、诊断要点

鼻塞、鼻涕增多为主要症状，还可伴有嗅觉减退、闭塞性鼻音、鼻根部不适、头痛等症状。检查见鼻黏膜肿胀，可以无明显的充血，下鼻甲表面光滑、湿润，黏膜柔软而富有弹性，以探针轻压呈凹陷，移去时立即恢复；对血管收缩药敏感。分泌物多聚集于鼻腔底或呈黏液丝悬于下鼻道。

四、鉴别诊断

1. 慢性变应性鼻炎

慢性变应性鼻炎与慢性单纯性鼻炎的症状非常相似，包括鼻塞、流涕和打喷嚏，但其原因是对特定变应原（如花粉、尘螨、宠物皮屑等）的变态反应。鉴别的关键在于是否存在明确的变态反应史和季节性症状变化，以及变应性皮肤试验或血清特异性 IgE 测试的结果。

2. 慢性肥厚性鼻炎

慢性肥厚性鼻炎是鼻黏膜和鼻甲过度增生导致的一种疾病，常见症状包括鼻塞和呼吸困难。与慢性单纯性鼻炎相比，这种类型的鼻炎在内镜检查下可见到显著的黏膜肥厚和鼻甲增大。

3. 慢性萎缩性鼻炎

慢性萎缩性鼻炎是鼻黏膜和鼻甲结构逐渐萎缩、硬化并形成结痂的疾病，可能伴有恶臭（鼻臭症）。这种类型的鼻炎与单纯性鼻炎的主要区别在于鼻腔内明显的干燥感和结痂形成。

4. 鼻中隔偏曲

鼻中隔偏曲是鼻中隔偏离中央线，导致一侧鼻塞或双侧鼻塞。鉴别的关键在于体格检查中鼻中隔的结构异常。

5. 鼻息肉

鼻息肉是在鼻腔或鼻窦内生长的良性肿瘤，常见症状包括鼻塞、流涕和嗅觉减退。与慢性单纯性鼻炎相比，鼻息肉在内镜检查或 CT 检查中可见特异性的肿块。

五、治疗

1. 祛除病因

积极治疗全身疾病；矫正鼻腔畸形，如鼻中隔偏曲、结构性鼻炎等；加强身体锻炼，提高机体抵抗力；注意培养良好的心理卫生习惯，避免过劳。有免疫缺陷或长期使用免疫抑制药物者，尽量避免出入人群密集场所，并注意戴口罩。

2. 血管收缩药

1%麻黄碱滴鼻液或 0.05%羟甲唑啉滴鼻液滴鼻，每日 1 ～ 2 次，或在有明显鼻塞症状时使用。此类药物长期使用可引起药物性鼻炎，因此一般使用不超过 7 ～ 10 日。儿童最好不用或短期使用浓度较低的此类药物。萘甲唑啉滴鼻液（滴鼻净）应禁止使用。

3. 局部皮质激素

鼻喷剂是经常使用的鼻内抗炎药物。

4. 微波或超短波治疗

微波或超短波可以改善鼻腔的血液循环，改善症状。

5. 其他

药物性鼻炎时，鼻黏膜多发生不可逆的增生肥厚，而黏膜纤毛输送功能明显下降，甚至引起鼻甲骨的增生，病情多较顽固，临床上常需手术或激光等治疗。

第二节　慢性肥厚性鼻炎

慢性肥厚性鼻炎是以黏膜、黏膜下，甚至骨质局限性或弥漫性增生肥厚为特点的鼻腔

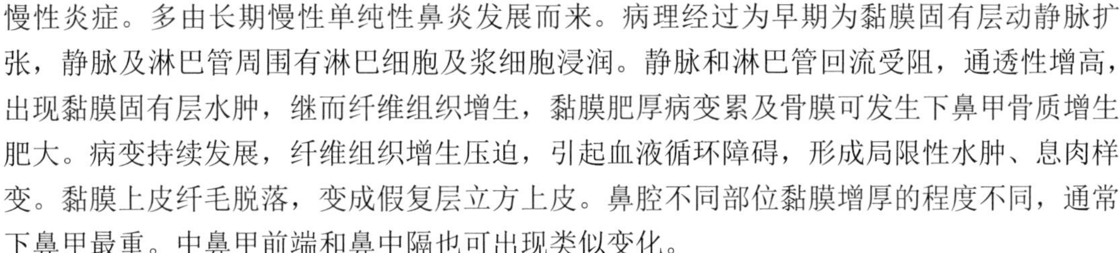

慢性炎症。多由长期慢性单纯性鼻炎发展而来。病理经过为早期为黏膜固有层动静脉扩张，静脉及淋巴管周围有淋巴细胞及浆细胞浸润。静脉和淋巴管回流受阻，通透性增高，出现黏膜固有层水肿，继而纤维组织增生，黏膜肥厚病变累及骨膜可发生下鼻甲骨质增生肥大。病变持续发展，纤维组织增生压迫，引起血液循环障碍，形成局限性水肿、息肉样变。黏膜上皮纤毛脱落，变成假复层立方上皮。鼻腔不同部位黏膜增厚的程度不同，通常下鼻甲最重。中鼻甲前端和鼻中隔也可出现类似变化。

一、临床表现

（1）鼻塞较重，多为持续性，常张口呼吸，嗅觉减退。

（2）鼻涕稠厚，呈黏液性或黏脓性。由于鼻涕后流，刺激咽喉致咳嗽、多痰。

（3）当肥大的中鼻甲压迫鼻中隔时，可引起眼神经所分出的筛前神经受压或炎症，出现不定期发作性额部疼痛，并向鼻梁和眼眶放射，称筛前神经痛，又称筛前神经综合征。

二、辅助检查

1. 鼻腔内镜检查

鼻腔内镜检查可以直接观察鼻腔内部，包括鼻甲的大小、形状和鼻黏膜的颜色、肿胀程度及是否存在息肉或其他异常结构。此检查有助于确定鼻黏膜的肥厚程度和炎症的分布情况。

2. 影像学检查

（1）CT：能够提供鼻腔和鼻窦的详细横截面图像，有助于评估鼻甲的肥厚程度和鼻窦的情况。CT 检查对于区分慢性肥厚性鼻炎与鼻息肉、鼻窦炎等其他疾病具有重要价值。

（2）MRI：用于更细致地观察软组织的结构，尤其在需要区分鼻腔肿瘤或炎症的情况下非常有用。

3. 鼻分泌物的细胞学检查

采集鼻分泌物并进行细胞学检查可以帮助确认炎症的性质（如嗜酸性粒细胞、中性粒细胞或细菌的存在），这对区分变应性鼻炎或感染性鼻炎有一定帮助。

4. 变应原测试

虽然慢性肥厚性鼻炎通常不由过敏引起，但进行变应原测试（如皮肤试验或血液中特异性 IgE 抗体测试）有助于排除变应性鼻炎或确定是否存在并发的变态反应，这对治疗计划的制定有重要影响。

5. 血液检查

全血细胞计数可用于评估有无全身性感染或炎症的迹象，血液中的嗜酸性粒细胞计数升高可能提示过敏性病因。

三、诊断要点

（1）鼻塞多为持续性，程度重。嗅觉减退及闭塞性鼻音明显。鼻涕为黏液性或黏脓性，量不多，且不易擤出。

（2）肥大的下鼻甲后端压迫咽鼓管咽口，引起耳鸣及听力下降，前端肥大部分阻塞鼻泪管开口，致溢泪或继发泪囊炎。

（3）由于长期张口呼吸及涕液的刺激易产生慢性咽喉炎或全身不适，如头痛、头晕、失眠和精神萎靡等症状。

（4）筛前神经综合征出现头痛、头晕、失眠、精神萎靡等，是由于肥大的中鼻甲压迫鼻中隔，刺激三叉神经第一支（眼神经）的分支筛前神经，而引起的三叉神经痛。此种疼痛多为持续的，麻醉嗅沟处黏膜后可缓解。

（5）体格检查见鼻黏膜表面不平，呈结节状或桑椹样改变，下鼻甲前缘及游离缘尤其明显；色苍白或暗红。鼻甲肥大，质地韧实，以探针触之不凹陷或凹陷后恢复缓慢。对血管收缩药反应不敏感，鼻底部或下鼻道可见少量黏脓涕。后鼻镜检查或可见下鼻甲后端肥大，鼻中隔后端黏膜肥厚。

四、鉴别诊断

1. 变应性鼻炎

变应性鼻炎通常表现为季节性或全年性的鼻塞、流涕、咽部瘙痒和打喷嚏。这些症状通常与特定的环境因素有关，如花粉、尘螨、宠物皮屑等变应原刺激。变应性鼻炎的特征是与变态反应相关的炎症，可以通过皮肤试验或血液中特异性 IgE 水平检测来确认。

2. 慢性萎缩性鼻炎

慢性萎缩性鼻炎是一种较少见的慢性鼻炎形式，其特点是鼻腔黏膜和鼻甲逐渐变薄、硬化。患者可能有鼻腔干燥、结痂、恶臭或呼吸障碍等症状。内镜检查中可见鼻腔黏膜明显萎缩、干燥。

3. 鼻中隔偏曲

鼻中隔偏曲是指鼻中隔偏离中线，可能导致一侧或双侧鼻塞。这种情况通过鼻内镜检查容易诊断，与慢性肥厚性鼻炎不同的是，鼻中隔偏曲通常不伴有显著的黏膜炎症。

4. 鼻息肉

鼻息肉是源自鼻腔或鼻窦的良性肿瘤，常继发于慢性炎症，特别是慢性鼻窦炎。鼻息肉通常表现为持续的鼻塞和嗅觉减退。通过鼻内镜检查可以直接观察到息肉的存在。

5. 慢性鼻窦炎

慢性鼻窦炎可能与慢性肥厚性鼻炎可同时存在，常表现为鼻塞、面部胀痛、头痛及鼻分泌物增多。影像学检查（如 CT 检查）有助于诊断鼻窦炎，显示鼻窦内的液体积聚或黏膜肿胀。

五、治疗

1. 药物治疗

（1）鼻黏膜肥厚尚不严重，血管收缩药尚能起效者，治疗同单纯性鼻炎。

（2）下鼻甲硬化剂注射，常用的有 5%鱼肝油酸钠注射液，50%葡萄糖注射液，80%甘油等。应注意全身慢性疾病如动脉硬化、高血压、严重的心脏疾病等患者，不能采用此方法。

2. 物理治疗

物理疗法包括下鼻甲激光治疗（如CO激光和YAG激光）、电凝术、射频消融术等。

3. 手术治疗

手术治疗适用于保守治疗无效者。

（1）手术方法：①下鼻甲部分切除术，临床上应用最多。②下鼻甲骨黏膜下部切除术，适用于骨性肥大者。③中鼻甲部分切除术，适用于中鼻甲肥大者。④下鼻甲外移固定术，对不需切除部分下鼻甲者，可直接将鼻甲骨折后贴于鼻腔外侧壁，使总鼻道截面积增大。也可对鼻甲黏膜稍加分离后紧靠鼻甲骨骨折。此术式相对创伤较轻。

（2）注意事项：下鼻甲血管丰富，富含海绵状组织，与鼻腔生理功能关系密切，一般不宜加以损伤。同时，鼻黏膜血管的舒张和收缩是鼻腔阻力的主要影响因素，其中，下鼻甲前端接近鼻瓣区（鼻腔最大阻力部位），尤其应注意加以保护，尽量保留，以免引起不良反应。原则上切除部分不应超过下鼻甲的1/3。

第三节　萎缩性鼻炎

萎缩性鼻炎是一种发展缓慢的鼻腔萎缩性炎症。女性较多。因常伴有臭鼻克雷伯菌感染而引起奇臭，又称臭鼻症。病因不明，多数认为是全身疾病的一种局部表现，可能是一种自身免疫病。可由长期接触有害或刺激性气体、营养不良、内分泌失调及不适当的下鼻甲手术等引起。主要病理改变为闭塞性血管内膜炎、上皮变性、进行性萎缩，导致鼻黏膜血管、腺体、骨膜及骨质萎缩。

一、临床表现

1. 鼻及鼻咽部干燥

鼻腔过度通气，鼻黏膜腺体萎缩，分泌减少，因此，鼻内常有结痂，有时带血。

2. 鼻塞、嗅觉减退或失嗅

鼻塞、嗅觉减退或失嗅是由鼻腔内脓痂阻塞或鼻黏膜萎缩后神经感觉迟钝引起，虽有气流通过，但不能察觉。

3. 头痛或头晕

因鼻腔过度宽大，鼻黏膜调温保湿功能减退，受冷空气刺激引起头痛或头晕，亦可因脓痂压迫鼻黏膜所致。

4. 恶臭

恶臭多见于病情严重和晚期的患者，呼出气带有特殊的腐烂臭味，但由于嗅觉减退或丧失，因此患者自己不能闻到。恶臭是臭鼻克雷伯菌等细菌使鼻内分泌物和干痂内的蛋白质分解产生吲哚所致。

5. 耳鸣、听力下降

病变波及咽鼓管，出现咽鼓管功能障碍，引起分泌性中耳炎的症状，如耳鸣、听力下降。

6. 咽干、声音嘶哑及刺激性咳嗽

咽干、声音嘶哑及刺激性咳嗽是病变累及咽喉所致。

二、辅助检查

1. 内镜检查

鼻腔内镜是诊断萎缩性鼻炎的主要方法之一，能直接观察鼻腔内部的状态。内镜可以揭示鼻腔黏膜的干燥、薄化，以及是否有广泛的结痂和任何结构变形。此外，还可以观察到鼻甲体的萎缩和可能存在的穿孔。

2. 影像学检查

（1）X 线检查：可以发现鼻腔和鼻甲的结构变化，尤其是骨质萎缩和其他结构异常。

（2）CT 检查：可以提供更详细的鼻腔和鼻窦结构图像，有助于评估黏膜和骨骼的萎缩程度，以及鼻中隔的状况。

3. 微生物学检查

由于萎缩性鼻炎患者易感染，可以对鼻腔分泌物进行细菌和真菌培养，帮助确定是否存在感染及其种类，还有助于指导适当的抗生素的治疗。

4. 鼻腔分泌物培养

鼻腔分泌物培养常见有臭鼻杆菌和类白喉杆菌，但并非真正致病菌。

5. 鼻拭子检查

进行鼻拭子检查以评估是否存在臭鼻克雷伯菌等特殊细菌，这些细菌在萎缩性鼻炎中可能异常增生，导致恶臭。

6. 鼻通气功能测试

鼻通气功能测试可以评估鼻腔通气能力和通气阻力，帮助了解鼻腔结构变化对呼吸功能的影响。

7. 全血细胞计数

通过检查全血细胞计数，评估是否存在全身性炎症反应，有助于进一步了解疾病状态和任何并发的感染情况。

三、诊断要点

（1）患者可有鼻部手术史，或长期处于恶劣环境中，或有长期肥厚性鼻炎史及某些特殊传染病病史。

（2）出现鼻塞、鼻出血、嗅觉障碍、臭鼻症、头痛及鼻咽部干燥等症状。

（3）体格检查可见鼻腔宽大，从前鼻孔可直视鼻咽部，鼻黏膜干燥、糜烂、易出血及鼻甲萎缩变小，下鼻甲尤甚，重症者可暴露骨质，有灰绿色脓痂充塞。咽后壁黏膜亦干燥，有痂皮附着。严重者鼻外形有变化，如鼻梁平宽，鼻孔扁平，鼻翼掀起，状似鞍鼻。

（4）鼻腔分泌物培养常见臭鼻克雷伯菌和类白喉杆菌。

（5）影像学检查可见鼻甲缩小，鼻腔增宽，鼻窦发育不良。

四、鉴别诊断

1. 慢性单纯性鼻炎

慢性单纯性鼻炎通常表现为鼻黏膜的肥厚和持续的炎症，这与萎缩性鼻炎的鼻黏膜萎

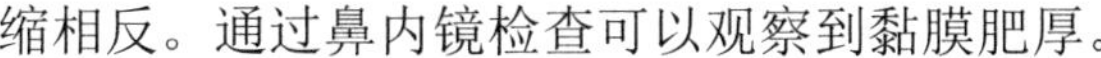

缩相反。通过鼻内镜检查可以观察到黏膜肥厚。

2. 变应性鼻炎

变应性鼻炎可能导致鼻塞、流涕和打喷嚏，但通常不会引起鼻黏膜的萎缩或结痂。变应性鼻炎的诊断可以通过变应原测试（如皮肤试验或特异性 IgE 血清测试）来支持。

3. 感染性鼻炎

细菌或真菌性鼻炎可能导致鼻腔内分泌物的增多和症状的持续，但与萎缩性鼻炎不同的是，感染性鼻炎常伴有急性炎症反应，如红肿和疼痛。微生物培养可以帮助识别特定的病原体。

4. 鼻中隔偏曲或鼻中隔穿孔

鼻中隔偏曲或穿孔可能导致鼻塞和呼吸困难，有时也会引起鼻腔干燥和结痂。通过内镜检查可以发现结构异常，能够与萎缩性鼻炎的黏膜和鼻甲改变进行区分。

5. 鼻窦炎

鼻窦炎，特别是慢性鼻窦炎，可能引起鼻塞和分泌物增多。然而，慢性鼻窦炎一般不会导致鼻黏膜萎缩，且通常伴有面部压痛或头痛，可以通过 CT 检查来评估。

五、治疗

尚无特效治疗，现多应用综合疗法。

1. 全身治疗加强营养

改善环境及个人卫生。试用维生素疗法及微量元素疗法：①维生素 A、B 族维生素，可保护黏膜上皮，促进组织细胞代谢；②铁、锌制剂有一定的辅助作用。

2. 局部治疗

局部治疗原理为清洁湿润鼻腔，分解软化脓痂，促进血液循环和刺激腺体分泌等。

（1）鼻腔冲洗：用温的生理盐水或高锰酸钾溶液（1∶3000）清洁、湿润鼻腔。

（2）滴鼻剂：①复方薄荷油、液状石蜡、鱼肝油等滴鼻以润滑黏膜，促进黏膜血液循环及软化脓痂；② 1% 链霉素可抑制鼻内细菌繁殖。

3. 手术治疗

手术治疗的目的是缩小鼻腔，减少水分蒸发，降低鼻腔通气量，防止鼻内干痂形成。

（1）鼻腔黏骨膜下填塞术：常用的填塞材料有自体骨、软骨、人工生物陶瓷、硅胶、组织块或带蒂组织瓣，以及其他非生物性物质及同种异体骨、软骨及组织。可经鼻中隔切口或唇龈沟切口，将材料置于鼻中隔软骨膜下或下鼻道外侧壁，鼻底等处。

（2）前鼻孔封闭术：目的为封闭后无冷的、干燥的空气刺激，以促进黏膜的恢复。一般封闭 1 ～ 2 年，双侧交替进行。

（3）鼻腔外侧壁内移加固定术：目的为缩小鼻腔宽度，破坏性较大，目前较少使用。

（4）腮腺管移植术或交感神经切断术：可改善症状，给予对症治疗。

第四节　变应性鼻炎

变应性鼻炎又称过敏性鼻炎，是鼻腔黏膜的变态反应性疾病，属于 IgE 介导的 I 型变

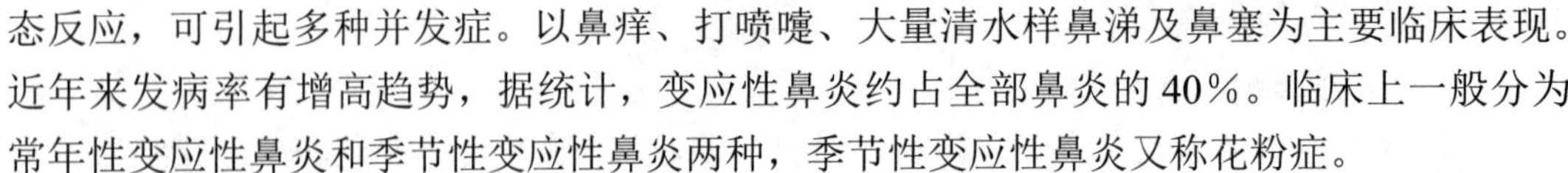

态反应，可引起多种并发症。以鼻痒、打喷嚏、大量清水样鼻涕及鼻塞为主要临床表现。近年来发病率有增高趋势，据统计，变应性鼻炎约占全部鼻炎的40%。临床上一般分为常年性变应性鼻炎和季节性变应性鼻炎两种，季节性变应性鼻炎又称花粉症。

一、病因

变应性鼻炎可发生于任何年龄，男女均有，易见于年轻人，主要原因为接触以下变应原或可引起变态反应的物质。

1. 吸入性变应原

吸入性变应原，如尘埃、虫螨、真菌、动物皮毛、羽毛、棉花絮等，多引起常年性发作；植物花粉引起者多为季节性发作。

2. 食物性变应原

食物性变应原，如鱼虾、鸡蛋、牛奶、面粉、花生、大豆等。特别是某些药品，如磺胺类药物、奎宁、抗生素等均可致病。

3. 接触物类

接触物类，如化妆品、汽油、油漆、乙醇等。

4. 其他

某些细菌及其毒素，物理因素（如冷热变化，温度不调），内分泌失调或体液酸碱平衡失调等均可致病。

二、临床表现

常年性变应性鼻炎多见，发作无规律，常同全身其他变应性疾病并存。季节性变应性鼻炎多在春、秋季发病，发病后迅速出现症状，发作间歇期完全正常。

典型症状为鼻痒、阵发性打喷嚏连续发作、大量水样鼻涕和鼻塞四大特征。

1. 鼻痒和连续打喷嚏

持续性打喷嚏阵发性发作，每日常有数次发作，随后鼻塞和流涕，尤以晨起和夜晚明显。可伴随眼、软腭、面部和外耳道等处发痒。

2. 大量清水样鼻涕

鼻涕量多，可不自觉从鼻孔滴下。若继发感染则有黏脓样分泌物。

3. 鼻塞

鼻塞程度轻重不一，单侧或双侧，间歇性或持续性，也可为交替性。

4. 嗅觉障碍

由黏膜水肿、鼻塞而引起者，多为暂时性。因黏膜持久水肿导致嗅神经萎缩而引起者，多为持久性。

三、辅助检查

1. 皮肤试验（皮试）

皮肤试验是检测特定变应原引起的变应性鼻炎最常用的测试之一。通过将小量的潜在

变应原放置在患者的皮肤表面并轻微刺穿皮肤，观察 15 ～ 20 分钟内是否出现红肿或风团反应。此试验的优点是操作简单、结果迅速且成本相对低廉，能够同时测试多种变应原。

2. 血清特异性 IgE 抗体测试

血清特异性 IgE 抗体测试通过血液样本来测定特定变应原的 IgE 抗体水平。如果体内 IgE 抗体水平升高，可能表明对某种或某些特定物质过敏。该测试适用于不能进行皮肤试验的患者（如皮肤病患者、服用抗组胺药物者）。

3. 鼻腔内镜检查

鼻腔内镜检查可以直接观察鼻黏膜的状态，包括肿胀程度、分泌物和可能存在的结构异常（如鼻中隔偏曲或息肉）。该检查有助于评估炎症程度并排除其他具有类似症状的疾病。

4. 鼻分泌物的细胞学检查

通过分析鼻分泌物中的细胞成分，如嗜酸性粒细胞，可以进一步确认变态反应。发生变态反应时，嗜酸性粒细胞通常会增多。

5. 总 IgE 水平测定

虽然测定血液中的总 IgE 水平对诊断变应性鼻炎的特异性较低，但高水平的总 IgE 可能提示机体存在变应性疾病。

四、诊断

根据病史、典型症状、鼻部检查，结合以下实验室检查，有助于诊断本病。

1. 皮肤试验

以各种变应原浸液作皮肤点刺或皮内注射，局部出现风团、红晕者为阳性反应，以判定致敏原。

2. 鼻腔分泌物检查

将鼻分泌物进行涂片，染色后用显微镜检查可见大量的嗜酸细胞和肥大细胞。

3. 血清特异性变应原检查

血清特异性变应原检查主要有放射变应原吸附试验、酶联免疫吸附试验等。

五、鉴别诊断

1. 非变应性鼻炎

非变应性鼻炎包括几种不同的类型，根据致病因素的不同可分为血管运动性鼻炎、嗜酸性粒细胞增多性非变应性鼻炎、感染性鼻炎、药物性鼻炎等。这些疾病的症状可能与变应性鼻炎相似，但不涉及免疫系统对变应原的反应。诊断通常依赖于病史，尤其是缺乏变态反应史和季节性症状变化。

2. 慢性鼻窦炎

慢性鼻窦炎常常表现为长期鼻塞、面部压痛、嗅觉减退和黏稠鼻分泌物。虽然与变应性鼻炎的一些症状重叠，但慢性鼻窦炎通常更多地与持续的面部胀痛或压迫感有关。

3. 鼻息肉

鼻息肉是发生于鼻腔的息肉性病变，常引起鼻塞和嗅觉减退。鼻息肉可能单独出现，也可能与变应性鼻炎同时存在，特别是在慢性鼻窦炎患者中。内镜检查可以明确是否存在鼻息肉。

4. 感冒和流感

感冒和流感是由病毒引起的呼吸道感染，其症状可能与变应性鼻炎类似，包括鼻塞、流涕和打喷嚏。区别在于感冒和流感常伴有全身症状，如发热、咳嗽和全身不适。

5. 药物性鼻炎

长期使用某些药物（如血管收缩剂型鼻喷剂、某些高血压药物）可能导致药物性鼻炎，其特点是持续的鼻塞而无明显变态反应的症状。

六、治疗

1. 药物疗法

（1）抗组胺药物：传统药物包括马来酸氯苯那敏、赛庚啶和盐酸异丙嗪等。使用方便，见效快，但易发生不同程度的嗜睡等不良反应。新一代全身抗组胺药（如特非那定、西替利嗪、氯雷他定等）疗效明确，局部抗组胺药立复汀不良反应小，见效快。

（2）膜保护剂：色甘酸钠、酮替芬等为肥大细胞膜稳定剂，可减少化学介质的释放。

（3）糖皮质激素：多使用鼻内糖皮质激素制剂，特点是鼻黏膜局部作用强，可将全身不良反应降至最低。常用药物有布地奈德、糠酸莫米松、丙酸氟替卡松等喷鼻剂，一般每侧鼻孔喷 2 次，每天 1 ～ 2 次。

2. 局部治疗

（1）1%麻黄碱滴鼻液滴鼻、1%麻黄碱苯海拉明液、0.25%氢化可的松液或酮替酚液滴鼻。

（2）下鼻甲黏膜电灼、冷冻、激光等治疗可降低神经末梢的敏感性。

3. 脱敏疗法

（1）避免疗法：找出致病的变应原后，设法避免接触是最有效的防治方法。

（2）特异性脱敏疗法：用已找出的变应原作脱敏剂，开始采用小剂量作皮下注射，并逐渐增加剂量，到最大忍受量时改为维持量，直到症状消失为止。经此法治疗的患者，体内可产生大量特异性 IgG 封闭抗体，可阻断抗原与 IgE 抗体的结合，降低介质细胞的敏感性，从而起到治疗作用。

4. 手术疗法

为降低副交感神经的兴奋性，可施行翼管神经切断术，有一定的治疗效果。

第五节　干酪性鼻炎

干酪性鼻炎是鼻腔或鼻窦内充满恶臭的干酪样物的一种疾病，可侵蚀破坏组织和骨质，严重者可发生鼻部畸形。多发于一侧，病程缓慢。

一、病因

本病是由于鼻腔或鼻窦慢性脓性炎症、鼻腔阻塞、分泌物引流不畅，进而黏膜发生干

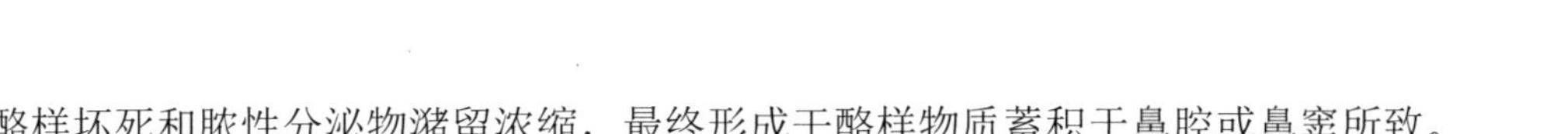

酪样坏死和脓性分泌物潴留浓缩，最终形成干酪样物质蓄积于鼻腔或鼻窦所致。

本病的诱因可能为鼻腔异物、鼻石、鼻腔牙等。

二、临床表现

1. 症状

进行性鼻塞、脓涕，味奇臭，嗅觉减退，有少量鼻出血，可伴有头晕、头痛、食欲下降。

2. 体征

外鼻变形，眼球移位，鼻腔内有恶臭的干酪样物充塞，易用刮匙除净，很少出血，鼻中隔穿孔时上颌窦前壁或硬腭可见。

3. 并发症

若侵入蝶窦，可损害视力，发生相应的脑神经麻痹。

三、辅助检查

1. X线检查

X线检查可见鼻窦阴影均匀模糊，晚期可见窦腔扩大及骨质破坏。

2. 分泌物或干酪样物检查

鼻分泌物或干酪样物培养及涂片检查均无真菌。

四、鉴别诊断

1. 化脓性鼻炎

化脓性鼻炎也可以引起鼻腔内脓性分泌物的形成，但通常与局部感染如鼻窦炎相关。与干酪性鼻炎不同，化脓性鼻炎的分泌物通常不呈干酪状，且病因较为广泛，如细菌感染、真菌感染等。

2. 鼻窦炎

鼻窦炎，尤其是慢性鼻窦炎，常表现为持续的鼻塞和分泌物。区分干酪性鼻炎与鼻窦炎的关键在于，干酪性鼻炎的特征性干酪样分泌物可能与结核病有关。

3. 结核性鼻炎

结核性鼻炎是干酪性鼻炎的一种特殊类型，由结核分枝杆菌引起，特点是在鼻腔内形成干酪样物质。结核性鼻炎通常伴有系统性结核病的其他症状，如体重减轻、夜间出汗等。

4. 粟粒性结核

粟粒性结核是一种全身性的结核感染，可能涉及鼻腔。它与结核性鼻炎类似，但通常表现为更广泛的系统性症状。

5. 鼻部外伤后的并发症

鼻部外伤后可能会发展为慢性感染，导致长期的分泌物产生。虽然这种情况不常见，但也应在鉴别诊断中考虑。

6. 鼻部肿瘤

鼻腔肿瘤，尤其是恶性肿瘤，有时可以表现为异常分泌物和鼻塞。这些肿瘤可能导致鼻腔内组织的破坏和坏死，从而形成类似干酪性分泌物的物质。

7. 真菌性鼻炎

特别是侵袭型真菌性鼻窦炎，可以在免疫系统受损的患者中引起严重的鼻腔感染，表现为鼻塞和异常分泌物，有时这些分泌物可能与干酪性鼻炎相似。

五、治疗

以手术疗法为主，彻底清除鼻腔干酪样物，用生理盐水反复冲洗鼻腔。

去除鼻塞的原因，如清除鼻息肉、肉芽组织、异物或死骨，矫正鼻中隔偏曲等。

鼻窦如被侵及，也应做相应的手术治疗，以使引流畅通。局部小瘘管在清除原发病灶后多能愈合。若瘘管较大，则需搔刮和缝合。

六、预防

适当参加体育锻炼，以增强体质和抗病能力。

注意个人卫生，保持鼻腔干净，不随意掐挖鼻腔，不拔鼻毛。

力求工作或生活环境中的空气新鲜，注意防止不良刺激。

忌烟、酒、辛辣及刺激性食物。

积极治疗原发病。

第十六章

鼻息肉和慢性鼻窦炎

第一节　鼻息肉

鼻息肉为一常见鼻病，是中鼻道、鼻窦黏膜由于水肿而突出的炎性组织，是多种机制导致的慢性炎性过程的终末产物。由于体积逐渐增大和重力作用，息肉常脱垂于总鼻道内。持续性鼻塞是其主要临床特征，具有复发倾向，与多种呼吸道炎症性疾病的关系密切，是严重影响生活质量和身体健康的一种疾病。发病率占1%～4%。但在支气管哮喘、阿司匹林耐受不良、变态性真菌性鼻窦炎及囊性纤维化的患者中，发病率可在15%以上。中年以上发病者多见，男性多于女性，除囊性纤维化病外，幼儿极少发生。

一、临床表现

1. 症状

鼻息肉好发于双侧，单侧发病者少。常见症状为持续性鼻塞，并随息肉体积增大而加重，鼻腔分泌物增多，时有打喷嚏，分泌物为浆液性或黏液性，如并发感染，可为脓性，多伴有嗅觉减退或消失，鼻塞重者说话呈闭塞性鼻音，睡眠打鼾，若息肉阻塞咽鼓管口，可引起耳鸣和听力减退，阻塞鼻窦引流可引起鼻窦炎，患者鼻背、额部及面部胀痛不适。

2. 体征

鼻镜检查可见鼻腔内有一个（单发型）或多个（多发型）、表面光滑、灰白色、淡黄色或淡红色、如荔枝肉状的半透明肿物，前者只有一根蒂，后者则根基较广。触之柔软，不痛，不易出血。多次手术复发者基底宽，不易移动，质地柔韧。息肉小者需用血管收缩药收缩鼻甲或用鼻内镜才能发现。息肉大而多者，向前发展可突至前鼻孔，其前端因常受外界空气及尘埃刺激，呈淡红色，有时表面有溃疡及痂皮；向后发展可至后鼻孔甚至鼻咽。巨大鼻息肉可引起外鼻变形，鼻背增宽、双眼分离过远、鼻翼向两旁扩展，形成“蛙鼻”，鼻腔内可见稀薄、浆液性或黏稠、脓性的分泌物。

二、辅助检查

1. 鼻内镜检查

鼻内镜检查可以直视鼻腔内部，提供清晰的视图，可以详细观察息肉的大小、形状和确切位置，以及鼻息肉对周围结构的影响。此外，后鼻镜检查可以评估鼻咽部和鼻腔后部的情况，对于发现鼻腔后部或鼻咽部的息肉特别有用。

2. 影像学检查

影像学检查包括X线检查和CT检查。X线检查能显示鼻腔的基本结构，但对软组织

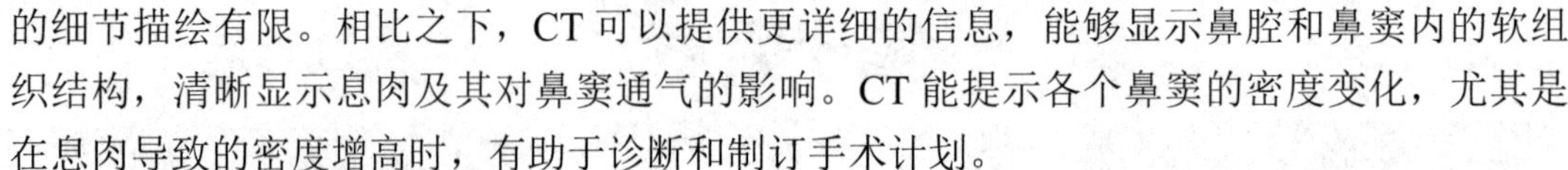

的细节描绘有限。相比之下，CT 可以提供更详细的信息，能够显示鼻腔和鼻窦内的软组织结构，清晰显示息肉及其对鼻窦通气的影响。CT 能提示各个鼻窦的密度变化，尤其是在息肉导致的密度增高时，有助于诊断和制订手术计划。

三、诊断要点

（1）持续性鼻塞，嗅觉减退。影响鼻窦引流时，可引起鼻窦炎。向后阻塞耳咽管咽口，则可出现耳鸣和听力减退。

（2）检查见鼻腔内有一个或多个表面光滑、灰色、半透明的肿物，如荔枝肉状，触之柔软、可移动。一般不易出血，但亦可见表面充血。触之易出血者，称出血性息肉。

（3）鼻内镜和后鼻镜检查可明确息肉的部位和范围。

（4）X 线检查、CT 检查显示鼻腔软组织影像，同时受累各鼻窦密度增高。

四、鉴别诊断

1. 内翻性乳头状瘤

内翻性乳头状瘤多发生于一侧鼻腔，手术时易出血，有术后复发及恶性变倾向。病理检查可明确诊断。

2. 鼻咽纤维血管瘤

纤维血管瘤基底广，多在鼻腔后段及鼻咽部，偏于一侧，不能移动。表面可见血管，色灰白或淡红，触之较硬，易出血，有鼻塞、鼻出血史，多见于男性青少年。

3. 鼻腔恶性肿瘤

鼻腔恶性肿瘤可表现为单侧进行性鼻塞，反复少量鼻出血或有血性脓涕且臭、外鼻变形、面部麻木、剧烈偏头痛、一侧鼻腔内有新生物等临床表现，须施行活检以明确诊断。

4. 鼻脑膜脑膨出

鼻脑膜脑膨出为部分脑膜和脑组织通过筛板的先天缺损处向鼻腔内突出，可发生于新生儿或幼儿。表面光滑、触之柔软，有弹性，不能移动，为单一肿物，无蒂。肿块多位于鼻腔顶部、嗅裂或鼻中隔的后上部。本病少见，如有可疑，应做鼻腔、鼻窦及受累部分颅内结构的 CT 检查，以明确病变的范围。近年来发现，发生于儿童期而就诊于成年期的鼻脑膜脑膨出临床并非罕见，故在考虑手术时一定注意详细询问病史，除外儿童期发病、拟诊为“鼻息肉”的病变。

5. 并发症鉴别

（1）支气管哮喘：大量临床资料表明，鼻息肉病患者中 20%～30% 伴有哮喘或哮喘病史。早年曾认为与鼻肺反射有关，近来则认为两者均为呼吸黏膜嗜酸性粒细胞增多性炎性反应，推测为鼻息肉组织产生的 IL-5 及其他细胞因子作用所致。如此类患者再有阿司匹林耐受不良，则为阿司匹林三联症。

（2）分泌性中耳炎：鼻息肉体积逐渐增大时，可导致咽鼓管受到压迫，还会形成炎性刺激，影响咽鼓管正常的功能，容易出现分泌性中耳炎，导致耳部的健康受到影响。可做耳镜检查、鼓室导抗图。

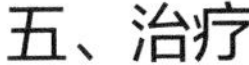

五、治疗

1. 糖皮质激素疗法

（1）初发较小的息肉，类固醇皮质激素息肉内注射，可使息肉缩小，以糖皮质激素类气雾剂如氟替卡松、布地奈德、丙酸倍氯米松等；鼻内喷雾，可阻止息肉生长甚至消失。息肉较大者，可口服泼尼松，每日30mg，共7日，然后每日递减5mg，再用糖皮质激素喷雾剂，可连续应用2～3个月。

（2）鼻息肉术后以糖皮质激素喷雾剂喷入鼻腔治疗，坚持4～12周，可防止息肉复发。其间如有合并鼻窦感染，应积极给予抗生素治疗。

2. 手术摘除

对于引起明显鼻塞、药物治疗无效或对鼻周造成侵袭性损害的大息肉，可手术摘除并行鼻窦开放术。如有窦内黏膜突起形成多处息肉应一并去除，但要区分水肿的黏膜，因后者术后经治疗可恢复正常。近年来，鼻内镜手术的进步和术后处理的进步可使复发率降至15%左右。伴有支气管哮喘和（或）阿司匹林不耐受的鼻息肉患者术后复发率高，尤以后者为甚。鼻息肉摘除术后，哮喘可以缓解或至少无明显变化。为避免手术诱发支气管哮喘，患者应尽量在全身麻醉下进行手术。术前1周给予泼尼松每日30mg，口服，术日早晨肌内注射地塞米松10mg，术后仍以泼尼松每日30mg，维持1周，再改用鼻内糖皮质激素，应用4～12周。

第二节　不伴鼻息肉的慢性鼻窦炎

慢性鼻窦炎（CRS）是一种常见的鼻窦黏膜的慢性炎症性疾病。根据有无鼻息肉的存在，可以将CRS分为伴鼻息肉的慢性鼻窦炎（CRSwNP）和不伴鼻息肉的慢性鼻窦炎（CRSsNP）。

不伴鼻息肉的慢性鼻窦炎病因多样，临床表现复杂，辅助检查和鉴别诊断在确诊中起重要作用。

一、病因

1. 感染

急性细菌性鼻窦炎如果不能彻底治愈，容易转变为慢性鼻窦炎。常见致病菌有流感嗜血杆菌、肺炎链球菌等。

2. 解剖结构异常

鼻中隔偏曲、鼻甲肥大、鼻窦开口狭窄等解剖结构异常会阻碍鼻窦的正常引流，导致分泌物滞留，引发慢性炎症。

3. 变态反应

鼻腔黏膜对变应原的反应导致黏膜水肿、分泌物增多，从而引发或加重慢性鼻窦炎。

4. 免疫因素

免疫功能低下或免疫系统异常（如免疫球蛋白缺乏）也可能是慢性鼻窦炎的病因之一。

5. 环境因素

空气污染、长期接触化学物质或烟雾等会损伤鼻腔黏膜，导致慢性炎症。

6. 系统性疾病

如囊性纤维化、卡塔格内综合征等先天性疾病，会导致黏液纤毛系统功能障碍，从而引发慢性鼻窦炎。

二、流行病学

慢性鼻窦炎是一种全球性的常见病，发病率较高。据统计，10%～15%的人群患有慢性鼻窦炎。不伴鼻息肉的慢性鼻窦炎在成年中较为多见，男性和女性发病率大致相当。然而，具体的流行病学数据在不同地区和不同人群中存在差异。例如，空气污染严重的城市地区，其发病率往往较高。

三、临床表现

1. 鼻塞

鼻塞是最常见的症状，通常表现为双侧持续性鼻塞，夜间加重。

2. 鼻涕增多

鼻涕为黏性或脓性，颜色多为黄色或绿色，分泌物量较多，有时伴有恶臭。

3. 面部疼痛或压迫感

面部疼痛或压迫感主要集中在前额、眼眶周围或上颌窦等部位，常因头部位置变化而加重。

4. 嗅觉减退或丧失

鼻腔和鼻窦黏膜长期炎症导致嗅觉功能受损，部分患者可能出现嗅觉减退甚至丧失。

5. 全身症状

部分患者可伴有头痛、乏力、易疲劳等全身不适症状，严重时影响生活质量。

四、辅助检查

1. 鼻内镜检查

通过鼻内镜可以直接观察鼻腔和鼻窦的内部结构，了解黏膜的炎症情况和分泌物的性状。

2. 影像学检查

CT 检查是诊断慢性鼻窦炎的金标准，可以详细显示鼻窦的解剖结构和病变情况，包括鼻窦的黏膜增厚、分泌物积聚、骨质破坏等。

3. 鼻分泌物培养

通过培养鼻分泌物，可以鉴别致病菌种类，指导抗生素的选择。

4. 变应原测试

对于有变态反应史的患者，进行变应原测试可以确定是否存在变应原，以便进行针对性的治疗。

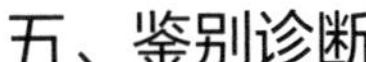

五、鉴别诊断

1. 变应性鼻炎

变应性鼻炎主要表现为间歇性鼻塞、打喷嚏、流清水样鼻涕等，通常伴有变态反应史，通过变应原测试可以鉴别。

2. 鼻中隔偏曲

鼻塞为主要症状，通过鼻内镜或CT检查可以明确鼻中隔的解剖结构异常。

3. 鼻腔异物

鼻腔异物，尤其在儿童中常见，异物引起的鼻塞、分泌物增多，通过鼻内镜检查可以发现异物。

4. 鼻咽癌

鼻咽癌临床表现为鼻塞、流涕，伴有血性分泌物，可能伴有颈部淋巴结肿大，通过鼻咽镜检查和组织活检可以确诊。

六、治疗

1. 药物治疗

（1）抗生素：用于控制细菌感染，常用药物包括阿莫西林、头孢类抗生素等，疗程一般为2～4周。

（2）鼻用激素：如糠酸莫米松鼻喷雾剂，可以减轻炎症和鼻腔黏膜水肿。

（3）黏液促排药物：如氨溴索，可以促进鼻窦分泌物排出。

（4）抗组胺药：对于合并变应性鼻炎的患者，抗组胺药物如氯雷他定可以缓解症状。

2. 功能性鼻窦内镜微创术

功能性鼻窦内镜微创术（FESS）适用于药物治疗效果不佳或有解剖结构异常的患者。手术通过内镜技术改善鼻窦通气和引流，清除病变组织。

3. 辅助治疗

（1）鼻腔冲洗：使用生理盐水进行鼻腔冲洗可以清除鼻腔内的分泌物和病原微生物，缓解鼻塞和流涕等症状。

（2）改善生活环境：保持室内空气湿润，避免接触变应原和刺激性气体，减少环境污染的影响。

第三节　伴鼻息肉的慢性鼻窦炎

伴鼻息肉的慢性鼻窦炎（CRSwNP）是一种慢性炎症性疾病，特征是鼻和鼻窦黏膜的长期炎症导致鼻窦内形成息肉。本病通常涉及多个鼻窦，并伴有鼻塞、流涕、面部压痛或疼痛、嗅觉减退等症状。

一、病因

伴鼻息肉的慢性鼻窦炎是一种复杂的多因素疾病，其确切的病因尚未完全明确。目前认为，其发病机制涉及遗传、环境、免疫和微生物等多个方面的因素。

1. 遗传因素

研究表明，某些基因变异可能与 CRSwNP 的易感性相关。这些基因多与免疫反应、炎症过程和上皮屏障功能有关。例如，IL-4、IL-5、IL-13 等细胞因子及其受体的基因多态性可能影响疾病的发生和发展。

2. 环境因素

环境中的变应原、污染物和微生物（如细菌、真菌、病毒等）均可能诱发或加重 CRSwNP。这些因素通过破坏鼻腔和鼻窦的上皮屏障，引发局部的免疫和炎症反应，导致鼻息肉的形成。

3. 免疫因素

CRSwNP 患者常伴有 Th2 型免疫反应增高，表现为 IL-4、IL-5、IL-13 等 Th2 型细胞因子的升高。这些因子可以促进嗜酸性粒细胞的浸润和活化，导致慢性炎症和组织重塑。

4. 微生物因素

鼻窦中的微生物紊乱也是 CRSwNP 的重要因素之一。某些细菌和真菌的存在可能通过引发免疫系统的过度反应，促进鼻息肉的形成和发展。

二、流行病学

CRSwNP 在全球范围内的发病率为 1%～4%。其发病率因地区和种族差异而有所不同。在西方国家，CRSwNP 的发病率较高，而在亚洲和非洲则相对较低。CRSwNP 的发病高峰年龄为 40～60 岁，男性的发病率略高于女性。

三、临床表现

1. 鼻塞

鼻息肉占据鼻腔空间，导致气流受阻，患者常感到持续性鼻塞。

2. 流涕

患者常有黏液性或脓性鼻涕，有时伴有后鼻滴流，导致咽喉部不适。

3. 嗅觉减退或丧失

鼻息肉和慢性炎症可导致嗅觉神经受损，患者常报告嗅觉减退甚至丧失。

4. 头痛和面部疼痛

鼻窦内的慢性炎症和压力变化可引起头痛和面部疼痛。

5. 其他症状

部分患者还可能出现耳闷、咳嗽、疲劳等症状。

四、辅助检查

1. 鼻内镜检查

鼻内镜检查是诊断 CRSwNP 的主要方法之一。通过鼻内镜，可以直接观察到鼻腔和鼻窦内的息肉和炎症情况。

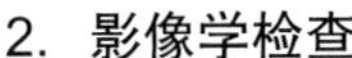

2. 影像学检查

CT 检查是评估鼻窦病变的主要手段。CT 检查可以显示鼻窦的解剖结构、息肉的位置和大小，以及鼻窦内的炎症和积液情况。

3. 鼻腔分泌物细菌培养

鼻腔分泌物细菌培养可以帮助确定是否存在细菌感染及其类型，指导抗菌治疗。

4. 变应原测试

皮肤试验或特异性 IgE 检测可以帮助判断患者是否存在变应性疾病，指导抗过敏治疗。

5. 免疫学检查

检测患者血清中的各种细胞因子、嗜酸性粒细胞及总 IgE 水平，有助于评估免疫状态和炎症程度。

五、鉴别诊断

1. 不伴鼻息肉的慢性鼻窦炎

不伴鼻息肉的慢性鼻窦炎患者无鼻息肉，主要通过影像学和内镜检查进行鉴别。

2. 变应性鼻炎

变应性鼻炎患者常有明确的变应原暴露史，且症状多为阵发性。通过变应原测试可进行鉴别。

3. 鼻腔和鼻窦肿瘤

鼻腔和鼻窦肿瘤性病变在影像学上常表现为单侧、不规则的占位性病变，需通过活检进行确诊。

4. 真菌性鼻窦炎

真菌性鼻窦炎可表现为慢性炎症，但常有真菌感染的特征性表现，通过影像学和病理检查可鉴别。

六、治疗

CRSwNP 的治疗包括药物治疗和手术治疗，具体方案根据病情严重程度和患者个体差异进行调整。

1. 药物治疗

（1）糖皮质激素：局部鼻用糖皮质激素（如布地奈德、糠酸莫米松）是 CRSwNP 的一线治疗药物，可有效减轻炎症和缩小息肉。对于症状严重者，可短期口服糖皮质激素（如泼尼松）。

（2）抗生素：对于存在细菌感染的患者，可使用抗生素进行治疗。常用药物包括阿莫西林 - 克拉维酸、头孢类抗生素等。

（3）抗组胺药：对于合并变应性鼻炎的患者，可使用抗组胺药物（如氯雷他定）缓解症状。

（4）免疫调节剂：对某些难治性 CRSwNP 患者，免疫调节剂（如奥马珠单抗）可能有效。

2. 功能性内镜鼻窦手术（FESS）

（1）适应证：对于药物治疗无效或症状严重的患者，可考虑进行手术治疗。FESS是目前治疗CRSwNP的主要手术方式，通过内镜下切除鼻息肉，改善鼻窦通气和引流。

（2）手术风险和并发症：手术治疗存在一定风险，包括出血、感染、嗅觉丧失等，需权衡利弊并在术前充分告知患者。

3. 综合管理

CRSwNP是一种慢性复发性疾病，患者需进行长期随访和管理，定期使用鼻用糖皮质激素，监测病情变化。

第十七章

儿童鼻腔、鼻窦炎症性疾病

第一节 儿童鼻炎

儿童鼻炎是影响儿童呼吸系统健康的一种常见病症，它可能导致鼻腔内的炎症和不适，影响儿童的生活质量。儿童鼻炎可以分为多种类型，根据其致病原因可分为感染性鼻炎和变应性鼻炎。

一、病因

儿童鼻炎的病因多样，可以分为感染性和非感染性因素：

1. 感染性因素

病毒是引起儿童急性鼻炎最常见的原因，常见的病原体包括鼻病毒、冠状病毒、腺病毒等。由于局部防御机制受损，细菌感染则通常发生在病毒性鼻炎后，常见细菌如链球菌和葡萄球菌等。

2. 非感染性因素

变应性鼻炎是儿童中非常常见的一种类型，详见第十六章第四节。

二、流行病学

变应性鼻炎在全球儿童中的发病率较高，根据地区、气候和遗传背景的不同，其发病率在10%～30%之间。病毒性鼻炎在儿童中同样常见，尤其是学龄前儿童，每年可能出现数次上呼吸道感染。

三、临床表现

儿童鼻炎的临床表现可以根据病因和类型而有所差异，常见症状包括：

1. 鼻塞和流涕

鼻塞和流涕是最常见的症状，鼻涕多为清水样，也可以是黏稠的或呈脓性。

2. 打喷嚏和鼻痒

打喷嚏和鼻痒通常与变应性鼻炎相关，患儿可能出现频繁打喷嚏。

3. 咳嗽和咽喉痛

由于鼻腔分泌物后滴，可引起咽部不适和咳嗽。

4. 头痛和面部压痛

头痛和面部压痛，尤其是在鼻窦受累时更为常见。

四、辅助检查

1. 鼻内镜检查

鼻内镜检查可直接观察鼻腔内部结构，识别潜在的异常如息肉、腺样体肥大等。

2. 变应原皮肤试验

对于变应性鼻炎患儿，通过皮肤试验可确定特定的变应原。

3. 血液检查

检查全血细胞计数和血清总 IgE 水平，有助于诊断变应性鼻炎。嗜酸性粒细胞升高可能提示变态反应。

4. 鼻分泌物的微生物学检测

对于怀疑细菌或真菌感染的情况，进行鼻分泌物培养和敏感性测试有助于确诊和选择合适的抗生素。

5. 影像学检查

对于复杂的鼻炎患儿或怀疑鼻窦炎的患儿，可以通过 X 线检查、CT 检查或 MRI 检查来评估鼻腔和鼻窦的状况。

五、鉴别诊断

儿童鼻炎的鉴别诊断需要排除其他可能引起类似症状的疾病，例如：急性上呼吸道感染、普通感冒或流感，这些疾病的症状与急性鼻炎相似，但通常伴有全身症状如发热和乏力。此外，还需要与以下疾病进行鉴别。

1. 鼻窦炎

长期的鼻塞和脓性鼻涕可能提示鼻窦的炎症。

2. 异物嵌入

异物嵌入，尤其在幼儿中，鼻腔异物可以引起单侧鼻塞和流涕。

3. 鼻中隔偏曲

鼻中隔偏曲是一种解剖性异常，可能导致持续性鼻塞和呼吸困难。

4. 腺样体肥大

腺样体肥大，特别是在幼儿中，腺样体的肥大可能阻塞鼻咽部，引起鼻塞和夜间呼吸障碍。

六、治疗

儿童鼻炎的治疗取决于病因和患儿症状的严重程度，包括药物治疗、非药物治疗等方法。

1. 药物治疗

（1）抗组胺药：用于缓解变应性鼻炎的症状，如打喷嚏、鼻痒和流涕。

（2）鼻用糖皮质激素：有效减少鼻腔内炎症，适用于变应性鼻炎和其他慢性鼻炎。

（3）脱敏治疗：针对确定的变应原进行长期治疗，旨在降低患儿对特定变应原的敏感性。

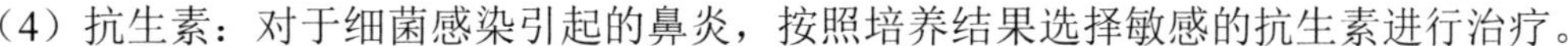

（4）抗生素：对于细菌感染引起的鼻炎，按照培养结果选择敏感的抗生素进行治疗。

2. 非药物治疗

（1）鼻腔冲洗：使用生理盐水冲洗鼻腔，帮助清除分泌物和减轻鼻塞。

（2）环境控制：减少家中的变应原，如定期清洁尘螨、避免使用羽绒被褥和宠物等。

第二节　儿童鼻窦炎

儿童鼻窦炎较为常见，近年来颇受重视。其病因、症状、诊断和治疗均有其年龄特点，与成人不尽相同。小儿出生后就可罹患上颌窦炎，而儿童额窦炎则多见于6岁以后，儿童蝶窦炎只发生在10岁以后。一般情况下，儿童鼻窦炎常发生在学龄前期及学龄期。儿童鼻窦炎的全身症状一般较成人重，病史较成人短，其非手术治疗的效果也较成人好。尤其是学龄前儿童，无并发症时一般不要轻易选择手术治疗。

一、病因

1. 窦口鼻道复合体阻塞性病变

窦口鼻道复合体（OMC）阻塞性病变是鼻窦炎的最主要原因。诱导OMC阻塞产生的主要因素有：全身性疾病，如上呼吸道感染、变应性疾病引起黏膜肿胀；解剖畸形，如鼻窦发育不全、中隔偏曲、后鼻孔闭锁等所致的机械性阻塞；先天性鼻部发育畸形，以及面部损伤肿胀或药物所致的鼻黏膜局部损害。病毒感染引起黏膜炎症是OMC阻塞常见的原因，儿童在出生时钩突、筛漏斗、半月裂和筛泡虽已发育完成，OMC结构与成人基本一致，但相对狭窄，如果出现上述各种诱发因素，则更易引起阻塞，导致鼻窦正常功能紊乱，加重黏膜的病变，导致纤毛功能受损、分泌物潴留等，这些改变又反过来加重感染。

2. 儿童的鼻窦解剖特点

儿童鼻窦口较大，窦腔发育气化不全，鼻腔、鼻道狭窄，黏膜与鼻腔相连且黏膜中血管和淋巴管较丰富，发生感染易致鼻窦引流通气功能障碍，分泌物潴留，致病菌繁殖。

3. 儿童的生理病理特点

儿童机体抵抗力、外界适应力均较差，多有扁桃体和腺样体肥大，易发生上呼吸道感染或各种易并发上呼吸道感染的传染病，如麻疹、猩红热等，从而导致急、慢性鼻窦炎发病。变态反应是儿童鼻窦炎发病的重要因素，也是鼻窦炎复发的主要原因之一。变态反应可引起鼻腔黏膜水肿，分泌物增多，窦口引流不通畅，导致鼻窦感染，而感染又可加重鼻黏膜的变态反应，形成恶性循环。

4. 其他

鼻外伤、鼻腔异物、不良生活习惯和行为，特异性体质，以及纤毛不动综合征、布鲁顿无丙种球蛋白血症等，也常易并发鼻窦炎。

二、病理

（一）急性型

早期仅累及黏膜层，出现黏膜充血，继而血管扩张，渗透性增加，渗出物经过扩张的

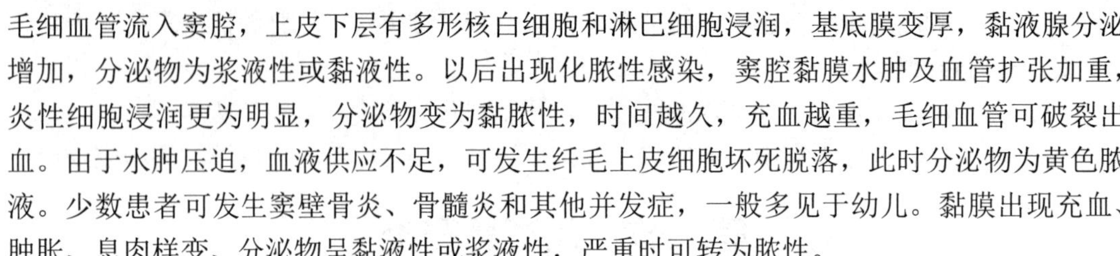

毛细血管流入窦腔，上皮下层有多形核白细胞和淋巴细胞浸润，基底膜变厚，黏液腺分泌增加，分泌物为浆液性或黏液性。以后出现化脓性感染，窦腔黏膜水肿及血管扩张加重，炎性细胞浸润更为明显，分泌物变为黏脓性，时间越久，充血越重，毛细血管可破裂出血。由于水肿压迫，血液供应不足，可发生纤毛上皮细胞坏死脱落，此时分泌物为黄色脓液。少数患者可发生窦壁骨炎、骨髓炎和其他并发症，一般多见于幼儿。黏膜出现充血、肿胀、息肉样变、分泌物呈黏液性或浆液性，严重时可转为脓性。

（二）慢性隐蔽型

鼻窦黏膜表现为水肿型、滤泡型或肥厚型病变，纤维型病变罕见。水肿型可见黏膜固有层水肿增厚，可有息肉样变；滤泡型可见固有层中淋巴细胞聚集形成滤泡，并且有淋巴细胞存在于滤泡内形成小结；纤维型镜下见动脉管壁增厚，末梢血管阻塞，黏膜固有层中腺体减少，周围纤维组织增生。

三、临床表现

1. 急性鼻窦炎

急性鼻窦炎早期症状与急性鼻炎或上呼吸道感染相似，但全身症状较成人明显。除鼻塞、多脓涕外，可有发热、脱水、精神萎靡或烦躁不安、呼吸急促、拒食，甚至抽搐等表现。

患儿常同时伴有咽痛、咳嗽，也可伴发急性中耳炎、鼻出血等。较大儿童可能主要表现为头痛或一侧面颊疼痛。

2. 慢性鼻窦炎

慢性鼻窦炎常表现为间歇性或持续性鼻塞、流黏液性或黏脓性鼻涕，可伴鼻出血，病情严重和病程迁延者可表现为精神不振、食欲下降、体重下降或低热。

患儿可能伴有腺样体肥大、慢性中耳炎、贫血、风湿病、关节痛、上呼吸道感染、哮喘、胃肠或肾疾病等全身性疾病。由于长年鼻阻塞和张口呼吸，患儿可出现颌面、胸部及智力等发育不良。

四、辅助检查

1. 皮肤试验和血清特异性 IgE 检测

用于了解患者是否存在过敏体质，明确病因是否与过敏有关。

2. 听力学检查

检测患儿的听力水平和声阻抗，明确慢性鼻窦炎，包括可能伴发的腺样体肥大，是否累及中耳影响患儿的听力，间接了解患儿鼻咽部的炎症情况，协助明确病因，进行合理治疗。

3. 免疫功能检测

10 岁以下的儿童多免疫功能不够健全，对排除腺样体肥大、变态反应、纤毛不动综合征和鼻腔鼻窦结构异常等病因，经长期保守治疗效果不好的患儿，考虑存在免疫缺陷的可能，必要时可进行免疫功能检查，血清 IgA、IgM、IgG 及 IgG 亚群（IgG1 ～ 4 亚型）

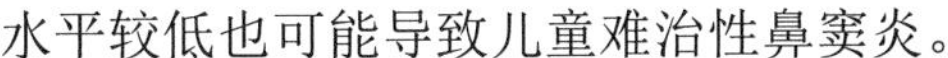

水平较低也可能导致儿童难治性鼻窦炎。

4. 影像学检查

X 线检查不能准确地定位鼻腔和鼻窦内病变的部位，尤其是比较重要而且精细的结构，如窦口鼻道复合体等部位，而且图像不够清晰，容易造成误诊，因此，临床上已经少用。目前多使用鼻窦 CT 检查来了解鼻腔和鼻窦的病变，明确是否存在黏膜炎症，或骨结构异常等。使用 CT 对鼻窦炎病情严重程度进行分型（Lund-Mackey 分级）在临床上已经作为一种基本的评估方法进行使用。但是，临床上经 CT 检查发现约 60% 的正常儿童存在鼻腔或鼻窦黏膜水肿的表现，因此，CT 不能够用来作为诊断慢性鼻窦炎的金标准，应该结合病史、临床表现、专科检查和必要的辅助检查共同确定诊断。

五、治疗

1. 保守治疗

以保守治疗为主，注意患儿保暖，注意休息，给予营养丰富、易于消化的食物，增强机体抵抗力。

使用抗生素和局部类固醇激素。抗生素的使用要合理、足量，以控制感染，疗程一般为 7 ～ 12 天，可配合稀释分泌物药物使用。

急性期给予湿热敷、物理治疗、局部滴用血管收缩剂、鼻腔蒸气吸入等。可使用 0.5% 麻黄碱滴鼻液滴鼻，通畅引流。另外，不能忽视对变应性鼻炎的治疗。过早停药会导致治疗不彻底而转为慢性。鼻腔使用低浓度血管收缩剂和糖皮质激素喷剂，以利鼻腔通气和窦口引流。

2. 手术治疗

如果已有严重并发症，在系统的保守治疗无效后方可考虑手术。在严格掌握适应证的情况下，可考虑施行下鼻道内开窗术或鼻息肉切除术及功能性内镜鼻窦手术。鼻内镜鼻窦手术是成人鼻窦炎的首选手术方法，因其有在去除病变的基础上最大限度地保留正常组织结构、减少手术对颜面发育的不良影响等优点，目前也被广泛地运用于儿童鼻窦炎的治疗。和成人不同的是，应注意儿童鼻窦比较小，毗邻结构关系亦不同于成人；手术操作应轻柔仔细，减少术后水肿、粘连；术后换药需要患儿能配合，必要时仍需在全身麻醉下换药。有文献报道，鼻内镜鼻窦手术有效率为 75% ～ 90%。对慢性鼻窦炎又有腺样体肥大的患儿，则宜早期行腺样体切除术。

第十八章
鼻源性并发症

第一节　鼻源性眶内并发症

鼻源性眶内并发症是指由鼻腔和鼻窦的疾病引起的眼部并发症。这些并发症通常与鼻窦炎症或鼻窦手术有关，可能涉及眼球运动障碍、视力丧失、眼球突出或感染扩散等问题。由于鼻窦与眼眶之间解剖上的紧密关系，鼻窦的病变很容易影响眼球及其周围结构。

一、解剖学基础

鼻腔和鼻窦位于眼眶的下方和侧方，特别是筛窦和上颌窦，与眼眶仅一薄壁之隔。这种解剖上的邻近关系使鼻腔和鼻窦的感染或炎症容易通过这些薄壁扩散到眼眶，引起一系列并发症。此外，眼眶内的静脉血通过眼眶静脉无瓣门地流入面静脉和上颌静脉，这也为感染或炎症的扩散提供了路径。

二、分型及临床表现

1. 眶周蜂窝织炎

眶周蜂窝织炎是最常见的鼻源性眶内并发症之一，通常由细菌性鼻窦炎引起，尤其是在急性阶段。炎症或感染可以通过直接扩散或静脉回流的方式传播到眼眶软组织。症状可包括眼睑肿胀、红痛、发热、眼球突出及活动受限等。

2. 眶内脓肿

眶内脓肿是眶周蜂窝织炎的严重形式，其中感染形成局限性脓肿。脓肿可压迫眼球和视神经，导致疼痛、眼球突出和视力下降。此情况需要紧急处理，以避免永久性的视力损害。

3. 视神经病变

鼻窦的炎症可能通过直接压迫或通过炎症介质影响视神经，引起视力障碍甚至失明。

4. 动静脉瘘

虽然罕见，但鼻窦炎症或鼻窦手术有时可以导致眼眶内的动脉和静脉之间异常通路的形成，即动静脉瘘。这会引起眼球突出和血管性噪声，并可能导致视网膜病变和视力下降。

三、辅助检查

1. CT 检查

CT 检查是诊断鼻窦炎症及其并发症的主要工具，尤其是在评估骨质破坏和眶内扩散方面。它对识别眶内脓肿特别有效。

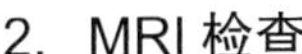

2. MRI 检查

MRI 可以提供有关软组织结构更详尽的信息，尤其适用于评估视神经和眼肌的病变。MRI 检查对于识别动静脉瘘、区分肿瘤或其他非感染性疾病也非常有效。

3. 鼻内镜检查

鼻内镜检查可以直视鼻腔和鼻窦的情况，直接评估炎症的严重程度，有时也可以观察到与眼眶并发症直接相关的异常情况，如息肉、脓肿或肿瘤。

4. 实验室检查

血液检查可以显示感染的迹象，如白细胞计数升高和 C 反应蛋白水平升高。

在特定情况下，也可能需要进行微生物培养，尤其是从鼻腔分泌物或脓肿中取样，以确定引起感染的病原体。

四、诊断要点

1. 详细病史和体检

详细病史和体检包括询问症状的起始、进展和任何相关的系统性症状，如甲状腺功能异常或自身免疫疾病的症状。体检重点评估眼部和鼻腔的症状。

2. 影像学检查

影像学检查包括鼻窦 CT 检查、眼窝 MRI 检查和必要的血管成像，以评估眼窝内结构和可能的病变。

3. 实验室检查

实验室检查，如全面的血液检查、甲状腺功能检查、细菌和真菌培养等，以识别可能的感染性或系统性原因。

4. 活组织检查和细胞学分析

在不明确的病变或存在肿瘤疑虑时进行活组织检查和细胞学分析，以获取确诊。

五、鉴别诊断

1. 神经性眼疾

神经性眼疾包括视神经炎和视神经病变，这些疾病可以引起视力下降和视野缺损，与鼻源性的视神经损伤类似。鉴别的关键在于评估视神经的影像学表现和患者的系统性症状，以及视力和视野的检查结果。

2. 其他原因的眼窝炎症

非鼻源性的眼窝炎症可能由自身免疫疾病、感染（如真菌或细菌直接感染眼窝）或其他炎症性疾病引起。例如，干燥综合征或其他全身性疾病也可以引起眼窝炎症。详细的病史、血液检测和针对性的影像学检查有助于鉴别诊断。

3. 眼窝肿瘤

眼窝肿瘤包括良性和恶性肿瘤，如淋巴瘤、眼窝脂肪瘤或转移瘤，这些肿瘤可以引起眼球突出、视力变化和眼部不适。MRI 检查和 CT 检查是区分炎症和肿瘤性疾病的关键诊断工具，必要时需进行活组织检查。

4. 先天性眼窝畸形

先天性眼窝畸形包括眼窝发育不良或眼窝中隔缺损，这些条件可能导致眼球内容物的位置异常或眼球突出。这些病变通常在出生时即存在，但有时可能在儿童或成人晚期首次诊断。

5. 眼窝内血管畸形

如眼窝内的海绵状血管瘤或动静脉畸形，这些血管病变可以引起眼窝内压力增高和眼球突出，与动静脉瘘的临床表现相似。影像学检查，特别是血管成像技术如MRI血管成像或数字减影血管造影（DSA），对诊断至关重要。

六、治疗

鼻源性眶内并发症需要根据具体类型和严重程度选择治疗方法。

1. 抗生素治疗

对于细菌性感染，尤其是眶周蜂窝织炎和眶内脓肿，需要强有力的系统性抗生素治疗。

2. 手术干预

在某些情况下，如眶内脓肿或动静脉瘘，可能需要手术来排除脓肿或修复血管异常。手术可能涉及与耳鼻咽喉科、眼科和神经外科的多学科合作。

七、预后

鼻源性眶内并发症的预后取决于并发症的类型和治疗的及时性。及时识别和治疗对于预防永久性损害至关重要。

对于大多数患者来说，积极的治疗可以控制感染、缓解症状并预防视力丧失。若治疗延迟，可能导致永久性视觉障碍或其他严重后果。

第二节　鼻源性颅内并发症

鼻源性颅内并发症是由鼻腔、鼻窦病变引发的一系列严重的颅内并发症。这类并发症虽然罕见，但通常极其严重，可能导致长期残疾甚至死亡。由于鼻窦与颅腔的解剖位置紧密相关，鼻窦的炎症或感染很容易通过解剖通道、血行或直接侵犯的方式扩散至颅内。这种并发症的出现通常与急性或慢性鼻窦炎处理不当有关，或在鼻窦手术后操作不慎导致。

一、临床表现

1. 脑膜炎

脑膜炎是最常见的一种鼻源性颅内并发症，它是由感染扩散至硬脑膜和脑膜引起的脑膜的炎症。感染通常是由细菌（如链球菌、肺炎链球菌、流感嗜血杆菌）通过鼻窦的后部、侵犯筛板或通过骨缺损直接扩散到颅内。脑膜炎的症状包括剧烈头痛、发热、恶心、光敏感、颈部僵硬及意识障碍，并有呕吐、脉缓等颅内压升高的表现。

2. 脑脓肿

脑脓肿是脑内形成的局限性脓液积聚区域，通常由细菌感染引起。脑脓肿可能由鼻窦感染通过静脉回流的途径（如通过眼眶顶静脉和蝶窦静脉）、直接侵犯或通过颅底的小裂隙传播到大脑。患者可能出现头痛、呕吐、视盘水肿和视神经萎缩。

3. 海绵窦血栓性静脉炎

海绵窦血栓性静脉炎是鼻疖最严重的颅内并发症，多因挤压疖肿使感染扩散，经内眦静脉、眼上下静脉而入海绵窦所致。蝶窦炎和鼻源性眶内并发症亦可引起本病。

临床表现为寒战、高热、头痛剧烈、患侧眼睑及结膜水肿、眼球突出固定、视盘水肿甚至失明，严重者危及生命。

二、辅助检查

1. CT 检查

CT 检查是鉴别和评估鼻源性颅内并发症的首选方法，尤其在急性情况下。它可以迅速提供有关鼻窦炎、脑脓肿位置、大小、海绵窦血栓的存在及其对周围结构的影响的信息。

2. MRI 检查

MRI 检查可以提供更高的软组织对比分辨率，对诊断脑膜炎、脑脓肿及其精确位置和与周围脑组织的关系特别有帮助。此外，MRI 检查对评估脑膜和海绵窦的病变尤为敏感。

3. 脑脊液检查

在怀疑脑膜炎的情况下进行腰穿，以评估脑脊液的压力、细胞计数，以及蛋白和糖的浓度。脑脊液培养可用于鉴定具体的病原体，从而指导针对性抗生素治疗。

4. 血液和脑脊液培养

血液和脑脊液培养用于识别感染病原体，尤其是细菌和真菌，这些病原体可能是鼻源性颅内并发症的原因。

5. 血液检查

全血细胞计数、炎症标志物，如 C 反应蛋白（CRP）和红细胞沉降率（ESR），用于评估体内炎症的程度和监控治疗反应。

三、治疗方法

1. 抗生素治疗

对于由细菌引起的鼻源性颅内并发症，高剂量广谱抗生素治疗是必需的，通常要根据培养结果调整治疗方案。

2. 手术治疗

（1）脑脓肿引流：对于大的或压迫性脑脓肿，可能需要外科手术进行引流，以减轻症状和防止进一步的神经损害。

（2）修复颅底缺损：如果颅底解剖缺损促成了感染的扩散，可能需要外科手术来修复这些缺损，防止感染。

3. 支持性治疗

对于颅内压升高的患者，采取措施控制颅内压，如使用脱水剂（如甘露醇）和类固醇皮质激素。

4. 跟踪监测

对接受治疗的患者进行定期跟踪，以评估治疗效果和及时发现可能的复发或并发症。

四、预后

鼻源性颅内并发症的预后取决于并发症的类型、治疗的及时性和患者的总体健康状况。尽管这些并发症在得到适当治疗后可以控制，但如果治疗不及时或不充分，可能导致严重的长期神经功能损害或致命结果。特别是在脑脓肿和脑膜炎的情况下，迅速和积极的治疗对于改善预后至关重要。

五、预防

1. 及时诊断与治疗鼻窦炎

对鼻窦炎的及时诊断与治疗是预防严重并发症的关键。

2. 避免高风险手术

在进行可能影响鼻窦区域的外科手术时，应采用精确的手术技术，将周围组织的损伤和感染的风险降到最低。

3. 患者教育

教育患者认识鼻窦炎症及其潜在并发症，强调症状加重或出现新症状时及时就医的重要性。

4. 定期随访

对于有慢性鼻窦炎史的患者，定期进行耳鼻咽喉科评估和必要的影像学检查，以监测病情进展和及早发现潜在并发症。

第十九章
鼻中隔疾病

第一节　鼻中隔偏曲

鼻中隔偏曲是一种常见的鼻腔结构异常，是指鼻中隔向一侧或两侧弯曲，或鼻中隔一侧或两侧局部突起。本病可表现为呼吸困难、鼻塞和其他相关症状。鼻中隔偏曲可以是先天性的，也可以由外伤引起。

一、病因

1. 先天性鼻中隔偏曲

先天性鼻中隔偏曲是指出生时鼻中隔就存在一定程度的偏曲，这可能与胎儿在子宫内发育过程中的位置变化或压力有关。

2. 后天性鼻中隔偏曲

后天性鼻中隔偏曲更常见，通常是由鼻部受伤引起，如跌倒、运动伤害或车祸等造成的撞击。鼻中隔软骨和骨骼可能在受到冲击时移位或断裂。

二、流行病学

鼻中隔偏曲在全球范围内非常常见，影响各年龄段的人群。据估计，有超过 80% 的人可能存在不同程度的鼻中隔偏曲，但并非所有人都会出现症状。

三、临床表现

1. 鼻塞

鼻塞可能是单侧也可能是双侧，还有可能两侧交替出现，且偏曲侧较重。

2. 呼吸困难

呼吸困难，特别是在进行体力活动时。

3. 经常性鼻炎

偏曲的鼻中隔可能导致空气流动受阻，使得某些部位更容易发生感染。

4. 头痛

偏曲的凸出部压迫同侧鼻甲时，可引起同侧反射性头痛。

四、辅助检查

1. 鼻内镜检查

使用柔性或硬性内镜详细检查鼻腔和鼻中隔，鼻内镜检查可以明确鼻中隔偏曲的部位、类型及毗邻关系。

2. CT 检查

CT 检查可以详细显示鼻中隔的位置和偏曲的严重程度，尤其是在考虑手术时。

五、鉴别诊断

（1）慢性鼻炎：症状可能相似，但无明显的结构异常。

（2）鼻息肉：软组织生长可阻塞鼻腔通道。

（3）异物或肿瘤：特别是在儿童中，异物可能导致单侧鼻塞。

六、治疗

1. 非手术治疗

非手术治疗包括鼻腔喷雾剂、去充血剂和抗组胺药物，用于缓解轻度症状。

2. 手术治疗

对于那些因鼻中隔偏曲而出现显著症状、生活质量受影响的患者，手术矫正是一个有效的选择。最常见的手术是鼻中隔矫正术，该手术可以重新排列和矫正鼻中隔，以改善气流并减少症状。在某些情况下，鼻中隔矫正术可能与鼻窦手术（如鼻息肉切除）或鼻整形手术（如鼻小柱手术）联合进行，以优化整体效果。

此外，手术方法还包括鼻中隔黏骨膜下矫正术和鼻中隔黏骨膜下切除术。

七、预后

多数经过适当手术治疗的患者可以期待良好的预后。手术通常可以显著改善或完全解除鼻塞和其他相关症状，提高患者的生活质量。然而，手术不总是能完全恢复鼻中隔到理想的中线位置，有时可能需要再次手术。术后恢复期间患者可能会出现短暂的鼻塞、面部不适或轻微出血。

八、预防

先天性鼻中隔偏曲无法预防。

后天性偏曲通常与鼻部受伤有关，因此采取适当的预防措施可以减少鼻部受伤的风险：在进行可能导致面部受伤的活动或体育运动时佩戴保护性面罩或头盔。避免参与高风险的肢体冲突活动。指导儿童和成人如何安全地从事体育和娱乐活动。

第二节　鼻中隔血肿和鼻中隔脓肿

鼻中隔血肿是鼻中隔软骨膜下或骨膜下积血，鼻中隔脓肿是鼻中隔软骨膜下或骨膜下积脓，通常与外伤、感染或手术后并发症相关。它们可以导致严重的并发症，包括鼻中隔坏死和永久性鼻形态改变，因此需要及时诊断和治疗。

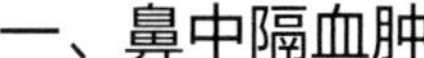

一、鼻中隔血肿

1. 病因

鼻中隔血肿通常由鼻中隔受到直接打击或撞击导致，如体育活动中的面部撞击、交通事故或跌倒。血肿形成是由于鼻中隔内血管破裂，血液积聚在鼻中隔软骨和其覆盖的黏膜之间。

2. 流行病学

鼻中隔血肿主要见于经历过面部撞击的儿童和成人，尤其在参与接触性体育活动（如拳击、橄榄球、曲棍球等）的人群中较为常见。

3. 临床表现

鼻塞，通常是双侧的；呼吸困难；额部头痛；鼻梁压迫感。全身症状不明显。

4. 辅助检查

（1）鼻镜检查：可发现鼻中隔两侧呈对称性半圆形隆起，黏膜色泽暗红或正常，触之柔软。

（2）超声检查：可用于确认诊断及评估血肿的大小。

（3）鼻中隔穿刺：对隆起部位进行穿刺，可抽出血液。

5. 鉴别诊断

需要与鼻腔内其他原因导致的肿胀进行鉴别，包括鼻息肉、鼻腔肿瘤、鼻腔异物等。

6. 治疗

（1）手术引流：小的血肿可能自行吸收或需要穿刺引流，但大的血肿需要通过手术切开引流来防止复发和促进愈合。

（2）抗生素治疗：为预防感染，特别是在手术引流后，需要全身使用抗生素治疗。

7. 预后

及时治疗的鼻中隔血肿预后良好，但如果治疗延误，可能导致鼻中隔坏死或变形。

8. 预防

在体育活动中遵守安全规则，使用适当的面部保护装备，尤其在参与导致面部撞击的活动时。

二、鼻中隔脓肿

1. 病因

鼻中隔脓肿通常是鼻中隔血肿继发感染的结果，也可能由于鼻中隔手术后感染引起。

2. 流行病学

鼻中隔脓肿较鼻中隔血肿更为罕见，通常与血肿未得到适当处理有关。

3. 临床表现

鼻塞，可能伴有单侧或双侧；发热、寒战等全身不适；鼻梁和鼻尖红、肿、热、痛；有脓性分泌物从鼻孔排出。

4. 辅助检查

（1）直视鼻镜检查：检查可发现鼻中隔对称性膨隆，黏膜色泽暗红，触之柔软而有波动，触痛明显，隆起对血管收缩剂无反应。

（2）CT 检查：可以用来评估鼻中隔脓肿的范围和深度，以及是否有周围结构（如骨头）的损伤。

（3）鼻中隔穿刺：对隆起部位进行穿刺，可抽出脓液。

5. 鉴别诊断

鼻中隔脓肿需要与其他鼻腔内的感染性疾病进行鉴别。

（1）鼻窦炎：化脓性炎症时，鼻窦部位可出现脓肿。

（2）鼻腔肿瘤，鼻腔出现肿物隆起，但是穿刺无法抽出脓液，可以鉴别。

6. 治疗

（1）手术引流：手术切开引流是治疗鼻中隔脓肿最直接和最有效的方法，通常在局部麻醉下进行。

（2）抗生素治疗：全身使用广谱抗生素，对于控制感染和预防并发症至关重要。

（3）支持疗法：包括疼痛管理和充分休息。

7. 预后

鼻中隔脓肿如果得到及时和适当的治疗，通常预后良好。然而，如果治疗延迟，感染可能扩散到颅内或引起鼻中隔的持久损伤，导致永久性结构和功能的改变。

8. 预防

（1）及时处理鼻中隔血肿：发现鼻中隔血肿后应立即采取适当的治疗措施，包括必要时的手术引流，以避免继发感染出现脓肿。

（2）保持良好的鼻部卫生：定期进行鼻腔清洁和保持鼻腔湿润，可以减少感染的机会。

第三节　鼻中隔穿孔

鼻中隔穿孔是指各种原因导致的鼻中隔贯穿两侧鼻腔的永久性穿孔。

一、病因

鼻中隔穿孔的病因多样，可以分为外源性和内源性两大类。

1. 外源性原因

（1）外伤：面部外伤或鼻部外伤，如车祸、体育伤害或其他物理冲击，可能导致鼻中隔损伤并最终形成穿孔。

（2）手术：如鼻中隔矫正手术或鼻窦手术可能导致术后并发症，其中之一就是鼻中隔穿孔。

（3）长期使用局部鼻用药物：如过度使用鼻用皮质类固醇喷雾可能导致鼻黏膜损伤和穿孔。

2. 内源性原因

（1）感染性疾病：如梅毒、结核等感染可能导致鼻中隔的损伤和穿孔。

（2）自身免疫性疾病：如肉芽肿性多血管炎可引起鼻中隔破坏。

（3）吸食药物：长期吸食可卡因或其他腐蚀性物质也可导致鼻中隔穿孔。

二、流行病学

鼻中隔穿孔并不常见，具体发病率难以确定，因为许多患者可能无症状而未被诊断。不过，它在有鼻部外伤史、手术史或特定职业暴露历史的人群中更常见。

三、临床表现

1. 鼻塞

穿孔可能导致空气流动异常，患者感受到一侧或双侧鼻塞。

2. 鼻干燥和结痂

空气直接通过穿孔部位，减少了鼻黏膜的自然湿润作用，导致干燥和结痂。

3. 流血

结痂脱落可能导致轻度到中度的鼻出血。

4. 呼吸有哨声

小穿孔者若在鼻中隔前段，呼吸时常有吹哨声。

四、辅助检查

1. 内镜检查

使用鼻内镜可以直观观察穿孔的大小、位置和周围组织的状况。

2. CT 检查

CT 检查可用于评估鼻中隔的整体结构，包括穿孔的确切位置和大小，以及是否有其他鼻窦问题。

五、鉴别诊断

1. 鼻中隔偏曲

鼻中隔偏曲是指鼻中隔向一侧或两侧弯曲，局部有突起引起鼻腔功能障碍，临床表现为鼻塞、鼻出血、头痛以及邻近器官的相关症状。

2. 鼻中隔血肿

鼻中隔血肿多有双侧鼻塞、额部头痛和鼻梁压迫感，无明显全身症状。检查可见鼻中隔两侧呈对称性半圆形隆起，黏膜色泽暗红或正常，触之柔软、隆起，对血管收缩剂无反应，穿刺可抽出血液。

3. 鼻中隔脓肿

鼻中隔脓肿除有双侧鼻塞、额部头痛和鼻梁压迫感外，尚有明显全身和局部急性炎症表现，如寒战、发热、周身不适、鼻梁和鼻尖红、肿、热、痛。检查可见鼻中隔对称性膨隆，黏膜色泽暗红，触之柔软而有波动，触痛明显，隆起对血管收缩剂无反应，穿刺可抽出脓液。

六、治疗

鼻中隔穿孔的治疗取决于穿孔的大小、位置和引起的症状。

1. 对症治疗

轻度症状可能只需对症处理，如使用保湿喷雾和润滑剂来减轻干燥和结痂。

2. 外科手术

对于引起显著症状或持续出血的大型穿孔，可能需要进行手术修复。手术方法可能包括使用局部黏膜瓣或其他组织来关闭穿孔。这些手术可以恢复鼻中隔的完整性，改善症状并可以防止进一步的组织损伤。

七、预后

小的鼻中隔穿孔，如果不引起症状，可能不需要特别治疗。对于较大或症状性的穿孔，手术治疗通常可以有效地恢复鼻的功能和外观，但手术风险和复发概率也应考虑在内。适当的手术介入和术后护理是改善预后的关键。

八、预防

1. 避免鼻部损伤

参与体育活动时佩戴适当的防护设备。

2. 慎用鼻部药物

避免长期或过量使用可能损伤鼻黏膜的药物，如鼻用皮质类固醇激素。

3. 及时治疗鼻部疾病

积极治疗鼻炎或感染，防止疾病进展到严重阶段。

第二十章

鼻出血

鼻出血（鼻衄）是临床上常见的症状之一。它可以从轻微的血丝到严重的持续出血，可能涉及一侧或双侧鼻孔。鼻出血通常根据出血部位的不同分为前鼻出血和后鼻出血两类，其中前鼻出血更为常见。

一、病因

鼻出血的原因众多，可以分为局部因素和系统性因素。

1. 局部因素

（1）干燥和外伤：干燥的气候或暖气导致的鼻黏膜干燥，以及挖鼻行为，是最常见的原因。

（2）感染：急性或慢性鼻炎、鼻窦炎，尤其是鼻窦炎，可引起鼻黏膜炎症和出血。

（3）鼻部手术或医疗操作：如鼻内镜操作、鼻中隔手术等。

（4）肿瘤：鼻腔或鼻窦的良性或恶性肿瘤也可能导致出血。

（5）畸形：如鼻中隔偏曲或血管瘤等。

（6）异物：特别是在儿童中，鼻内异物可导致鼻出血。

2. 系统性因素

（1）高血压：高血压可能导致鼻黏膜下的小血管破裂。

（2）血液疾病：如血小板减少、血友病、维生素 K 缺乏等凝血机制障碍。

（3）感染性疾病：如登革热、流感、鼻黏膜血管炎等。

（4）药物：如抗凝药物、非甾体抗炎药等。

（5）肝病：肝衰竭可能导致凝血功能障碍，出现鼻出血。

二、流行病学

鼻出血是一个极为常见的症状，影响所有年龄组，但特别是儿童和老年人。大多数鼻出血是轻微的并且容易处理，但约 6% 的患者需要医疗干预。

三、临床表现

鼻出血可能突然发生，常见症状包括：鼻腔有血液流出，可能是滴状或流动。口中有血味，尤其是在睡眠中或后鼻出血时。如果出血量大，可能伴有头晕或晕厥。

四、辅助检查

鼻出血的诊断主要依赖于临床检查。鼻内镜检查可以评估出血点位置、鼻黏膜状态和是否存在局部病变。实验室检查包括血常规、凝血功能检测，尤其是在出血量大或疑似有系统性疾病时。

五、治疗

鼻出血的治疗方法根据出血的严重程度和原因不同而有所差异。

1. 一般处理

（1）坐直并前倾头部：帮助血液从鼻流出而非流入咽喉。

（2）鼻捏压：使用拇指和示指捏紧鼻翼 5 ～ 10 分钟，大多数前鼻出血可停止。

（3）冷敷：在鼻梁上放置冰袋可以帮助收缩血管，减缓出血。

（4）鼻腔填塞：对于不能自行停止或反复出血的情况，可能需要进行鼻腔填塞，使用药物涂布的垫片或特殊的可膨胀海绵。

2. 外科治疗

（1）血管凝固：使用电凝或激光治疗出血点，适用于定位明确的出血源。

（2）手术治疗：对于持续或复发性重度出血，可能需要进行血管结扎手术。

3. 预防和长期管理

（1）保持鼻腔湿润：使用生理盐水鼻喷雾或鼻腔润滑剂，尤其是在干燥环境中。

（2）避免鼻内刺激：如戒烟、避免过度挖鼻等。

（3）控制高血压和调整血小板抑制剂用量：遵医嘱用药，确保血压控制在正常范围，适当调整可能影响凝血的药物。

六、预防

预防鼻出血的关键在于管理已知的危险因素，保持健康的生活方式，并注意避免可能导致鼻黏膜损伤的行为。此外，对于已知有血液凝固障碍或频繁出血的个体，应与医疗提供者讨论潜在的预防措施。

第二十一章

鼻腔鼻窦肿瘤

第一节　良性肿瘤

一、血管瘤

血管瘤发生于鼻腔、鼻窦者，分为毛细血管瘤及海绵状血管瘤两种类型，是来源于血管组织的肿瘤，多发于身体血管分布较丰富处，鼻腔及鼻窦为血管瘤多发部位之一。

本病可发生于任何年龄，但多见于青壮年，近年儿童发病率有增高趋势。病因未明，可能与慢性炎症、创伤、内分泌功能紊乱有关。血管瘤为先天性良性肿瘤，鼻中隔血管瘤系胚性母血管细胞所产生。

（一）病因

1. 遗传因素

遗传因素在某些类型的血管瘤发展中扮演着重要角色。特定的遗传变异和基因突变，如在血管内皮生长因子和其受体的表达上的变化，可能导致血管内皮细胞的过度增生和新血管形成。此外，遗传性疾病，如多发性神经纤维瘤病，与血管瘤的发展有关。

2. 激素影响

激素水平的变化被认为是影响血管瘤发展的一个因素。例如，婴儿期血管瘤的迅速生长可能与母体激素水平在妊娠期的变化有关。此外，一些血管瘤表现出对激素的敏感性，如在青春期或妊娠期生长加速。

3. 炎症和局部环境因素

局部炎症反应可能触发或加剧血管瘤的生长。炎症细胞通过释放生长因子和细胞因子，如血管内皮生长因子和成纤维细胞生长因子，可能促进血管新生和血管瘤的形成。此外，局部组织损伤或感染也可能作为触发因素。

4. 血流动力学变化

某些研究表明，血流动力学的变化可能促进血管瘤的发展。异常的血液剪切力可能刺激血管内皮细胞的增殖，尤其是在血管结构异常的区域。

5. 血管生成和血管重塑

血管瘤的形成涉及血管生成和血管重塑的过程。这一过程由多种细胞因子和信号通路调控，包括血管内皮生长因子、成纤维细胞生长因子和转化生长因子 -β 等。这些因子促进血管内皮细胞的迁移、增殖和新血管的形成。

6. 先天性血管畸形

部分鼻腔和鼻窦血管瘤可能起源于先天性血管畸形。这些畸形可能在出生时不明显，

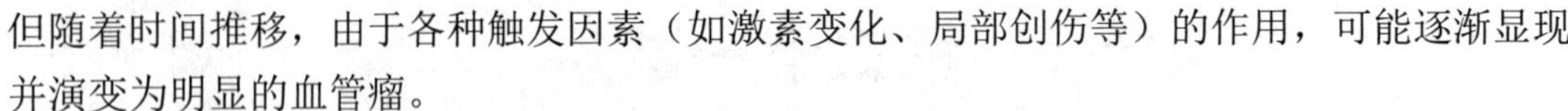

但随着时间推移，由于各种触发因素（如激素变化、局部创伤等）的作用，可能逐渐显现并演变为明显的血管瘤。

7. 环境因素和生活方式

尽管鼻腔和鼻窦血管瘤的发展主要与内在的遗传和生物学因素相关，外部环境因素和生活方式也可能在某些情况下影响血管瘤的变化。例如，烟草烟雾暴露、慢性局部刺激或感染可能会加重或促进血管瘤的症状，影响其生长动态。

8. 心理 - 社会因素

尽管直接关联较少，心理 - 社会因素可能会间接影响患者的应对机制和治疗响应。例如，慢性压力和焦虑可能影响个体的免疫状态，从而影响血管瘤的自然进程。

（二）病理

1. 毛细血管瘤

毛细血管瘤好发于鼻中隔前部、下鼻甲前端，大多单发，偶见多发，瘤体较小，常为带蒂息肉样，色鲜红或暗红，表面光滑，质地软，有时形成溃疡，容易出血，镜下多数由分化良好、成熟的薄壁毛细血管组成。

2. 海绵状血管瘤

海绵状血管瘤多发生于鼻腔侧壁、上鼻甲前部、鼻骨，有时可累及鼻窦，尤其是上颌窦、筛窦。瘤体较大，基底广，质软可压缩，镜下瘤体多无完整包膜，由大小不一的血窦组成。

（三）临床表现

鼻血管瘤的主要症状为鼻出血，可反复发作，也可为血性鼻涕，瘤体较大时，可有一侧鼻塞，进一步增大可压迫鼻中隔，引起双侧鼻塞。鼻出血量不等，长期反复出血可引起贫血，严重大出血可引起休克。

鼻腔检查毛细血管瘤多见于鼻中隔前下部，或可在鼻底及鼻甲处发现具有一小蒂或广基的新生物，体积小，直径多在 1.5cm 以下，呈暗红色，表面光滑或呈桑葚状，探针触之易引起严重出血。海绵状血管瘤发生在鼻窦时，有时可见中鼻道有出血性息肉状新生物，较大或巨大者压迫窦壁，破坏鼻腔外侧壁，导致骨质侵入鼻腔。也有向外扩展侵入邻近器官引起面部隆起、眼球移位、复视和头痛等。

（四）辅助检查

1. X 线检查

X 线检查能显示鼻窦阻塞和骨质破坏等异常，但对血管瘤的具体诊断价值有限。

2. CT 检查

CT 检查是鼻腔和鼻窦疾病的首选影像学检查方法。它能提供有关鼻窦病变的详细信息，如肿瘤的大小、位置等。对于血管瘤，CT 检查可以显示软组织质量和可能的骨质改变。CT 检查还可评估肿瘤是否侵犯骨结构。

3. MRI 检查

MRI 检查可以评估血管瘤的性质，因为它能更好地显示血管结构和血流动态。MRI

能提供关于肿瘤内部特征的更多细节，如血管密度和血液流动情况，这对于血管瘤的诊断尤为重要。

对比增强 MRI 有助于鉴别血管瘤与其他类型的肿瘤，因为血管瘤会显示出特有的增强模式。

4. 内镜检查

鼻内镜检查可以直接观察鼻腔和鼻窦内部，如肿瘤的位置、大小和表面特征。内镜检查同时也是进行活检取样的重要手段，有助于获取组织样本进行病理学分析。

5. 生物镜检

生物镜检是从疑似血管瘤中取材，进行组织学和细胞学分析。这是确认诊断的关键步骤，因为它可以鉴别血管瘤与其他类型的肿瘤或非肿瘤性增生。

免疫组化染色技术可用于检测特定的标志物，如 CD31 和 CD34，这些是血管内皮细胞的标志物，有助于确认血管瘤的诊断。

6. 血液检查

虽然血液检查不能直接诊断血管瘤，但它有助于评估患者的总体健康状态，明确是否存在炎症或感染，这对术前评估和术后管理很重要。

7. 血管造影

血管造影不常用于鼻腔血管瘤的诊断，但在某些情况下，如果需要详细了解肿瘤的血供情况，特别是在考虑进行栓塞治疗之前，血管造影可以提供重要信息。

（五）诊断要点

（1）鼻腔和鼻窦血管瘤有鼻出血或涕中带血病史。

（2）鼻腔血管瘤发生于鼻中隔及鼻甲者可用前鼻镜检查或使用血管收缩药后见到，为红色或暗紫色肿物，触之易出血。鼻窦的血管瘤则在检查时可见相应鼻道有鲜血，尤以体位引流后明显。

（3）X 线检查及 CT 检查可于相应鼻腔、鼻窦见到密度增高的阴影。

（4）上颌窦穿刺和鼻窦内镜检查可协助诊断，因容易导致严重出血，故不宜在术前采取活检。

（六）鉴别诊断

1. 鼻息肉

鼻息肉是发生在鼻腔和鼻窦内的非特异性炎症性病变，与血管瘤不同，鼻息肉通常是灰白色的半透明肿块，较软，无痛，表面光滑。鼻息肉往往是多发性的。

2. 恶性肿瘤

鼻腔和鼻窦的恶性肿瘤，如鳞状细胞癌、腺癌、黏液表皮样癌等，这些肿瘤可能侵袭性强，与周围组织界限不清，伴有显著的骨破坏和局部疼痛。恶性肿瘤的生长速度通常比血管瘤快，且可能伴有明显的体重减轻和全身症状。

3. 血管纤维瘤

血管纤维瘤是一种较常见的良性肿瘤，内含有血管和纤维组织。虽然与血管瘤相似，但血管纤维瘤的组织学特点更倾向于纤维成分，且其血管结构不如血管瘤丰富。

4. 血管肉瘤

血管肉瘤是一种罕见且高度恶性的肿瘤，源自血管内皮细胞。它的生长速度快，常迅速侵犯周围结构。血管肉瘤可能表现为快速增长的肿块，伴有疼痛和出血，这些特点有助于与良性血管瘤区分。

5. 间皮瘤

间皮瘤是源于间皮细胞的恶性肿瘤。起源于鼻腔和鼻窦的间皮瘤比较罕见，肿瘤可能呈现与血管瘤类似的血管性生长模式。间皮瘤因其独特的组织学特点和生物行为而需要区分。

（七）治疗

鼻血管瘤的治疗以手术切除为主。带蒂的血管瘤可用圈套器截除，根部用电灼、微波或激光治疗。基底较广者可绕肿瘤做切口，切除范围包括瘤体及根部的黏膜，甚至软骨膜或软骨。鼻腔内较大的血管瘤及发生于鼻窦者，可根据瘤体的部位和范围选择上颌窦根治术或鼻侧切开术，完整地切除肿瘤。如肿瘤已严重破坏上颌窦诸壁，导致面部、眼球和口腔相应畸形和症状者，可考虑行上颌骨部分或全切除。

为减少术中出血，便于切除，术前可选择下述处理措施：①小剂量放疗；②选择性供血动脉栓塞术（多为上颌动脉）；③颌外动脉结扎；④冷冻或掺钕钇铝石榴石激光气化。

二、乳头状瘤

乳头状瘤是比较常见的鼻腔及鼻窦良性肿瘤，仅次于鼻部血管瘤，组织学分类源于上皮组织。本病多发于 40 岁以上，50 ～ 60 岁发病率最高，男女发病比例为 3∶1，单侧发病。肿瘤上皮细胞增殖呈乳头状向内翻转，但基层膜完整、易复发，有恶性变的可能。

（一）病因

本病病因和发病机制尚不清楚，学说较多但主要有两种：

1. 炎症学说

主要与人乳头状瘤病毒（HPV）感染有关。

2. 肿瘤学说

主要依据为本病患者年龄较大，具有局部破坏性，切除后易复发，且有恶性变的可能。因此认为本病是一种真正上皮组织的边缘性肿瘤。

（二）病理

乳头状瘤分类较多，分为硬性和软性两种。

1. 外生性乳头状瘤

外生性乳头状瘤，又称硬性乳头状瘤，多发生在鼻前庭和鼻中隔前部皮肤。上皮向体表增生、生长，间质少，上皮是鳞状细胞，故又称鳞状细胞型乳头状瘤。

2. 内翻性乳头状瘤

内翻性乳头状瘤，又称软性乳头状瘤，此型较多见。发生于鼻窦或鼻腔侧壁黏膜的上皮组织。病理特点为表层上皮过度增生，向基质内呈管状、指状或分枝状增生，可表现为

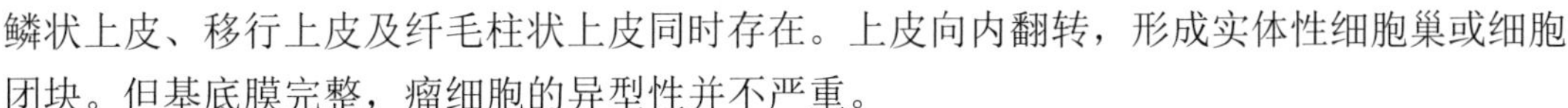

鳞状上皮、移行上皮及纤毛柱状上皮同时存在。上皮向内翻转，形成实体性细胞巢或细胞团块。但基底膜完整，瘤细胞的异型性并不严重。

内翻性乳头状瘤在病理上虽属良性，但其生长迅速，可呈多中心性生长。临床上有破坏周围骨质、向邻近结构和器官扩展、切除后易复发及恶性变等特点。

（三）临床表现

多为一侧患病，患者可表现为单侧鼻塞及鼻内肿块，可伴有流涕，有时带血，也可有头面部疼痛和嗅觉异常；随着肿瘤扩大和累及部位不同，可出现相应的症状和体征。

检查见肿瘤外观呈息肉样，表面不平，质较硬，触之易出血。瘤体大者可占据整个鼻腔和鼻窦（上颌窦和筛窦），更甚者可突出前、后鼻孔，还可侵犯颅底。

（四）辅助检查

1. X 线检查

X 线检查可以表现为一侧鼻窦透过度下降，窦腔扩大，少数有骨质破坏。

2. CT 检查

鼻窦 CT 检查有助于诊断，表现为单侧鼻窦软组织密度影，鼻腔外侧壁可有骨质破坏，鼻窦间隔模糊。肿瘤起源处有骨质增生。

3. MRI 检查

MRI 检查可以提供高分辨率的图像，特别适合软组织结构的评估。

4. 组织病理学检查

通过内镜或手术获得的组织样本进行病理学检查是诊断乳头状瘤的金标准。病理学检查可以明确肿瘤的良性或恶性，以及细胞学特征。

（五）诊断要点

（1）患者一侧有鼻塞，且逐渐加重。可有一侧鼻涕带血或鼻出血的病史。

（2）肿物来自鼻腔侧壁，或来自筛窦、上颌窦，基底部，呈分叶状、乳头状。色灰白或粉红，质软。触之较易出血。

（3）鼻窦 X 线检查或 CT 检查可见患侧鼻窦呈均匀性密度增高现象。

（4）病理活检可于术前证实。

（六）鉴别诊断

鼻息肉虽然可能呈现乳头状外观，但其良性本质与乳头状瘤不同。内镜检查及病理学检查是确诊息肉的关键，需要注意息肉的大小、形态及其上皮覆盖情况。炎症导致的息肉，病理学通常显示大量炎症细胞浸润和非典型的乳头状结构。

（七）治疗

外生性乳头状瘤应予手术切除。切除的创面涂以鸦胆子油或做电凝术。亦可应用 CO 激光切割、气化或冷冻处理。

内翻性乳头状瘤亦首选手术切除。术式多采用鼻侧切开或上唇揭翻进路，较局限的肿瘤，也可在内镜下切除。

三、骨瘤

骨瘤来自胚胎性软骨残余，均位于鼻窦内，为鼻窦最常见的良性肿瘤，以额窦最多见（70%），其次为筛窦（25%），上颌窦及蝶窦较少（5%）。骨瘤多见于青年期，男性较多。病因未明，多数学者认为由骨膜之“胚性残余”所发生，故多发于额骨（膜内成骨）和筛骨（软骨内成骨）交界处、蝶骨小翼与额骨眶板之间或上颌窦内；也可由创伤、感染刺激，导致这些残留组织活跃增生所致。

（一）病因

1. 遗传因素

虽然鼻窦骨瘤并非通常认为的遗传性疾病，但在某些患者中，特定的遗传倾向和异常可能与其发展有关。例如，某些具有家族性疾病的患者，如家族性息肉病或 Paget 病，可能更易发展为骨性病变，包括骨瘤。

2. 慢性炎症

长期的炎症刺激被认为是骨瘤发展的一个潜在因素。如慢性鼻窦炎可能导致局部骨组织的反复炎症和修复过程，这可能触发异常骨增生，从而形成骨瘤。

3. 发育异常

有研究提出，骨瘤可能源于胚胎发育过程中的骨组织异常分化或发育不全。在某些情况下，这种发育异常可能导致骨组织出现在不正常的位置或以异常的方式生长。

4. 激素影响

激素水平的变化被认为可能影响骨组织的生长和代谢。虽然直接证据有限，但激素状态的改变，尤其是甲状腺激素和性激素的变化，可能在骨瘤的形成过程中发挥作用。

5. 环境和生活方式因素

某些环境因素，如长期暴露于放射性物质或特定化学物质，可能增加骨瘤发生的风险。此外，营养不良或某些生活方式也可能对骨组织的健康产生影响，间接促进骨瘤的形成。

6. 创伤和手术后影响

虽然罕见，但局部的物理创伤或鼻窦手术后的复杂愈合过程可能诱发骨瘤的形成。这可能是手术后修复过程中的骨组织重新排列和增生导致的。

（二）病理

骨瘤一般发生于鼻窦的骨壁，生长缓慢，表面光滑，覆盖有正常黏膜，其病理组织可分为三型。

1. 密质型（硬型或象牙型）

质硬，较小，多有蒂，生长缓慢，多发于额窦，也可见于鼻骨。

2. 松质型（软型或海绵型）

质松软，多广基，体积较大，生长较慢，有时中心可液化成囊腔，表面为较坚硬的骨囊，可能来自软骨成骨，由骨化的纤维组织形成，常见于筛窦或上颌窦。

3. 混合型

外硬内松，常见于额窦。除单纯型骨瘤外，还可有多种混合型骨瘤如纤维骨瘤、血管

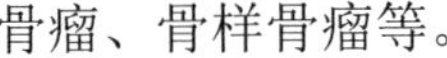

骨瘤、骨样骨瘤等。

（三）临床表现

骨瘤增长缓慢，小者多无症状，常在鼻窦或头颅做影像学检查时偶然发现。若瘤体继续增大，则出现相应部位的症状。

大的额窦骨瘤可引起额部疼痛，感觉异常，亦可伴有额窦黏液囊肿，以至额窦前壁逐渐发生隆起；如向其底部突出，常将眼球向前、向外下推移，引起突眼和复视等症状；如影响鼻额管通气引流时，其临床症状可加重；骨瘤经额窦后壁或筛板侵入颅内，则可出现颅内受压症状，如头痛、恶心等。

大的筛窦骨瘤可占据大多数气房，并可伸入额窦或蝶窦；向眼眶发展者，眼球可向外、下移位；妨碍鼻额管功能时，可导致额窦炎。

（四）辅助检查

1. X 线检查

X 线检查是诊断骨瘤的首选方法，能够清晰显示骨瘤的位置、大小和形态。大多数骨瘤的 X 线表现为局部的骨质增生，边界清晰，与正常骨质区分明显。

2. CT 检查

CT 检查可以提供比 X 线检查更详细的骨质和软组织图像，可以精确评估骨瘤的生长模式，明确是否侵犯周围结构。

3. MRI 检查

MRI 检查尤其适用于评估骨瘤与邻近软组织的关系，以及确定肿瘤内部的血管和其他结构。

4. 生物化学标志物

血液中的生物化学标志物如碱性磷酸酶可能在某些类型的骨瘤（如骨巨细胞瘤）中升高。

5. 病理学检查

对于不典型的骨瘤或怀疑有恶性变的情况，进行活检、组织病理学分析可以排除恶性骨肿瘤。

6. 骨扫描

骨扫描使用放射性核素评估骨代谢活动，对骨瘤尤其是多中心发生的病变具有较高的敏感性。

7. 骨密度检测

骨密度检测（双能 X 射线吸收法扫描）有助于评估骨瘤周围正常骨骼的骨量，尤其是在考虑外科手术治疗时，了解整体骨质疏松状况对手术方案和预后判断至关重要。

（五）诊断要点

（1）额部有隆起畸形，较硬，X 线检查可见局限骨性密度增高影。

（2）筛窦内骨瘤可引起鼻塞、眼球移位，或眼球突出引起复视、视力障碍。X 线检查于患处显示界线清楚的致密阴影，可协助诊断。

（六）鉴别诊断

1. 纤维瘤

纤维瘤来自黏膜下结缔组织，表面光滑的灰白色或红色实质性肿物，病理确诊后应行手术切除。

2. 软骨瘤

软骨瘤多见于年轻男性，肿物生长缓慢，质硬，X 线检查呈现界限清楚的密度增高影，病理可确诊，偶可发生远处转移，有恶性变的情况。

3. 巨细胞瘤

巨细胞瘤患者多为女性及青壮年，可发生在上颌窦和上颌骨，患处隆起，X 线检查呈典型泡沫状肿块。

4. 釉质瘤

釉质瘤发源于牙釉质原基上皮层的基底细胞。虽多见于下颌骨，也可自 2、3 磨牙附近发生于上颌骨。生长缓慢，但对周围骨组织破坏力大，并有恶性变可能。应予以彻底切除，再辅以术后放疗。

（七）治疗

（1）骨瘤在成年后停止增长或生长缓慢，对功能和外形不产生影响者，可不必治疗。

（2）如需治疗，则采取手术切除肿物，需要兼顾功能与外形的修复。

（3）筛窦骨瘤，因筛窦骨质菲薄，易引起并发症，宜及时手术；额窦后壁骨瘤，多向颅内发展，宜早日手术切除。

四、鼻胶质瘤

鼻胶质瘤，又称鼻内神经胶质异位症，是一种先天性脑膨出的畸形。神经胶质瘤不是真正的肿瘤，而是一种发育畸形，它属于异位脑组织，即脑或脊髓组织在胚胎期发育过程中错误地定位到了身体的其他部位。

（一）病因及病理

鼻胶质瘤通常与颅底的解剖缺陷有关，尤其是与骨性鼻咽管或前颅底的异常通道有关。在胚胎发育期间，脑组织可能通过这些未闭合的裂隙向外移位。这种情况可能与遗传因素有关，或者是随机的发育异常。

（二）临床表现

鼻胶质瘤通常在新生儿或婴儿期间被诊断，主要临床表现包括：

1. 单侧鼻塞

由于肿块阻塞鼻腔，患者通常表现为持续的单侧鼻塞。

2. 呼吸困难

新生儿尤其容易出现呼吸困难，因为他们主要通过鼻呼吸。

3. 外观异常

肿块可以从鼻孔中凸出，影响面部外观。

4. 分泌物或出血

肿块可能导致分泌物增多或不规则出血。

（三）辅助检查

1. 影像学检查

MRI 检查是诊断鼻胶质瘤的首选方法，它能够提供肿块的详细图像，显示其与周围结构的关系，并帮助区分肿瘤与其他类型的鼻部肿块（如息肉、囊肿等）。CT 检查也可用于评估骨性结构的损伤和肿块的精确位置。

2. 活组织病理检查

确诊需要通过活组织病理检查获取组织样本进行病理分析。活组织病理检查可以证实肿块组织的神经胶质本质，排除恶性肿瘤。

（四）诊断

（1）鼻根部正中包块，亦可偏向一侧，患儿啼哭时包块不增大，为鼻外型。

（2）患者一侧鼻塞，鼻衄，鼻腔检查可见上方有蒂的实质性肿物，形似息肉。

（3）X 线检查和 CT 检查可显示颅底有骨质缺损。

（五）鉴别诊断

1. 鼻脑膜脑膨出

鼻脑膜脑膨出是指脑膜和脑组织经先天性发育畸形之颅骨骨缝或颅骨缺损处向鼻根部或鼻腔膨出。随婴儿生长而变大，透光试验多呈阳性，啼哭时增大，为鼻外型；鼻内型位置隐匿，临床表现无特异性，容易漏诊。如新生儿出生后鼻塞，哺乳困难，鼻腔或鼻咽部见表面光滑肿物，也应考虑为本病。

2. 脊索瘤

脊索瘤来源于脊索胚胎性残余。多发生于颅底的蝶枕联合处，肿瘤生长由鼻咽顶凸入鼻腔、鼻窦、眼眶。CT 检查有助于诊断。

3. 脑膜瘤

脑膜瘤为颅内较常见的良性肿瘤，发生于鼻部者少见，位于额窦、筛窦、鼻腔和上颌窦等处。肿瘤质硬，有被膜，表面光滑，生长缓慢，X 线检查可见局限边缘清楚的致密阴影，因内含粉碎砂粒样物而呈现密度不均匀，可区别于鼻胶质瘤。

4. 神经鞘膜瘤

神经鞘膜瘤可发生于鼻腔及筛窦、上颌窦，多见于中青年，生长缓慢，质较硬，需病理检查确诊。

（六）治疗

（1）鼻外型者可于鼻外横切口下显露肿瘤，若有蒂，应结扎剪断，将肿瘤去除。

（2）有下列情况者应行开颅术。①伴有脑脊液鼻漏者。②有化脓性脑膜炎病史者。③ X 线检查或 CT 检查显示有颅底骨质缺损者。手术方法：自肿瘤根蒂切断，缝合硬脑膜切口，修补骨质缺损；二期再经鼻切取肿物。

第二节　恶性肿瘤

鼻腔及鼻窦恶性肿瘤较为常见，据国内统计占全身恶性肿瘤的2.05%～3.66%，占耳鼻咽喉部恶性肿瘤的21.74%～49.22%；鼻腔及鼻窦恶性肿瘤，原发于鼻窦者较鼻腔者多见。其中以上颌窦恶性肿瘤发病率最高，比例达80%，筛窦次之，而上颌窦癌有1/3伴有筛窦癌。在鼻腔及鼻窦恶性肿瘤中，以鳞状细胞癌最为常见，占70%～80%，好发于上颌窦；腺癌次之，多见于筛窦。此外，尚有淋巴上皮癌、移行细胞癌等。肉瘤则以恶性淋巴瘤最多，比例超过60%，软组织肉瘤以纤维肉瘤最常见。此外，尚有网状细胞肉瘤、横纹肌肉瘤等，好发于鼻腔及上颌窦。

一、病因

病因未明，但可能与下列诱因有关。

（1）长期慢性炎症刺激可使假复层柱状上皮发生化生，转化为鳞状上皮，从而成为鳞状细胞癌发生的基础。

（2）经常接触致癌物质，如镍、砷、铬等。

（3）良性瘤恶性变，如鼻息肉、内翻性乳头状瘤等反复复发，多次手术则有恶性变的可能。

（4）免疫功能低下，恶性肿瘤患者大多表现为外周血T淋巴细胞功能严重抑制，细胞免疫和免疫监视功能低下，细胞因子网络及其受体间的调节失控，白细胞介素（IL-2、IL-6）活性较正常水平明显低下，IL-2受体（IL-2R）表达显著增高。结果使细胞的正常凋亡过程混乱，突变细胞得以逃脱免疫监视而异常增生。

二、临床表现

1. 鼻腔恶性肿瘤

早期为一侧鼻塞，初为间歇性，后为持续性，黏脓鼻涕带血或经常鼻出血。可有头胀、头痛和嗅觉减退或消失。晚期，肿瘤侵入对侧鼻腔，则出现双侧鼻塞，侵入鼻窦、眼眶，则表现为鼻窦恶性肿瘤的症状。

2. 鼻窦恶性肿瘤

临床表现根据鼻窦恶性肿瘤原发部位和累及范围的不同而有所差异。

（1）上颌窦恶性肿瘤：①一侧脓血涕，晚期可伴有恶臭味。②一侧面颊部疼痛或麻木感，肿瘤侵犯眶下神经所致。③一侧鼻塞、多为进行性，由肿瘤推压鼻腔外侧壁内移或破坏鼻腔外侧壁侵入鼻腔所致。④一侧上列磨牙疼痛或松动，甚至脱落，是肿瘤向下侵及牙槽骨所致。⑤肿瘤发展、破坏窦壁，侵入邻近结构和器官，则出现以下症状：a. 面颊部隆起或发生瘘管和溃烂，为癌肿破坏前壁、侵犯面颊部软组织所致。b. 眼部症状，瘤体压迫鼻泪管致流泪；如向上侵犯眶底，使眶缘变钝，眼球向上移位，眼肌麻痹，眼球运动受限，可发生复视。但视力很少受影响。c. 硬腭隆起或溃烂，牙槽变形、增厚和牙齿松动或脱落，是肿瘤向下发展压迫或破坏硬腭和牙槽所致。d. 顽固性神经痛和张口困难，是肿瘤破坏后壁侵入翼腭窝和翼内肌所致。e. 颞部隆起、头痛、耳痛、内眦部隆起等提示肿瘤

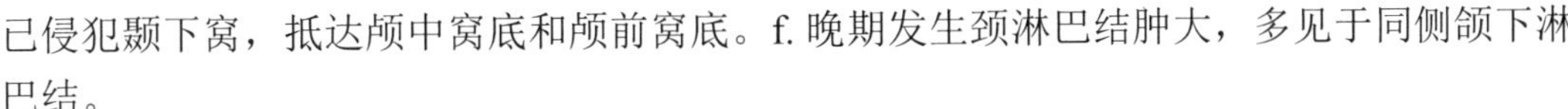

已侵犯颞下窝，抵达颅中窝底和颅前窝底。f. 晚期发生颈淋巴结肿大，多见于同侧颌下淋巴结。

（2）筛窦恶性肿瘤：早期肿瘤局限于筛房可无症状，当侵入鼻腔时可表现为单侧鼻塞、血涕、头痛和嗅觉障碍。肿瘤进一步增大侵犯筛板进入眼眶，使眼球向外、前、下或上方移位，并有复视。后组筛窦肿瘤可侵入球后、眶尖，向颅底、颅内扩展而侵及脑神经，尤以第Ⅰ～Ⅵ对脑神经易被波及而产生相应的麻痹症状，有的甚至出现多发性脑神经损害，常致突眼眼球运动障碍、上睑下垂，甚至失明等。内眦部可出现无痛性包块。肿瘤侵犯筛板累及硬脑膜或有颅内转移者，则有剧烈头痛。淋巴结转移常在颌下或同侧颈上部。

（3）额窦恶性肿瘤：原发者极少见。早期多无症状。肿瘤发展则发生额部疼痛、表面皮肤麻木和同侧鼻出血等。肿瘤向外下发展时，则出现额部及眶上内缘隆起，眼球向下、外、前移位和复视等。

（4）蝶窦恶性肿瘤：原发者罕见，但可见由鼻腔、鼻咽、后组筛窦或脑垂体等恶性肿瘤的扩展侵入而成继发肿瘤者。早期无症状，出现单侧或双侧眼球移位、运动障碍和视力减退时，已属晚期。

三、辅助检查

1. CT 检查

CT 检查对于评估肿瘤的大小、形态及其与周围结构的关系极为重要。它可以精确显示肿瘤的侵犯范围。

2. MRI 检查

MRI 检查对于评估肿瘤的软组织侵犯程度，肿瘤与重要结构（如眼眶和颅底）的关系更为敏感。MRI 检查可以提供比 CT 检查更细致的软组织对比，尤其适用于判断肿瘤是否侵犯到颅内或影响重要的神经结构。

3. PET 检查

PET 检查常用于评估肿瘤的代谢活性，帮助确定肿瘤的生物学行为，以及寻找可能的远处转移。它通过检测放射性葡萄糖的吸收来评估组织的代谢活性，对区分肿瘤与非肿瘤组织，以及监测治疗效果有重要作用。

4. 鼻内镜检查

鼻内镜可以直视鼻腔和鼻窦内部，直接观察肿瘤的生长情况和位置，评估病变范围及其对鼻腔结构的影响。此外，鼻内镜还可用于进行活体组织切片，获取组织样本进行病理分析。

5. 活组织病理检查

活组织病理检查是确诊鼻腔及鼻窦恶性肿瘤的金标准。通过手术或内镜引导下取得肿瘤组织样本，进行组织病理学和细胞学检查，以确定肿瘤的具体类型和分级。

6. 刷检和细针穿刺

对于某些难以通过常规方法进行活检的肿瘤，可以使用细针穿刺或刷检技术获取细胞样本进行细胞学分析。

7. 基因和分子标志物检测

对肿瘤组织进行分子生物学检测，可以帮助识别特定的遗传和分子变异，这些变异可能对治疗选择和预后评估具有重要意义。例如，某些肿瘤的表皮生长因子受体突变状态或其他分子标志物如 PD-L1 的表达水平可以指导针对性治疗的使用。

8. 血液标志物检查

虽然不是鼻腔及鼻窦肿瘤的常规诊断工具，但在某些情况下，血液中的肿瘤标志物水平可以提供关于肿瘤负荷或治疗反应的有用信息。例如，高水平的钙调蛋白或其他肿瘤相关蛋白可能与某些类型的头颈部肿瘤相关。

9. 免疫组织化学分析

免疫组织化学是病理学诊断中的一个重要组成部分，它通过使用特定的抗体检测肿瘤细胞中的特定蛋白来帮助确定肿瘤的来源和性质。例如，某些肿瘤细胞可能表达特定的角蛋白或上皮细胞标志物，这有助于区分鳞状细胞癌与腺癌或其他类型的肿瘤。

四、诊断要点

鼻腔及鼻窦恶性肿瘤症状出现较晚。且易误诊，早期确诊较难。凡出现下列情况者应高度警惕：①一侧进行性鼻塞及脓血涕。②一侧面颊部疼痛或麻木。③一侧上列磨牙疼痛或松动。

前、后鼻镜检查可见鼻腔内有菜花状、表面溃疡或坏死、易出血及基底广泛的新生物，或虽无肿物，但鼻腔外侧壁内移，中鼻道或嗅裂中有血迹、息肉或新生物，提示上颌窦恶性肿瘤。鼻腔上部饱满提示筛窦恶性肿瘤。利用纤维鼻咽镜或鼻窦内镜检查，可更清楚地观察肿瘤的原发部位、大小、外形以及中鼻道、鼻窦开口及嗅裂情况。对疑有上颌窦恶性肿瘤者，可利用鼻内镜插入窦内直接观察。鼻窦影像学检查可明确瘤体大小和范围。肿瘤组织活检及鼻窦穿刺细胞涂片病理学检查是确诊的必要手段。对诊断特别困难而临床上又确实怀疑为恶性肿瘤的患者，可行鼻窦探查术，术中结合冰冻切片病理检查可以确诊。

五、鉴别诊断

1. 鼻腔及鼻窦良性肿瘤

鼻腔及鼻窦良性肿瘤包括鼻息肉、鼻腔乳头状瘤、血管瘤、骨瘤等。这些良性肿瘤可能导致类似的症状，如鼻塞、鼻出血或面部疼痛，但它们通常生长较慢，且很少侵犯周围结构。

2. 鼻腔及鼻窦炎性疾病

鼻腔及鼻窦的炎性疾病包括慢性鼻窦炎、真菌性鼻窦炎、特发性肉芽肿性炎症等。这些炎症性疾病可以导致组织增生，有时在影像检查图像上难以与恶性肿瘤区分。特别是真菌性鼻窦炎，它可以形成坚硬的菌球，类似肿瘤的外观。

3. 传染性病变

传染性病变，特别是梅毒和结核病，这些感染有时会在鼻腔形成溃疡或肿块，类似恶

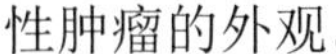

性肿瘤的外观。

4. 自身免疫性疾病

自身免疫性疾病，如结节性多动脉炎和肉芽肿性多血管炎。这些疾病可导致鼻窦的破坏性病变，临床和影像学表现可能与恶性肿瘤相似。

5. 鼻内异物反应

长期留在鼻腔内的异物可能引起局部反应，形成肉芽肿或慢性炎症组织，可能被误认为是肿瘤。

六、治疗

1. 手术治疗

手术治疗是治疗鼻腔和鼻窦恶性肿瘤的首选治疗手段。尤其是早期，肿瘤范围较局限者。有淋巴结转移者，应做颈淋巴结廓清术。应用 CO 激光切割、气化具有较好的效果，可预防扩散和转移。不同部位的恶性肿瘤，手术方法不同。

（1）上颌窦恶性肿瘤：视具体情况可选用 Denker 手术、鼻侧切开术、上颌骨部分或全部切除术，必要时加眶内容切除术。

（2）筛窦恶性肿瘤：鼻外进路筛窦切除术，侵及颅内范围较大的患者，可选择颅 - 面联合进路手术。

（3）额窦恶性肿瘤：采用鼻外进路额窦手术（额窦根治术），术中将肿瘤连同窦腔黏膜全部切除。尽可能做额骨骨瓣复位，以保持面容。必要时可将额窦前壁、后壁、中隔和底壁，以及连同筛窦一并切除，术后需行整形修复术。

（4）蝶窦恶性肿瘤：可采用鼻侧切开术。经筛窦进入蝶窦，尽量切除肿瘤。蝶窦恶性肿瘤应以放疗为主，手术切除为辅。

2. 放射治疗

单纯根治性放疗仅适用于对放射线敏感的患者，如肉瘤、未分化癌等。但其疗效并不令人满意。对晚期患者无法手术根治者常采用单纯姑息性放射治疗。对术后复发及不能耐受手术者，也可进行放疗。目前多倾向于术前采用足量的根治放疗，放疗后 6 周行手术治疗，术后不再放疗。总量控制在 4 ～ 8 周 50 ～ 60Gy（5000 ～ 6000rad）。

3. 化学治疗

化学治疗多作为一种辅助疗法或姑息疗法。传统的化学治疗对全身损害较大，近年临床多应用变压化疗法，弥补前者不足之处。此外，通过选择血管介入法，将抗癌药物注入癌瘤的营养血管，取得的疗效较为满意。

第二十二章

常见鼻科疾病的中医治疗

第一节　慢性单纯性鼻炎

慢性单纯性鼻炎是指鼻腔黏膜和黏膜下组织的慢性炎症，主要表现为持续或反复的鼻塞、流涕和鼻痒。中医学称之为“鼻鼽”或“鼻渊”，是临床常见病、多发病之一，主要病机为肺、脾、肾三脏功能失调，气血运行不畅，导致痰湿内蕴，郁滞于鼻窍。

一、病因病机

1. 外邪侵袭

外感风寒、风热之邪侵袭，阻遏鼻窍，导致气血壅滞不畅。风寒邪气侵袭，容易导致鼻塞流清涕；风热邪气侵袭，则易出现鼻塞流黄涕。

2. 脏腑功能失调

(1) 肺脾气虚：肺主宣发肃降，脾主运化水湿。肺气虚弱，宣发失职，导致气滞鼻窍；脾虚不运，湿浊内生，湿邪壅滞鼻窍，皆可导致鼻炎反复发作。

(2) 肾阳虚衰：肾阳不足，气化失职，水湿泛滥，上犯鼻窍，导致鼻塞、流涕等症。

3. 气血瘀滞

久病体虚，气血运行不畅，导致鼻窍失养，出现慢性鼻炎症状。

二、临床表现

1. 鼻塞

鼻塞是慢性单纯性鼻炎的主要症状，常为持续性或间歇性。白天较轻，夜间加重，尤其是在仰卧位时加重。

2. 流涕

患者常有鼻涕，多为清涕或黏涕，若合并感染，鼻涕可呈黄色或脓性。

3. 嗅觉减退

长期鼻塞、鼻涕过多可导致嗅觉减退，甚至完全失嗅。

4. 头痛、头昏

鼻塞严重时，可引起头痛、头昏等症状，尤以额部、颞部为主。

5. 鼻痒、打喷嚏

部分患者会有鼻痒、打喷嚏等症状，尤其在早晨和晚上较为明显。

三、辨证论治

中医治疗慢性单纯性鼻炎强调辨证论治，根据不同的证型采用不同的治疗方法，常见

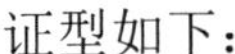

证型如下：

1. 风寒犯肺证

（1）证候：鼻塞声重，流清涕，伴有头痛、打喷嚏，恶寒发热，无汗，舌苔薄白，脉浮紧。

（2）治法：辛温解表，宣肺通窍。

（3）方药：荆防败毒散加减。常用药物如荆芥、防风、羌活、独活、柴胡、前胡、桔梗、枳壳、川芎、甘草等。

2. 风热犯肺证

（1）证候：鼻塞，流黄浊涕，伴有头痛、打喷嚏、咽痛，恶风，舌苔薄黄，脉浮数。

（2）治法：辛凉解表，清热通窍。

（3）方药：银翘散加减。常用药物如金银花、连翘、荆芥、薄荷、牛蒡子、淡豆豉、桔梗、甘草、竹叶、芦根等。

3. 脾虚湿蕴证

（1）证候：鼻塞，流浊涕，头昏重，纳呆便溏，体倦乏力，舌苔白腻，脉濡缓。

（2）治法：健脾祛湿，通利鼻窍。

（3）方药：参苓白术散加减。常用药物如党参、白术、茯苓、甘草、山药、莲子、薏苡仁、白扁豆、砂仁、桔梗等。

4. 肾阳虚衰证

（1）证候：鼻塞，流清涕，久治不愈，畏寒肢冷，腰膝酸软，夜尿频多，舌淡苔白，脉沉细。

（2）治法：温补肾阳，通利鼻窍。

（3）方药：金匮肾气丸加减。常用药物如熟地黄、山茱萸、山药、泽泻、茯苓、丹皮、附子、肉桂等。

四、其他疗法

1. 针灸疗法

（1）穴位：迎香、印堂、合谷、风池、列缺。

（2）操作：每日或隔日 1 次，每次留针 20 分钟，10 次为一个疗程。

2. 中药外敷

（1）药物：白芷、细辛、苍耳子、辛夷、薄荷等研末调匀。

（2）操作：将药粉调成糊状，外敷于鼻根或印堂穴，每日 1 ～ 2 次，每次 30 分钟。

3. 食疗

推荐食疗方：

（1）生姜红枣茶：生姜 10g，红枣 10 枚，加水煎汤饮用，有助于祛寒通窍。

（2）芡实薏米粥：芡实 30g，薏米 30g，煮粥食用，有助于健脾祛湿。

五、预防与保健

1. 避免外感

注意保暖，避免受凉感冒。

2. 饮食调理

饮食宜清淡，避免辛辣、油腻食物。

3. 增强体质

加强体育锻炼，提高免疫力。

4. 环境卫生

保持居住环境清洁，避免接触变应原。

5. 及时治疗鼻部疾病

如有鼻塞、流涕等症状，应及时治疗，避免病情加重。

第二节　慢性肥厚性鼻炎

慢性肥厚性鼻炎是鼻腔黏膜和黏膜下层组织由于长期炎症刺激而引起的慢性增生性病变。中医称之为“鼻窒”。其病机多为脏腑失调，气血运行不畅，痰湿内蕴，郁滞于鼻窍，导致鼻腔黏膜肥厚增生。

一、病因病机

1. 外邪侵袭

外感风寒、风热之邪侵袭，阻遏鼻窍，导致气血壅滞不畅，久之引发慢性炎症，导致鼻腔黏膜肥厚。

2. 脏腑功能失调

（1）肺脾气虚：肺主宣发肃降，脾主运化水湿。肺气虚弱，宣发失职，导致气滞鼻窍；脾虚不运，湿浊内生，湿邪郁滞鼻窍，皆可导致鼻腔黏膜的肥厚增生。

（2）肾阳虚衰：肾阳不足，气化失职，水湿泛滥，上犯鼻窍，导致鼻腔黏膜肥厚。

3. 气血瘀滞

久病体虚，气血运行不畅，导致鼻窍失养，出现慢性鼻炎症状，黏膜增厚。

4. 其他因素

（1）长期吸烟、饮酒：烟酒对鼻黏膜有直接刺激作用，导致黏膜慢性充血水肿，久之导致黏膜肥厚。

（2）空气污染：长期暴露于空气污染物中，如工业废气、烟雾、化学物质等，刺激鼻黏膜，导致慢性炎症和增生。

二、临床表现

同慢性单纯性鼻炎。

三、辨证论治

同慢性单纯性鼻炎。

四、其他疗法

同慢性单纯性鼻炎。

五、预防与保健

同慢性单纯性鼻炎。

第三节　干燥性鼻炎

干燥性鼻炎是一种鼻腔黏膜长期干燥的疾病，常表现为鼻腔干燥、烧灼感、痂皮形成、鼻塞等症状。中医称之为“鼻槁”或“鼻燥”，认为其主要病机为阴虚肺燥、燥邪伤肺等。该病多见于长期在干燥环境中工作或生活的人群，以及一些慢性疾病患者。

一、病因病机

1. 外邪侵袭

燥邪侵袭：秋冬季节燥邪盛行，燥邪侵袭肺部，耗伤津液，导致鼻腔干燥。

2. 脏腑功能失调

（1）肺阴虚：肺主气司呼吸，主皮毛开窍于鼻。肺阴不足，津液亏虚，鼻窍失润，导致干燥性鼻炎。

（2）脾胃虚弱：脾胃为后天之本，主运化水谷精微。脾胃虚弱，运化失常，津液不足，鼻腔失养，出现干燥症状。

（3）肾阴不足：肾阴虚衰，精血亏虚，不能滋润鼻腔，导致鼻腔干燥。

3. 气血瘀滞

久病体虚，气血运行不畅，导致鼻窍失养，出现干燥性鼻炎。

4. 其他因素

（1）长期环境干燥：长期在干燥环境中生活或工作，如空调房、干燥气候等，容易导致鼻腔黏膜干燥。

（2）不良生活习惯：如吸烟、饮酒等，均可导致津液耗伤，鼻腔干燥。

二、临床表现

1. 鼻腔干燥

鼻腔干燥是干燥性鼻炎的主要症状，患者常感到鼻腔内干燥不适，尤其在干燥环境或季节变化时更为明显。

2. 鼻塞

患者常有鼻塞，多为间歇性或持续性，尤其在夜间或早晨较为明显。

3. 鼻痂形成

由于鼻腔黏膜干燥，鼻涕不易排出，形成鼻痂，患者常感到鼻内有异物感。

4. 鼻腔烧灼感

鼻腔内有烧灼感，尤其在干燥、寒冷的环境中，症状更为明显。

5. 鼻出血

由于鼻腔黏膜干燥，脆弱易破，轻微刺激即可引起鼻出血。

6. 嗅觉减退

长期鼻腔干燥和鼻塞，可导致嗅觉减退，甚至完全失嗅。

三、辨证论治

中医治疗干燥性鼻炎强调辨证论治，根据不同的证型采用不同的治疗方法，常见证型如下：

1. 燥邪犯肺证

（1）证候：燥热袭肺，耗伤津液，鼻窍失润，故鼻干、裂痛、鼻涕稠厚，鼻肌膜干燥、色暗红；痂皮刺激鼻腔，故鼻内刺痒，喷嚏；燥热伤络，则擤鼻带血；燥热伤肺，肺失清肃，故咽痒干咳，时欲少饮；舌质偏红少苔，脉细略数亦为肺热津亏之象。

（2）治法：清宣燥邪，滋润鼻窍。

（3）方药：桑杏汤加减。肺热重者，加黄芩、连翘；干咳少痰者，加玄参、生地黄、麦冬、玉竹；鼻衄加白茅根、牡丹皮、炒栀子凉血止血；大便秘结加火麻、郁李仁之类润肠通便。

2. 肺胃热盛证

（1）证候：鼻腔干燥，烧灼感，鼻涕黄稠，口渴喜饮，便秘，尿黄，舌红苔黄，脉滑数。

（2）治法：清泻肺胃，润燥生津。

（3）方药：清胃散合泻白散加减。常用药物如黄连、升麻、生地黄、丹皮、石膏、知母、麦冬、甘草等。

3. 肺阴亏虚证

（1）证候：鼻腔干燥、少涕，干咳少痰，口干咽燥，舌红少苔，脉细数。

（2）治法：滋阴润燥，清肺生津。

（3）方药：沙参麦冬汤加减。常用药物如北沙参、麦冬、玉竹、生地黄、天花粉、桑叶、甘草等。

4. 脾虚湿热证

（1）证候：鼻腔干燥、流黄浊涕，纳差便溏，体倦乏力，舌苔黄腻、脉濡数。

（2）治法：健脾祛湿，清热润燥。

（3）方药：参苓白术散合泻黄散加减。常用药物如党参、白术、茯苓、甘草、陈皮、薏苡仁、黄芩、黄连等。

5. 肾阴亏虚证

（1）证候：鼻腔干燥、少涕，腰膝酸软，耳鸣，五心烦热，舌红少苔、脉细数。

（2）治法：滋阴补肾，润燥通窍。

(3) 方药：六味地黄丸加减。常用药物如熟地黄、山茱萸、山药、泽泻、茯苓、丹皮、麦冬、枸杞子等。

四、其他疗法

1. 针灸疗法

(1) 穴位：迎香、印堂、合谷、肺俞、列缺、足三里。

(2) 操作：每日或隔日 1 次，每次留针 20 分钟，10 次为一个疗程。

2. 中药外敷

(1) 药物：白芷、细辛、薄荷、苍耳子、辛夷等研末调匀。

(2) 操作：将药粉调成糊状，外敷于鼻根或印堂穴，每日 1 ～ 2 次，每次 30 分钟。

3. 食疗

(1) 百合银耳羹：银耳 20 克，鲜百合 10 克，枸杞子 1 小匙，红枣 3 个，冰糖 1 大匙，炖汤饮用，有利于滋阴润肺。

(2) 银耳雪梨汤：银耳 10g，雪梨 1 个，冰糖适量，炖汤饮用，有助于滋阴润燥。

五、预防与调护

1. 避免外感

注意保暖，避免受凉感冒，尤其在秋冬季节。

2. 饮食调理

饮食宜清淡，避免辛辣、油腻食物，多食新鲜水果、蔬菜。

3. 增强体质

加强体育锻炼，提高免疫力，防止外邪侵袭。

4. 环境卫生

保持居住环境清洁，避免接触变应原，使用加湿器保持室内空气湿润。

5. 良好生活习惯

戒烟限酒，避免熬夜，保持规律的作息时间。

6. 中药调养

根据体质情况，适当服用中药调理，如沙参麦冬汤、六味地黄丸等。

第四节　萎缩性鼻炎

萎缩性鼻炎是一种慢性鼻腔疾病，主要表现为鼻腔黏膜和骨质的萎缩，伴有干燥、鼻塞、恶臭等症状。中医称之为“鼻窒”或“臭鼻症”，认为其病机主要为肺、脾、肾三脏功能失调，气血不足，津液亏虚，导致鼻窍失养，气血运行不畅，痰瘀阻滞。

一、病因病机

1. 外邪侵袭

外感风寒、风热之邪侵袭，阻遏鼻窍，导致气血壅滞不畅，津液不布，鼻腔干燥，久而久之引发萎缩性变化。

2. 脏腑功能失调

(1)肺脾气虚：肺主宣发肃降，脾主运化水湿。肺气虚弱，宣发失职，导致气滞鼻窍；脾虚不运，湿浊内生，湿邪郁滞鼻窍，皆可导致鼻腔黏膜的萎缩。

(2)肾阴虚衰：肾阴不足，气化失职，水湿泛滥，上犯鼻窍，导致鼻腔黏膜萎缩。

3. 气血瘀滞

久病体虚，气血运行不畅，导致鼻窍失养，出现慢性鼻炎症状，黏膜萎缩。

二、临床表现

1. 鼻腔干燥

鼻腔干燥是萎缩性鼻炎的主要症状，患者常感到鼻腔内干燥不适，尤其在干燥环境或季节变化时更为明显。

2. 鼻塞

患者常有鼻塞，多为间歇性或持续性，尤其在夜间或早晨较为明显。

3. 鼻痂形成

由于鼻腔黏膜干燥，鼻涕不易排出，形成鼻痂，患者常感到鼻内有异物感。

4. 鼻腔烧灼感

鼻腔内有烧灼感，尤其在干燥、寒冷的环境中，症状更为明显。

5. 鼻出血

由于鼻腔黏膜干燥，脆弱易破，轻微刺激即可引起鼻出血。

6. 嗅觉减退

长期鼻腔干燥和鼻塞，可导致嗅觉减退，甚至完全失嗅。

三、辨证论治

1. 风热犯肺证

(1)证候：鼻塞，鼻腔干燥，流黄涕，头痛，咽痛，发热恶风，口干舌燥，舌红苔黄，脉浮数。

(2)治法：辛凉解表，清热润燥。

(3)方药：桑菊饮加减。常用药物如桑叶、菊花、薄荷、连翘、杏仁、桔梗、甘草、芦根等。

2. 肺胃热盛证

(1)证候：鼻腔干燥，烧灼感，鼻涕黄稠，口渴喜饮，便秘，尿黄，舌红苔黄，脉滑数。

(2)治法：清泻肺胃，润燥生津。

(3)方药：清胃散合泻白散加减。常用药物如黄连、升麻、生地黄、牡丹皮、石膏、知母、麦冬、甘草等。

3. 肺阴亏虚证

(1)证候：鼻腔干燥、少涕，干咳少痰，口干咽燥，舌红少苔，脉细数。

（2）治法：滋阴润燥，清肺生津。

（3）方药：沙参麦冬汤加减。常用药物如北沙参、麦冬、玉竹、生地黄、天花粉、桑叶、甘草等。

4. 脾虚湿热证

（1）证候：鼻腔干燥，流黄浊涕，纳差便溏，体倦乏力，舌苔黄腻，脉濡数。

（2）治法：健脾祛湿，清热润燥。

（3）方药：参苓白术散合泻黄散加减。常用药物如党参、白术、茯苓、甘草、陈皮、薏苡仁、黄芩、黄连等。

5. 肾阴亏虚证

（1）证候：鼻腔干燥，少涕，腰膝酸软，耳鸣，五心烦热，舌红少苔，脉细数。

（2）治法：滋阴补肾，润燥通窍。

（3）方药：六味地黄丸加减。常用药物如熟地黄、山茱萸、山药、泽泻、茯苓、牡丹皮、麦冬、枸杞子等。

四、其他疗法

同干燥性鼻炎。

五、预防与调护

1. 避免外感

注意保暖，避免受凉感冒，尤其在秋冬季节。

2. 饮食调理

饮食宜清淡，避免辛辣、油腻食物，多食新鲜水果、蔬菜。

3. 增强体质

加强体育锻炼，提高免疫力，防止外邪侵袭。

4. 环境卫生

保持居住环境清洁，避免接触变应原，使用加湿器保持室内空气湿润。

5. 良好生活习惯

戒烟限酒，避免熬夜，保持规律的作息时间。

6. 中药调养

根据体质情况，适当服用中药调理，如沙参麦冬汤、六味地黄丸等。

第五节　变应性鼻炎

变应性鼻炎是指机体对某些物质（变应原）产生特异性免疫反应而引起的鼻腔黏膜的慢性炎症。中医学认为，变应性鼻炎的发生与外邪侵袭、脏腑功能失调、正气不足等因素有关。

一、病因病机

1. 外邪侵袭

外邪主要包括风、寒、热、湿等。外邪侵袭肺卫，肺气失宣，津液输布障碍，痰湿内生，积聚于鼻窍，导致鼻窍不通，出现喷嚏、流涕、鼻痒等症状。特别是风邪，其性质善行数变，易于袭人，导致鼻窍气机失调。

2. 脏腑功能失调

肺、脾、肾三脏与变应性鼻炎的发生密切相关。肺主气司呼吸，肺气虚弱，卫外不固，外邪易于侵袭；脾主运化，脾气虚弱，水湿停聚，痰湿内生，影响鼻窍；肾主藏精，主水液代谢，肾阳虚衰，蒸腾气化无力，水湿内停，导致鼻塞流涕。

3. 正气不足

正气不足是变应性鼻炎发生的内在原因。正气不足包括先天不足和后天失养两方面。先天不足者，禀赋薄弱，易受外邪侵袭；后天失养者，饮食失调、劳倦过度、情志失调等导致气血亏虚，卫外不固，易发病。

二、临床表现

1. 鼻部症状

鼻部症状主要表现为阵发性喷嚏、清水样鼻涕、鼻塞、鼻痒等。喷嚏多为连续性发作，流涕常为清水样或黏液样，鼻塞可为间歇性或持续性，鼻痒常伴有眼、耳、口等部位的瘙痒感。

2. 眼部症状

眼部症状包括眼痒、流泪、结膜充血等。

3. 全身症状

部分患者可有头痛、乏力、易疲劳、注意力不集中等表现。

三、辨证论治

1. 风寒犯肺证

（1）证候：喷嚏频作，清涕量多，鼻塞，鼻痒，恶寒发热，头痛，舌苔薄白，脉浮紧。

（2）治法：疏风散寒，宣肺通窍。

（3）方药：小青龙汤加减。常用药物包括麻黄、桂枝、细辛、干姜、五味子、白芍、甘草等。

2. 风热犯肺证

（1）证候：鼻塞，喷嚏，黄涕，鼻痒，咽痛，口渴，身热，舌红苔黄，脉浮数。

（2）治法：疏风清热，宣肺利窍。

（3）方药：银翘散加减。常用药物包括金银花、连翘、薄荷、牛蒡子、淡豆豉、荆芥、桔梗、芦根、甘草等。

3. 脾肺气虚证

（1）证候：喷嚏频作，清涕量多，鼻塞，纳少便溏，乏力，面色萎黄，舌淡苔白，脉

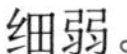

细弱。

（2）治法：益气健脾，固表止涕。

（3）方药：玉屏风散合补中益气汤加减。常用药物包括黄芪、防风、白术、党参、炙甘草、陈皮、升麻、柴胡等。

4. 肾阳虚证

（1）证候：鼻塞流涕，喷嚏频作，形寒肢冷，腰膝酸软，尿清长，舌淡苔白，脉沉细。

（2）治法：温补肾阳，固本止涕。

（3）方药：金匮肾气丸加减。常用药物包括熟地黄、山茱萸、山药、泽泻、茯苓、牡丹皮、附子、桂枝等。

四、预防与调护

1. 避免接触变应原

变应性鼻炎患者应尽量避免接触已知的变应原，如花粉、尘螨、宠物毛发等。可以通过保持室内清洁、使用空气净化器、减少户外活动等措施减少与变应原的接触。

2. 增强体质

增强体质是预防变应性鼻炎的重要措施。平时应注意饮食均衡，适量运动，保持心情舒畅，避免过度劳累。可以通过气功、太极拳等传统养生方法调节身心，提高免疫力。

3. 适时增减衣物

根据天气变化，适时增减衣物，避免受寒着凉。尤其是在季节交替时，气温变化较大，更应注意保暖。

4. 定期清洗鼻腔

定期用生理盐水清洗鼻腔，可以有效清除鼻腔内的变应原，保持鼻腔清洁，减轻症状。

5. 中药调理

在医生指导下，可以适当使用中药调理，如黄芪、党参、白术等益气健脾之品，以增强正气，提高机体的抗病能力。

6. 针灸治疗

针灸具有疏通经络、调和气血的作用，对变应性鼻炎有一定的疗效。常用穴位有迎香、印堂、合谷、足三里等。

7. 情志调养

保持心情愉快，避免情志内伤。中医认为，七情内伤可致气机紊乱，影响脏腑功能，诱发或加重疾病。平时应注意调节情绪，避免焦虑、抑郁等不良情绪。

8. 养成良好生活习惯

规律作息，保证充足的睡眠；避免烟酒过度；饮食清淡，少食辛辣刺激性食物。

第六节　血管运动性鼻炎

血管运动性鼻炎是一种非变应性、非感染性的慢性鼻腔炎症性疾病，主要表现为鼻塞、流涕、打喷嚏和鼻痒等症状。中医称之为“鼻鼽”或“鼻窒”，认为其主要病机为肺脾气虚、肺肾不足、风寒、风热邪气侵袭，导致鼻窍失养，气血运行不畅。

一、病因病机

1. 外邪侵袭

外感风寒、风热之邪，阻遏鼻窍，导致气血壅滞不畅，鼻腔黏膜充血、水肿，气血运行不畅，出现鼻塞、流涕等症状。

2. 脏腑功能失调

（1）肺脾气虚：肺主气司呼吸，脾主运化水湿。肺气虚弱，宣发失职，导致气滞鼻窍；脾虚不运，湿浊内生，湿邪郁滞鼻窍，导致鼻腔黏膜充血、水肿。

（2）肺肾不足：肺肾不足，气化失职，水湿泛滥，上犯鼻窍，导致鼻腔黏膜充血、水肿。

3. 气血瘀滞

久病体虚，气血运行不畅，导致鼻窍失养，出现慢性鼻炎症状，黏膜增厚。

4. 其他因素

（1）长期吸烟、饮酒：烟酒对鼻黏膜有直接刺激作用，导致黏膜慢性充血、水肿，久而久之导致鼻腔黏膜充血水肿。

（2）空气污染：长期暴露于空气污染物中，如工业废气、烟雾、化学物质等，刺激鼻黏膜，导致慢性炎症和增生。

二、临床表现

1. 鼻塞

鼻塞是血管运动性鼻炎的主要症状，常为持续性。白天症状较轻，夜间加重，尤其在仰卧位时加重。鼻塞严重时可引起张口呼吸。

2. 流涕

患者常有鼻涕，多为清涕或黏涕，若合并感染，鼻涕可呈黄色或脓性。

3. 嗅觉减退

长期鼻塞、鼻涕过多可导致嗅觉减退，甚至完全失嗅。

4. 头痛、头昏

鼻塞严重时，可引起头痛、头昏等症状，尤以额部、颞部为主。

5. 鼻痒、打喷嚏

部分患者会有鼻痒、打喷嚏等症状，特别在早晨和晚上较为明显。

三、辨证论治

1. 风寒犯肺证

（1）证候：鼻塞声重，流清涕，伴有头痛、打喷嚏，恶寒发热，无汗，舌苔薄白，脉浮紧。

（2）治法：辛温解表，宣肺通窍。

（3）方药：荆防败毒散加减。常用药物如荆芥、防风、羌活、独活、柴胡、前胡、桔梗、枳壳、川芎、甘草等。

2. 风热犯肺证

（1）证候：鼻塞，流黄浊涕，伴有头痛、打喷嚏、咽痛，恶风，舌苔薄黄，脉浮数。

（2）治法：辛凉解表，清热通窍。

（3）方药：银翘散加减。常用药物如金银花、连翘、荆芥、薄荷、牛蒡子、淡豆豉、桔梗、甘草、竹叶、芦根等。

3. 脾虚湿蕴证

（1）证候：鼻塞、流浊涕、头昏重、纳呆便溏、体倦乏力，舌苔白腻，脉濡缓。

（2）治法：健脾祛湿，通利鼻窍。

（3）方药：参苓白术散加减。常用药物如党参、白术、茯苓、甘草、山药、莲子、薏苡仁、白扁豆、砂仁、桔梗。

4. 肺肾不足证

（1）证候：鼻塞、流清涕，久治不愈，畏寒肢冷，腰膝酸软，夜尿频多，舌淡苔白，脉沉细。

（2）治法：温补肾阳，通利鼻窍。

（3）方药：金匮肾气丸加减。常用药物如熟地黄、山茱萸、山药、泽泻、茯苓、牡丹皮、附子、肉桂等。

四、其他疗法

1. 针灸疗法

（1）穴位：迎香、印堂、合谷、风池、列缺。

（2）操作：每日或隔日一次，每次留针 20 分钟，10 次为一个疗程。

2. 中药外敷

（1）药物：白芷、细辛、苍耳子、辛夷、薄荷等研末调匀。

（3）操作：将药粉调成糊状，外敷于鼻根或印堂穴，每日 1 ～ 2 次，每次 30 分钟。

3. 食疗

推荐食疗方：

（1）生姜红枣茶：生姜 10g，红枣 10 枚，加水煎汤饮用，有助于祛寒通窍。

（2）芡实薏米粥：芡实 30g，薏米 30g，煮粥食用，有助于健脾祛湿。

五、预防与调护

1. 避免外感

注意保暖，避免受凉感冒。

2. 饮食调理

饮食宜清淡，避免辛辣、油腻食物。

3. **增强体质**

加强体育锻炼，提高免疫力。

4. **环境卫生**

保持居住环境清洁，避免接触变应原。

5. **良好生活习惯**

戒烟限酒，避免熬夜，保持规律的作息时间。

6. **中药调养**

根据体质情况，适当服用中药调理，如参苓白术散、金匮肾气丸等。

第七节　干酪性鼻炎

干酪性鼻炎是一种较为罕见的鼻部疾病，表现为鼻腔内产生干酪样分泌物。在中医学中，这种疾病通常被称为“鼻痈”，认为主要由肺热蕴毒、湿热郁结、气血瘀滞等因素导致。

一、病因病机

1. **痰热郁结**

长期的情绪抑郁、饮食不节或外邪侵袭导致肺经痰热内生，湿热瘀滞于鼻腔，形成干酪样分泌物。

2. **脾胃湿热**

脾胃失运，湿热内生，上蒸于面部及鼻腔，导致鼻黏膜长期受潮湿和热毒的侵袭，出现干酪性分泌物。

3. **肺经积热**

长期吸烟、饮酒或接触有害物质，肺经积热，热毒通过鼻腔排泄，形成特有的干酪性分泌物。

4. **肾精亏损**

肾精亏损，无法上荣于面，面部及鼻腔局部抵抗力下降，容易受到病原体的侵害，形成干酪性炎症。

二、临床表现

1. **鼻塞和分泌物**

患者主要表现为鼻塞，鼻内有干酪样或脓血性分泌物，有恶臭。

2. **嗅觉减退**

长期鼻塞和干酪样分泌物覆盖，导致嗅觉功能下降。

3. **鼻腔疼痛**

分泌物干燥结痂后，可能引起鼻腔内部皮肤裂伤，产生疼痛感。

4. **呼吸不畅**

鼻塞严重时，患者需张口呼吸，影响睡眠质量。

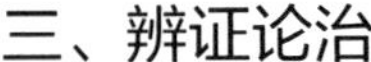

三、辨证论治

1. 痰热郁结证

（1）治法：清肺化痰，凉血解毒。

（2）方药：黄连解毒汤合二陈汤加减。常用药物如黄连、黄芩、栀子、桔梗、半夏、陈皮等。

2. 脾胃湿热证

（1）治法：健脾利湿，清热解毒。

（2）方药：藿香正气散合茵陈蒿汤加减。常用药物如藿香、佩兰、厚朴、茵陈、黄芩、白术等。

3. 肺经积热证

（1）治法：清肺泄热，化痰通窍。

（2）方药：清肺汤加减。常用药物如知母、黄芩、桑白皮、枇杷叶、薄荷、桔梗、甘草。

4. 肾精亏损证

（1）治法：滋阴补肾，化痰通窍。

（2）方药：六味地黄丸合生脉散加减。常用药物如熟地黄、山茱萸、山药、茯苓、泽泻、丹皮、人参、麦冬、五味子等。

四、其他疗法

1. 针灸疗法

（1）穴位：迎香、印堂、合谷、肺俞、足三里、太溪。

（2）操作：每日或隔日 1 次，每次留针 20 分钟，10 次为一个疗程。通过针灸疏通经络，调和气血，改善鼻腔局部循环。

2. 中药外敷

（1）药物：白芷、细辛、苍耳子、辛夷、薄荷等研末调匀。

（2）操作：将药粉调成糊状，外敷于鼻根或印堂穴，每日 1 ～ 2 次，每次 30 分钟，改善局部血液循环，缓解症状。

3. 食疗

（1）银耳百合羹：银耳 10g，百合 30g，冰糖适量，煮汤饮用，有助于滋阴润肺，改善鼻腔干燥症状。

（2）莲子百合粥：莲子 30g，百合 30g，大米 100g，煮粥食用，有助于健脾养胃，清热润燥。

五、预防与调护

1. 避免外感

注意保暖，避免受凉感冒，特别是在秋冬季节。

2. 饮食调理

饮食宜清淡，避免辛辣、油腻食物，多食新鲜水果、蔬菜，增强体质。

3. 保持空气湿润

使用加湿器保持室内空气湿润，有助于减少鼻腔干燥的不适。

4. 养成良好生活习惯

戒烟限酒，避免长期吸入有害气体，保持规律的作息时间。

5. 鼻腔护理

每日用生理盐水清洗鼻腔，保持鼻腔清洁，防止分泌物堆积。

6. 加强锻炼

坚持体育锻炼，提高机体免疫力，增强抵抗力。

7. 情志调理

保持心情舒畅，避免情绪抑郁，调节好工作与生活的平衡。

第八节 药物性鼻炎

药物性鼻炎是由于长期或过度使用鼻用减充血剂（如萘甲唑啉滴鼻液、盐酸麻黄碱滴鼻液等）引起的鼻腔黏膜反应性炎症。本病属于中医学中“鼻鼽”或“鼻窒”的范畴，认为主要由药物刺激、肺脾肾三脏功能失调、气血瘀滞等因素导致。

一、病因病机

1. 药物刺激

长期使用鼻用减充血剂，导致鼻腔黏膜血管反应性扩张，形成恶性循环，最终引起鼻腔黏膜的慢性炎症和药物依赖。

2. 肺脾气虚

肺主气司呼吸，脾主运化水湿。肺气虚弱，宣发失职，导致气滞鼻窍；脾虚不运，湿浊内生，湿邪郁滞鼻窍，皆可导致鼻腔黏膜的慢性充血水肿。

3. 肾精亏损

肾精亏损，气化失职，水湿泛滥，上犯鼻窍，导致鼻腔黏膜充血水肿。

4. 气血瘀滞

久病体虚，气血运行不畅，导致鼻窍失养，出现慢性鼻炎症状。

二、临床表现

1. 鼻塞

鼻塞是药物性鼻炎的主要症状，常为持续性。使用鼻用减充血剂后症状暂时缓解，但停药后症状迅速反弹。

2. 流涕

患者常有鼻涕，多为清涕或黏涕，长期使用鼻用减充血剂可导致鼻涕增多。

3. 嗅觉减退

长期鼻塞、鼻涕过多可导致嗅觉减退，甚至完全失嗅。

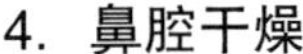

4. 鼻腔干燥

由于长期药物刺激，鼻腔黏膜干燥，患者常感到鼻腔内干燥不适。

5. 鼻痒、打喷嚏

部分患者会有鼻痒、打喷嚏等症状，特别是在早晨和晚上较为明显。

三、辨证论治

1. 风寒犯肺证

（1）证候：鼻塞声重，流清涕，伴有头痛、打喷嚏，恶寒发热，无汗，舌苔薄白，脉浮紧。

（2）治法：辛温解表，宣肺通窍。

（3）方药：荆防败毒散加减。常用药物如荆芥、防风、羌活、独活、柴胡、前胡、桔梗、枳壳、川芎、甘草。

2. 风热犯肺证

（1）证候：鼻塞，流黄浊涕，伴有头痛、打喷嚏、咽痛，恶风，舌苔薄黄，脉浮数。

（2）治法：辛凉解表，清热通窍。

（3）方药：银翘散加减。常用药物如金银花、连翘、荆芥、薄荷、牛蒡子、淡豆豉、桔梗、甘草、竹叶、芦根。

3. 脾虚湿蕴证

（1）证候：鼻塞、流浊涕、头昏重、纳呆便溏、体倦乏力，舌苔白腻，脉濡缓。

（2）治法：健脾祛湿，通利鼻窍。

（3）方药：参苓白术散加减。常用药物如党参、白术、茯苓、甘草、山药、莲子、薏苡仁、白扁豆、砂仁、桔梗。

4. 肺肾不足证

（1）证候：鼻塞、流清涕，久治不愈，畏寒肢冷，腰膝酸软，夜尿频多，舌淡苔白，脉沉细。

（2）治法：温补肾阳，通利鼻窍。

（3）方药：金匮肾气丸加减。常用药物如熟地黄、山茱萸、山药、泽泻、茯苓、丹皮、附子、肉桂。

四、其他疗法

1. 针灸疗法

（1）穴位：迎香、印堂、合谷、肺俞、足三里、太溪。

（2）操作：每日或隔日 1 次，每次留针 20 分钟，10 次为一个疗程。通过针灸疏通经络，调和气血，改善鼻腔局部循环。

2. 中药外敷

（1）药物：白芷、细辛、苍耳子、辛夷、薄荷等研末调匀。

（2）操作：将药粉调成糊状，外敷于鼻根或印堂穴，每日 1 ～ 2 次，每次 30 分钟，改善局部血液循环，缓解症状。

3. 食疗

推荐食疗方：

（1）银耳百合羹：银耳 10g，百合 30g，冰糖适量，煮汤饮用，有助于滋阴润肺，改善鼻腔干燥症状。

（2）莲子百合粥：莲子 30g，百合 30g，大米 100g，煮粥食用，有助于健脾养胃，清热润燥。

五、预防与调护

1. 避免长期使用鼻用减充血剂

避免长期或过度使用鼻用减充血剂，如需使用，应遵医嘱，控制使用时间和频率。

2. 注意保暖

注意保暖，避免受凉感冒，特别在秋冬季节。

3. 饮食调理

饮食宜清淡，避免辛辣、油腻食物，多食新鲜水果、蔬菜，增强体质。

4. 保持空气湿润

使用加湿器保持室内空气湿润，有助于减少鼻腔干燥的不适感。

5. 良好生活习惯

戒烟限酒，避免长期吸入有害气体，保持规律的作息时间。

6. 鼻腔护理

每日用生理盐水清洗鼻腔，保持鼻腔清洁，防止分泌物堆积。

7. 加强锻炼

坚持体育锻炼，提高机体免疫力，增强抵抗力。

8. 情志调理

保持心情舒畅，避免情绪抑郁，调节好工作与生活的平衡。

通过系统的辨证施治和综合疗法，可以有效地缓解药物性鼻炎的症状，提高患者的生活质量。坚持中医药治疗与西医综合治疗相结合，将有助于更好地管理和治疗药物性鼻炎。

第九节　鼻炎的验方治疗

一、急性鼻炎

◎菊花 10g，栀子花 10g，薄荷 3g，葱白 3g，蜂蜜适量。将上述药物用沸水冲泡，取汁加蜂蜜调匀。代茶频饮，每日 1 剂，连用 3 ～ 5 日。适用于急性鼻炎。

◎葱须 20g，薄荷 6g，蔓荆子 15g。上述药物加水煎煮取汁。代茶饮用，每日 1 剂。适用于急、慢性鼻炎。

◎生姜 9g，大枣 9g，红糖 70g。上述药物加水煎煮，取汁即可。代茶饮用，每日 1

剂，连用 3 ～ 5 日。适用于急性鼻炎。

◎炮姜 10g，炙甘草 20g。上述药物加水煎煮，取汁即可。早晚分服，每日 1 剂。适用于急性鼻炎。

◎葱适量。将葱捣烂取汁。每晚睡前，用药棉蘸葱汁，轮流塞入鼻腔内。适用于急性鼻炎。

◎鹅不食草 30g，白芷 2g，羌活 15g，菊花 12g，冰片 5g。共研粗末，倒入洗净的 500mL 空盐水瓶内，冲入沸水，待瓶内溢出蒸汽时，患者将双侧鼻孔对准瓶口，吸入蒸汽。每日 2 次，连用 3 ～ 5 日。用于治疗各类型鼻炎，包括急性鼻炎、慢性单纯性鼻炎、慢性肥厚性鼻炎、变应性鼻炎等。

◎取红霉素或四环素眼药膏，涂于消毒的棉棒上，再将棉棒伸入鼻腔内，将药膏均匀地涂于鼻甲黏膜表面，每日 2 次。对于急性鼻炎患者的鼻腔黏膜具有保护效应，有助于促进病症愈合。

◎取辛夷、苍耳子、千里光、鱼腥草各 150g，加水浓煎，取汁 500mL，再加薄荷精 3 ～ 4 滴，用药液熏鼻或滴鼻。此法可用于变应性鼻炎、急性鼻炎和慢性鼻炎。

二、慢性鼻炎

◎白芷 30g，薄荷、辛夷各 15g，炒苍耳子 7.5g。上药共研为细末。每次 6g，饭前用葱汤或凉开水送服。适用于慢性鼻炎。

◎鲜枸杞根 90 ～ 120g，甘草 9 ～ 12g。水煎，代茶饮，连用 1 个月。适用于慢性鼻炎。

◎龙骨粉、白芷粉各 20g，辛夷粉 30g，冰片 3 ～ 5g，氯苯那敏 80mg。共研为细末，装瓶备用。临用之际，先用硼酸水洗净鼻腔，再用消毒棉球蘸此粉末涂布于鼻腔黏膜，每日 2 ～ 3 次。适用于慢性鼻炎。

◎紫苏叶、葱白、生姜各 10g。水煎取汁，口服。适用于慢性鼻炎。

◎丝瓜根、瘦猪肉各适量。取晒干的丝瓜根研成粉，与瘦猪肉拌和，做成肉丸煮熟。食用，连服半个月。适用于慢性鼻炎。

◎辛夷、苍耳子各 9g。水煎取汁，加入葱汁少许。滴鼻，每日 3 ～ 5 次。适用于慢性鼻炎。

◎穿心莲、虎杖各 20g，鹅不食草 60g，麻黄 6g，金盆草 15g，冰片 3g。研细末，凡士林调成药膏，制丸如黄豆大。每日 2 次，每次 1 丸，塞入鼻腔内。适用于慢性鼻炎并发鼻窦炎者。

◎薄荷（后下）、石菖蒲各 6g，桔梗、牛蒡子、辛夷各 9g，荷叶、连翘各 12g，细辛 3g，玄参 15g。水煎取汁，口服。适用于慢性鼻炎风热证。

◎连翘、南沙参各 12g，桔梗、荆芥、诃子肉各 6g，麻黄、细辛各 3g，辛夷 9g，金银花 15g。水煎取汁，口服。适用于慢性鼻炎风寒证。

◎苍耳子 30 ～ 40 个，麻油 50g。轻轻捶破苍耳子，放入小铝锅内，加入麻油，文火煎炸苍耳子；待苍耳子炸枯时，滤取药油，装入清洁瓶内备用。用消毒小棉球蘸药油少许，轻轻涂布于鼻腔黏膜表面，每日 2 ～ 3 次，2 周为一个疗程。

注意：于鼻腔涂布药油时，应尽量进入鼻腔深部。使用本法，应持之以恒，尽量不要间断。

◎上等龙井茶30g，川黄柏6g。共研细末备用。每取少许药粉，嗅入鼻内，每日多次。本方具有清热泻火、解毒排脓之功效；主治慢性鼻炎、鼻窦炎见鼻塞、脓性分泌物较多、自觉鼻臭等症者。

◎苦葫芦子30g，上等米酒150mL。将上药捣碎并置于净瓶中，加酒密封浸泡之，1周后开封，去渣取酒备用，临用之际，取酒少许，滴入鼻中，每日4次。功可通窍；主治鼻塞不通、目眩头晕头痛诸症。

◎老干丝瓜2条。烧灰研末，贮罐保存，口服，每次15g，每日早晨用开水送下。功可化瘀、解毒；主治鼻炎、鼻窦炎见流涕腥臭者。

◎辛夷15g，鸡蛋2枚。加水适量同煮，蛋熟后去壳，再煮片刻即可，饮汤食蛋。功可解毒消炎；主治慢性鼻窦炎、各种鼻炎。

◎取干净芝麻油适量，装入滴鼻塑料瓶内。每侧鼻腔滴油2滴，每日2次。具有润燥、清热、消肿之功效；主治萎缩性鼻炎、干燥性鼻炎等病，于秋季鼻炎症状发作，自觉干燥难忍者。

◎黄砖1块，米醋1汤匙。将砖放火上烧至滚烫后离火，将米醋倒于热砖上，令其冒出热蒸汽。待热砖上蒸汽上冒之际，患者立即用鼻吸其热气，每日2次，连用7日；具有清热消炎、解毒通窍之功，可治各类鼻炎。注意：因为热砖冒出之蒸汽温度较高，吸入蒸汽时，应保持合适距离及吸气速度，以免烫伤鼻腔黏膜。

◎绿苔适量。伏天是应用绿苔治鼻炎大好时机。阴雨连绵的伏天，土墙根、沟沿、草木较多的阴坡之处，都会长出绿苔。用小铲刮下绿苔，洗净后，放碗内，用水浸泡半日备用。用单层纱布卷绿苔，体积比自己鼻孔稍细小，睡觉前塞入鼻孔中；第1日晚上塞一个鼻孔，第2日晚上再塞另一个鼻孔，坚持半个月左右。中医学认为，慢性鼻炎是外邪在体内积聚日久，导致气滞血瘀痰凝，"塞则不通"。绿苔性咸、寒，入肺、肝、肾、膀胱四经，具有清热化痰、利水消肿、软坚散结之功，对于气滞血瘀痰凝的慢性鼻炎，绿苔能化痰软坚、散结通窍。故坚持用绿苔塞鼻，可获一定的疗效。因绿苔性寒，故这种方法主要适用于气滞血瘀、痰凝偏热的患者。

◎百合250g，去皮衣，冰糖适量。百合加水煮至酥，加冰糖溶化，趁热食用，每日2次。本方具有补肺益气的功效，适用于鼻炎伴气短乏力、胸闷诸症者。

◎桃仁12g，大枣20枚，糖适量。水发桃仁，去杂质，再加大枣，于锅内同煮至桃仁透明酥烂，再加糖适量，趁热食用，每日2次。本方具有补血活血的功效，适用于鼻炎伴舌质红，舌边瘀紫者。

◎新鲜椰子肉150g，黑枣20枚，鸡肉200g，枸杞子50g。黑枣去核，鸡肉切块，枸杞子洗净榨汁；同入碗中，隔水蒸熟。加调味品适量后，趁热食之。本方具有健脾滋阴、益气通窍的功效，适用于鼻炎症见黏稠鼻涕多，头胀重，大便溏薄之症者。

◎辛夷50g，无水羊毛脂20g，凡士林100g，酒精适量。辛夷碾碎后，用酒精浸泡3日，纱布过滤，滤液加热蒸发，浓缩成黏稠状浸膏，以无水羊毛脂混合再加凡士林调匀，即成软膏。临用时，将12cm×3cm的纱条浸入油膏内，制作成油纱条，然后取之塞入鼻腔。如下鼻甲肥大较甚而纱条不易填入时，可先滴1%麻黄碱收缩鼻腔黏膜，然后再填入纱条。每次填塞 2 ～ 3 小时后取出。每日或隔日填塞 1 次，10 次为一个疗程。注意，纱条一端应露于鼻孔之外，并加黏膏固定，以便取出，并可避免其滑入咽腔内。鼻腔通气好转后，仍需继续填塞 5 ～ 10 次，以期巩固疗效。本法适用于慢性肥厚性鼻炎之症。

三、变应性鼻炎

◎蜂巢适量。蜂巢切片，妥善保管备用。每次取 1 片嚼食之，约 10 分钟后吐渣，每日 3 次。本法主治变应性鼻炎、慢性鼻窦炎诸症。

◎大蒜球适量，米醋适量。将大蒜球削除根皮，装入酒坛中，再灌满米醋，以浸没蒜瓣为度，然后密封，1 个月后启封。食用蒜瓣，并用浸泡蒜瓣的米醋熏鼻。一边食蒜，一边用小口瓶装上蒜醋，每晚对准双鼻孔熏半小时左右。可治疗变应性鼻炎。蒜瓣浸醋后，在渗出蒜酶的同时，蒜氨酸分解，生成具有挥发性的无色油状液体即为大蒜辣素。而醋有四大作用，即解除疲劳、预防动脉硬化、杀灭病原菌、美容。

◎芥末疗法。芥末适量，米醋适量。将芥末用醋泡 1 日。食用醋泡芥末。如需急用，可将芥末放入碗中，倒入滚开水焖半小时后食用。或用芥末油代替，以其调拌凉菜，也可用来蘸水饺吃。芥末性味辛温，具有通络止痛、散结消肿的功效。利用芥末治疗鼻炎，特别是变应性鼻炎，起效快。只要将芥末吃下，立即减轻症状。对于感冒引起的鼻塞流涕及眼泪长流也有效。

◎验方加味桂枝汤。桂枝 9g，白芍 9g，炙甘草 5g，生姜 3 片，大枣 5 枚；另取葶苈子 15g，蝉蜕 9g。上药为 1 剂，前 5 味煎汤，后 2 味共研细末，装瓶备用。每剂药末分 3 次服用，以前 5 味药汤送下，1 日内服完。本方调和营卫，宣肺通窍。主治变应性鼻炎。

◎银柴胡 10g，防风 10g，乌梅 10g，五味子 10g，甘草 5g，水煎服。可祛风散邪，抗过敏。主治变应性鼻炎，支气管哮喘，荨麻疹等病症。

◎花生（不去衣）45g，粳米 100g，冰糖适量。同煮为粥，加冰糖。趁热食用。本方具有补脾胃、祛湿邪的功效。适用于变应性鼻炎脾胃虚弱证患者。

◎茯苓 30g，面粉 250g，猪瘦肉、葱及姜各适量。茯苓煮水 3 遍，去渣留汤，和面粉，切碎猪瘦肉和葱、姜，拌和为馅，制作成包子。每日食用包子数只。本方具有补脾益气固卫的功效，适用于变应性鼻炎。

◎豆豉 10g，红糖 10g。豆豉煮汤，去渣，加入红糖。趁热饮用。本方具有通窍散寒的功效，适用于变应性鼻炎伴鼻塞畏寒之症者。

◎生姜 6 片，葱白 6 段，红糖适量。上药共煮汤，加红糖。趁热饮用药汤。本方具有温中散寒之功效，用于治疗变应性鼻炎。

◎菊花 10g，白芷 10g，干大葱 1 两，香菜 1 两，鲜姜 1 两。将大葱洗净切碎，鲜姜切丝，与余药水煎 10 分钟，去渣。趁热服药汤，早晚各 1 次，连服 3 ～ 5 日。此方对变应性鼻炎患者遇冷而长流清涕、打喷嚏频频者疗效较好。

四、干燥性鼻炎和萎缩性鼻炎

◎槐花蜜（市售产品，用其洁净无污染者）。每日早晚洗脸之际，同时用棉签蘸流动的自来水清洗鼻孔，以清除鼻腔内的结痂和分泌物；然后面对光源，充分暴露鼻腔黏膜，以消毒棉签蘸槐花蜜，均匀涂布于鼻腔黏膜表面，连续应用 4 周。

◎干银耳 10g，鸡蛋 1 ～ 2 只。水发银耳，文火煮烂，加入鸡蛋清，边搅边煮，即成银耳羹。每日食用，每剂分 2 次服食。本方具有润肺补气的功效，适用于萎缩性鼻炎伴鼻内灼热、口唇干燥者。

◎新鲜柠檬 1 只，冰糖适量。柠檬切片，每用 2 片，加冰糖少许，沸水冲泡。每日用此汤水代茶饮用。本方具有润燥的功效，适用于萎缩性鼻炎伴口唇干燥、鼻腔黏膜容易出血者。

◎菟丝子 9g，枸杞子 15g，龟甲 12g，山药 9g，牛膝 10g。上药共同煎水，去渣取液。取药液代茶频频饮用。本方具有益肾祛腐通窍的功效，有助于改善鼻部症状。

◎菊花 10g，茉莉花 5g。二花入杯，用沸水冲泡。取药液代茶频频饮用。或用此二花加水煎沸，至冒出蒸汽出后，使患鼻对准杯口上方，取其蒸汽熏蒸鼻窍。本方具有芳香通窍之功效，适用于鼻渊鼻塞明显者。

◎上等龙井茶 30g，川黄柏 6g。二药共研细末，装瓶备用。每取药粉少许，置鼻前，轻轻嗅入鼻内，每日多次。本方具有清热泻火、解毒排脓之功效，主治鼻窦炎而见鼻塞伴脓性分泌物较多、自觉鼻臭等症者。

◎孩儿茶适量。研为细末，装瓶备用。每取药粉少许，吹鼻，每日 3 次。本方具有清热化痰、消肿排脓之功效，主治鼻窦炎流脓涕较多者。

◎老干丝瓜末方：老干丝瓜 2 条。丝瓜烧炭存性，研为细末，装瓶保存备用。每次服用 15g，每日早晨用开水送服。本方可化瘀解毒，主治鼻炎、鼻窦炎流臭涕较多者。

◎辛夷 15g，鸡蛋 2 枚。辛夷、鸡蛋加水适量同煮，蛋熟后去壳，再煮片刻即可。弃药渣，饮汤吃蛋。本方可解毒、消炎，主治慢性鼻窦炎及各种类型鼻炎。

◎大蓟根 60g，鸡蛋 3 枚。药、蛋加水同煮，至蛋熟即可：每日 1 次，饮汤吃蛋，连服 1 周。本方具有润肺解毒，育阴止血之功效，主治由肺经伏火引起的鼻窦炎、鼻出血等病症。

◎辛夷 8g，儿茶、乳香各 4g，冰片 1g。诸药混合，共研成细末，用甘油调成糊状，装瓶备用。临用之际，取合适大小之洁净棉球，浸透药糊，塞入鼻腔，15 分钟后取出。每日 2 次，4 日为一个疗程。

◎取辛夷 9g，鸡蛋 3 个。药、蛋入罐中，加入清水 500mL（约 2 碗半水量），煎煮至 200mL（约 1 碗水量）后，取出鸡蛋，剥去蛋壳，然后放回罐中再煎片刻，弃渣，饮汤食蛋，每日 1 次。本方可治鼻炎、鼻窦炎等病症引起的鼻塞。

◎麻黄、辛夷、甘草、茶叶各等量。诸药入罐，共同煎煮后过滤，弃渣取汤，再行浓缩。以药汤点鼻，每日 3 次。主治慢性鼻窦炎及各种鼻炎。

◎鱼脑石粉 9g，辛夷 6g，细辛 3g，冰片 0.9g。诸药干燥，共研极细末，装瓶备用。取药粉适量，吹鼻，每日 3 次。主治慢性鼻窦炎及各种鼻炎。

◎鹅不食草 15g，辛夷 15g，苍耳子 10g，黄连 10g，鱼脑石 5g，冰片 1g。诸药干燥，共研极细末，瓶储备用。每次取药粉少许，置纸上，轻轻吸入鼻内，每日 2 ～ 4 次。

◎风寒鼻渊药枕。荆芥、防风、薄荷、苍耳子、辛夷各 60g，白芷 100g，桂枝

30g，细辛 15g，川芎 30g，白檀香 20g，鹅不食草 60g。诸药干燥，共研细末，装入 40cm×50cm 布袋内，纵横缝针。睡觉之际，将其当睡枕使用。

◎风热鼻渊药枕。桑叶、白菊花、薄荷、苍耳子、辛夷、广藿香、白芷各 60g，牡丹皮、陈皮各 30g，冰片 10g。诸药干燥，共研细末，装入 40cm×50cm 布袋中，纵横缝针。睡觉之际，将其当睡枕使用。

◎鼻炎灵油。麻油 500mL，液状石蜡 1000mL，苍耳子、白芷、辛夷各 60g，冰片 6g，薄荷脑 5g。麻油放锅内，加入苍耳子、白芷及辛夷诸药，浸泡 24 小时，然后加热炸制，待药炸成黑黄色后，捞出药渣，再下冰片、薄荷脑、液状石蜡，搅匀，冷却后过滤，弃渣取药油，分装滴鼻瓶内备用。临用之际，患者仰卧，头后垂于床缘，用此药油滴鼻，每次每侧鼻腔 1 ～ 2 滴，每日 1 ～ 2 次。

◎中药蒸汽吸入基础方。黄芩 15g，薄荷、白芷、苍耳子、鱼腥草、鹅不食草、白花蛇舌草、丝瓜藤各 10g。有鼻息肉者加乌梅、石榴皮各 10g；有过敏现象者加柴胡、防风各 10g；鼻腔鼻窦黏膜炎症表现严重者，加紫花地丁 15g，蒲公英 30g；头痛甚者，加川芎、蔓荆子各 15g；脓涕多者，加黄柏、藿香各 15g。

将诸药入罐加水煎滚，至罐口冒出蒸汽。罐口上面罩一厚纸制作之漏斗，大口覆盖于罐口上，小口对准鼻孔，缓缓吸入其蒸汽。每次 10 ～ 15 分钟，每日 2 次，7 日为一个疗程。

◎鼻渊效方。取朝北湿地青苔适量。青苔洗净备用。用洁净单层纱布包裹青苔适量，塞鼻，双侧鼻孔交替使用，每 4 小时换药 1 次，5 ～ 7 日为一个疗程。

第四篇
咽喉科疾病

第二十三章

咽炎

第一节　急性咽炎

急性咽炎为咽黏膜、黏膜下组织的急性炎症，常为上呼吸道感染的一部分，多由急性鼻炎向下蔓延所致，也有开始即发生于咽部者。病变常波及整个咽腔，也可局限于一处。本病常见于秋冬及冬春之交，病毒感染居多，以柯萨奇病毒、腺病毒、副流感病毒为主，鼻病毒、流感病毒次之，通过飞沫和密切接触传染。细菌感染也较常见，并可继发于病毒感染，致病菌以链球菌、肺炎链球菌多见。此外，经常在高温环境中工作或接触有刺激性的物质，如粉尘、烟雾、吸烟、氯、溴、氨及化学毒气也可引起咽部炎症。

一、病因

1. 病毒感染

近 50% 的患者由病毒感染引起，以柯萨奇病毒、腺病毒、副流感病毒多见，鼻病毒及流感病毒引起者次之，病毒多通过飞沫和密切接触而传染。

2. 细菌感染

以溶血性链球菌、葡萄球菌及肺炎链球菌多见，其中以乙型溶血性链球菌感染者最严重，目前认为这是最重要的感染菌株，有导致远处器官化脓性病变的可能，称为急性脓毒性咽炎。

3. 其他因素

物理化学因素，如高温、粉尘、烟雾、刺激性气体等持续刺激均可引起本病。此外，全身抵抗力下降，如过度疲劳、体质虚弱、全身慢性疾病者或鼻咽部慢性炎性疾病者，也可导致急性咽炎。

二、临床表现

临床表现的轻重与机体免疫力，病毒、细菌毒力等有关。

一般起病较急，开始表现为咽干、灼热，继而疼痛，吞咽时尤其明显。全身症状一般较轻，如为脓毒性咽峡炎，则全身及局部症状都较严重，如畏寒、发热，体温 37.8 ～ 40.5℃，四肢酸痛、头痛、恶心、呕吐。咽部肿胀甚剧者则语言含糊；如病变侵及喉部则有咳嗽、声音嘶哑、呼吸困难等。

检查口咽及鼻咽黏膜充血肿胀，腭弓、腭垂水肿，咽后壁淋巴滤泡及咽侧索亦可红肿；在肿胀的淋巴滤泡中央出现黄白色点状渗出物；颌下淋巴结肿大且有压痛；重者会厌软骨及杓状会厌襞增厚、水肿，以致呼吸困难。

常见并发症：中耳炎、鼻炎、鼻旁窦炎、喉炎、气管炎、支气管炎及肺炎等。

三、辅助检查

（1）鼻咽镜检查：口咽及鼻咽黏膜的急性炎症反应。

（2）血常规检查：白细胞计数和中性粒细胞比例增多。

（3）咽部细菌培养及血抗体测定：可明确病原体。

四、鉴别诊断

（1）急性扁桃体炎：与急性咽炎可以互相波及，急性扁桃体炎患者扁桃体红肿明显，可连及周围咽部，表面有黄白色脓点，可连合成伪膜。

（2）扁桃体周围脓肿：常见于急性扁桃体炎之后，发于一侧扁桃体上方的软腭，疼痛剧烈，红肿高突，悬雍垂被推向对侧，触压患部有波动感。

五、治疗

1. 病因治疗

清除邻近病灶，治疗全身疾病，戒除烟酒，加强身体锻炼、增强体质。

2. 局部治疗

咽部黏膜肥厚者可用 3% 硼酸溶液或 2% ～ 5% 硝酸银局部涂抹，有收敛及消炎作用。咽后壁淋巴滤泡增生及咽侧索肥厚者，可用冷冻、微波或激光等疗法以消除增生的病变组织。用各类喉片，如度米芬含片、熊胆舒喉片等含化，对改善局部症状有一定效果。

3. 全身治疗

早期可选用抗病毒药，如阿昔洛韦。感染较重、发热较高、症状显著者应卧床休息，加强对症处理，同时给予抗生素或抗炎类药物治疗，如青霉素、庆大霉素等。

4. 雾化吸入治疗

通过雾化吸入硫酸特布他林吸入气雾剂、吸入用布地奈德混悬液、硫酸沙丁胺醇吸入气雾剂等药物治疗，能够减轻咽喉不适。

六、预后

本病预后一般良好。

七、预防

锻炼身体，注意衣食起居，增强抗病能力。

戒烟、戒酒、忌辛辣，养成每日一次大便的习惯。

积极治疗化脓性鼻窦炎、龋齿、慢性扁桃体炎等，消除体内存留的积热。

第二节　慢性咽炎

慢性咽炎是指咽黏膜、黏膜下组织和淋巴组织的慢性弥漫性炎症，多发于成年人，有时症状顽固，不易治愈，常由反复上呼吸道感染或长期的理化刺激（如化学气体、粉尘、

辛辣饮食、烟酒等）造成。根据病理表现的不同，慢性咽炎可分为慢性单纯性咽炎、慢性肥厚性咽炎、慢性萎缩性咽炎及慢性干燥性咽炎。

一、病因

1. 局部因素

（1）急性咽炎反复发作迁延而致慢性咽炎。

（2）邻近器官炎症影响，如各种鼻病及呼吸道慢性炎症，长期张口呼吸及炎性分泌物反复刺激咽部，或受慢性扁桃体炎、牙周炎等影响。

（3）反流性食管炎引发本病。

（4）长期烟酒过度、粉尘、有害气体的刺激及辛辣食物等都可引起本病。

（5）职业因素，多发于用嗓多的工作者，如教师、演员等。因长期说话和演唱，可刺激咽部，引起慢性充血而致病。

2. 全身因素

贫血、消化不良、下呼吸道慢性炎症、心血管疾病、内分泌功能紊乱、消化不良、便秘、维生素缺乏及免疫功能低下等也可引发本病。

心理因素和精神状态也是慢性咽炎的重要诱因，在患者紧张或焦虑时症状常加重。

二、临床表现

一般无明显全身症状。主要表现为咽部不适，如异物感、发痒、发胀、灼热感、干燥感或微痛感等。上述症状因人而异，轻重不一，常反复发作。患者因常有黏稠分泌物附着于咽后壁，晨起时出现刺激性咳嗽，伴恶心，严重者可引起呕吐感，无痰或仅有颗粒状、藕粉样分泌物咳出。

萎缩性咽炎患者常自觉咽干明显，有时可咳出带臭味的痂皮样痰块。

三、辅助检查

一般需要使用喉镜检查患者的咽部，不同分型咽部表现不同。

1. 慢性单纯性咽炎

黏膜弥漫性充血，血管扩张，呈暗红色，咽后壁有散在的淋巴滤泡，常有少量黏稠分泌物附着在黏膜表面。

2. 慢性肥厚性咽炎

黏膜充血增厚，咽后壁淋巴滤泡显著增生，可表现为多个散在突起或融合成片状；腭弓及软腭边缘肿胀、肥厚；咽侧充血、肥厚，呈条索状，咽腔较狭小。

3. 萎缩性咽炎与干燥性咽炎

咽腔明显扩大，黏膜干燥，萎缩变薄，色苍白、发亮，咽部运动时黏膜可出现皱纹状，甚至隐约可见颈椎椎体轮廓；常附有黏稠分泌物或带臭味的黄褐色痂皮。

四、鉴别诊断

与梅核气相鉴别，梅核气的咽异物感在空咽时较为明显，进食时减轻；慢性咽炎的咽部不适不因进食而减轻，伴有咽部黏稠分泌物增多。

五、治疗

1. 病因治疗

坚持户外活动、保持室内空气清新、戒除烟酒等不良嗜好。积极治疗鼻炎、支气管炎等呼吸道慢性炎症及其他全身性疾病。

2. 局部治疗

（1）慢性单纯性咽炎：保持口腔、口咽清洁，用生理盐水、复方硼砂溶液、呋喃西林溶液、2% 硼酸液等含漱；含服西地碘、度米芬含片、中药制剂含片等；用复方碘甘油、2% 硼酸甘油、5% 硝酸银溶液涂于咽后壁，有收敛及消炎作用。

（2）慢性肥厚性咽炎：除上述治疗慢性单纯性咽炎的方法外，还可用电凝法、液氮冷冻疗法、激光疗法、微波疗法、25% ～ 50% 硝酸银烧灼等处理淋巴滤泡。但应注意分多次进行治疗，切忌局部破坏过重，形成瘢痕甚至萎缩性咽炎。

（3）干燥性咽炎及萎缩性咽炎：一般治疗可参考慢性单纯性咽炎。含漱可改为咽部清洗，以使药液达到咽腔并消除咽部痂皮；用黏液促排剂、糜蛋白酶等雾化吸入疗法，可改善症状，减轻咽部干燥，口服小剂量碘化钾（0.11 ～ 0.20g，每日 2 ～ 3 次，多饮水）可促进咽部分泌物增加，减轻咽干。同时可服用及局部应用润燥利咽中药，如金嗓利咽丸，口服，每次 60 ～ 120 粒，每日 2 次。

六、预后

本病预后一般良好。但若反复发作，缠绵不解，痰气浊瘀阻滞咽喉，降低人体防御抵抗能力，则致生许多危急症候。因此需要注意调养。

七、预防

（1）注意口腔卫生，坚持早晚刷牙，减少烟酒和粉尘刺激，纠正张口呼吸的不良习惯。

（2）应加强身体锻炼，增强体质，预防呼吸道感染。

（3）戒烟酒，积极治疗咽部周围器官的疾病，合理安排生活，保持心情舒畅，避免烦恼、郁闷。

（4）保持室内合适的温度和湿度，空气清新；多食新鲜水果、蔬菜，经常含服薄荷喉片等。

（5）避免长期过度发声。

（6）积极治疗急性咽炎，避免反复发作。

（7）避免接触粉尘、有害气体，刺激性食物和空气质量差的环境对咽黏膜不利。

（8）积极治疗可能引发慢性咽炎的局部相关疾病，如鼻腔、鼻窦、鼻咽部的急慢性炎

症；鼻中隔偏曲、腺样体肥大、鼾症等阻塞性疾病；慢性扁桃体炎；口腔炎症；胃-食管反流。

（9）积极治疗可能引发慢性咽炎的全身相关疾病，如贫血，消化不良，心脏疾病，慢性支气管炎，支气管哮喘，风湿病，肝、肾疾病等。

（10）尽量避免接触易导致变应性咽炎的变应原。

第二十四章
扁桃体炎

第一节　急性扁桃体炎

扁桃体又称腭扁桃体，是一对扁卵圆形的淋巴器官，位于舌腭弓与咽腭弓之间，表面为复层鳞状上皮覆盖，是经常接触抗原引起局部免疫应答的部位。急性扁桃体炎为腭扁桃体的急性非特异性炎症，可伴有不同程度的急性咽炎，致病菌为乙型溶血性链球菌，多见于10～30岁的青少年，且往往是在慢性扁桃体炎基础上反复急性发作，急性扁桃体炎有时为某些疾病尤其是某些传染病的前驱症状，如白喉、麻疹及猩红热等，应注意及早发现，表现为急性起病，可伴畏寒、高热，体温最高可达39～40℃，可持续3～5日。咽痛是最常见的局部症状，起初多为一侧疼痛，继而发展为双侧疼痛。患儿可能出现呼吸困难。

一、病因

急性扁桃体炎主要的致病菌为乙型溶血性链球菌、葡萄球菌、双球菌。腺病毒也可引起本病。细菌和病毒混合感染者亦多见，近年来还有厌氧菌感染的患者报道。

上述病原体可能是外界侵入的，亦可能是隐藏于扁桃体隐窝内。当机体抵抗力因寒冷、潮湿、过度劳累、有害气体刺激等骤然降低时，细菌繁殖会增加，从而导致急性扁桃体炎。急性扁桃体炎的病原体可通过飞沫、食物或直接接触而传播，具有传染性。

卡他型（单纯型）急性扁桃体炎多因病毒感染所致，炎症仅限于黏膜表面，无明显渗出。隐窝型病变主要位于扁桃体，局部有脓性渗出物。滤泡型（实质性）炎症侵及扁桃体实质内的淋巴滤泡时，可引起充血、肿胀，甚至化脓。

二、临床表现

（1）起病较急，可有畏寒、发热，一般持续3～5日。

（2）伴有头痛、食欲下降、疲乏无力、腰背及四肢酸痛、便秘等。

（3）小儿患者可因高热引起抽搐、呕吐及昏迷。局部症状如下，①咽痛：为主要症状，初起时多为单侧疼痛，继而可发展为双侧疼痛。②口咽溃疡：部分患者可出现口咽部溃疡。③吞咽困难：患儿可因为疼痛而拒绝进食和饮水。④葡萄球菌感染者、扁桃体肿大者，可引起呼吸困难。

（4）炎症可向周围扩散，引起扁桃体周围蜂窝织炎、扁桃体周围脓肿，或可引起急性中耳炎、急性颈淋巴结炎及咽旁脓肿等，亦可并发与溶血性链球菌感染有关的风湿热、急性血管球性肾炎、心肌炎、关节炎等，应特别警惕心肌炎患者的突然死亡。

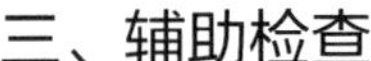

三、辅助检查

急性扁桃体炎时，外周血白细胞计数和中性粒细胞比例常升高，细菌培养和药物敏感试验有助于明确致病菌和选用抗生素。

四、鉴别诊断

1. 白喉

虽然白喉在我国已很少见，但并未绝迹。白喉作为烈性传染病，仍应对其提高警惕，以免漏诊或误诊。白喉起病较缓慢，全身情况差，咽部多形成不易擦去的灰白色假膜，如强行除去，将留下出血创面，而急性扁桃体炎所形成的假膜易于拭去，不遗留出血创面，此点是两者鉴别的重要依据。

2. 风疹、水痘、麻疹、百日咳、流行性腮腺炎等传染病

这类传染病初期常有类似急性扁桃体炎的表现，但随后会出现各自的特征性表现，一般不难鉴别。

3. 樊尚咽峡炎

樊尚咽峡炎是一种溃疡膜性炎症，由厌氧梭形杆菌及樊尚螺旋体共同寄生而引起。咽痛为其主要症状，因为病变先发生于一侧扁桃体或牙龈，故早期多为一侧咽痛。樊尚咽峡炎患者常有口臭、吞咽困难、头痛、全身不适、背及关节痛，体温一般不超过38.5℃，全身症状较急性扁桃体炎轻；查体时可见扁桃体上有覆以假膜的溃疡，周围组织充血；病情严重者，病变可蔓延到整个咽部或口腔；标本涂片可找到梭形杆菌及樊尚螺旋体。樊尚咽峡炎的假膜由溃疡的坏死物所形成，易于拭去，拭去后溃疡面上有小出血点。

4. 粒细胞缺乏性咽峡炎

粒细胞缺乏性咽峡炎发病急，进展迅速，常有口腔及咽部黏膜充血、红肿，扁桃体、腭弓及软腭可见表浅溃疡或坏死性溃疡，并有黄色渗出物；血液检查显示白细胞计数和中性粒细胞比例降低。此外，一些血液病（如传染性单核细胞增多症、急性白血病等）也可出现与急性扁桃体炎类似的症状和局部体征，血液检查可以确诊。

5. 扁桃体癌

扁桃体癌是腭扁桃体常见的恶性肿瘤，多见于40岁以上的男性。肿瘤多发生于扁桃体上极，常有浅表溃疡，早期症状不明显，可只有咽部不适、异物感或轻微疼痛；晚期可有明显咽痛，常于吞咽时加剧，并可放射到同侧耳或面部，常有口臭、出血及张口困难等表现。扁桃体癌患者常单侧扁桃体明显肿大，呈结节状或菜花状，或表面有溃疡、坏死、假膜；肿瘤发展快，常侵犯周围组织，出现吞咽及呼吸障碍。

五、治疗

1. 急诊处理

（1）对急性扁桃体炎患者应进行隔离，防止疾病通过飞沫或接触传染。

（2）给予局部用药及含漱剂：如复方硼砂溶液、1∶5000呋喃西林漱口液、氯己定含片、含碘喉片等。

（3）全身应用抗生素控制感染。

（4）可用对乙酰氨基酚、布洛芬等解热镇痛药物。

（5）当发生扁桃体周围脓肿时，应急诊切开引流。

2. 一般治疗

嘱患者卧床休息，多用温开水漱口，多饮水，进食富含维生素等营养的半流质或软食。对于高热者，可给予酒精擦浴或冰袋降温（颈部敷冰袋有良好的镇痛效果）。

3. 药物治疗

（1）药物治疗的目的是控制感染，减轻症状。使用抗生素抗炎是本病的主要治疗原则。根据临床表现的轻重及咽部细菌检测结果（如链球菌快速检测），选用敏感抗生素。

（2）扁桃体隐窝呈分支状盲管，深浅不一，经一次急性化脓性扁桃体炎发作后，如未彻底治愈，病菌仍存留于隐窝内。当抵抗力下降时，细菌则大量繁殖，产生大量毒素，易致本病再次发作，或导致细菌性心内膜炎、心肌炎、肾小球肾炎、风湿热、关节炎等并发症。因此，急性扁桃体炎的药物治疗必须用足够剂量，并且待症状和体征消退后，继续用药 2 ～ 4 日。

（3）选用抗生素的顺序：本病的药物治疗首选青霉素类。若患者对青霉素过敏，可考虑使用头孢菌素类药物，但应注意交叉过敏性。若患者对前两者均过敏，则考虑应用喹诺酮类、林可霉素类或氨基糖苷类。

（4）药物的剂量可根据病情的轻重而定，一般不考虑同时应用两种或两种以上抗生素。A 族乙型溶血性链球菌是本病的主要致病菌，通常用青霉素 G；症状严重者，可加用维生素 C；体温高者（＞ 38.5℃），可应用复方阿司匹林等，但应注意用药后由于出汗较多，应给予体液补充，以防发生虚脱。

六、预后

急性扁桃体炎并发症的危害性往往大于急性扁桃体炎本身，由于抗生素的广泛应用，经济发达地区的不良预后已明显减少。如果急性炎症控制不佳可直接侵犯邻近组织出现颈深部感染，较常见的为扁桃体周围脓肿。炎症因扁桃体隐窝阻塞而向扁桃体深部发展，形成蜂窝织炎，继而形成脓肿。两者均可引起喉部水肿，应引起重视。同时急性扁桃体炎可向上波及引起急性中耳炎、急性鼻炎及鼻窦炎；向下可引起急性喉气管炎、急性支气管炎，甚至可引起肺炎。全身性不良预后的发生与各靶器官对链球菌所产生的Ⅲ型变态反应有关，如急性关节炎、肾病、心脏并发症，男性患儿可出现急性睾丸炎、附睾炎等。

七、预防

急性扁桃体炎的诱因很多，故应注意锻炼身体，增强体质，提高机体免疫力。

第二节　慢性扁桃体炎

慢性扁桃体炎是临床上的常见病，为腭扁桃体的慢性感染。儿童多表现为腭扁桃体增生肥大，成人多表现为腭扁桃体炎症所致的白色条纹瘢痕，常因屡发急性扁桃体炎而形

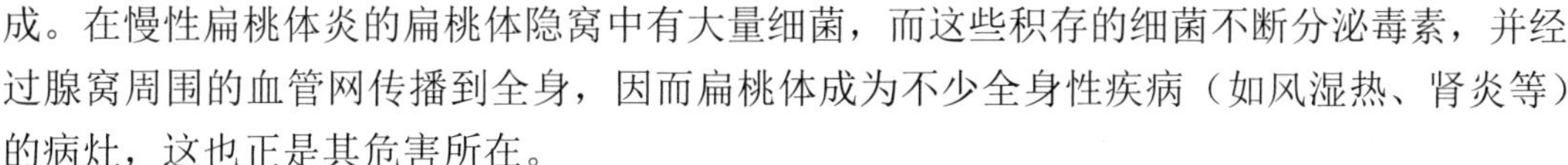

成。在慢性扁桃体炎的扁桃体隐窝中有大量细菌，而这些积存的细菌不断分泌毒素，并经过腺窝周围的血管网传播到全身，因而扁桃体成为不少全身性疾病（如风湿热、肾炎等）的病灶，这也正是其危害所在。

一、病因

本病的发生机制尚不清楚，链球菌和葡萄球菌为本病的主要致病菌。

（1）急性扁桃体炎反复发作，使隐窝内上皮坏死，隐窝引流不畅，细菌与炎性渗出物聚集其中，导致本病。

（2）继发于急性传染病，如猩红热、白喉、流感、麻疹等。也可继发于鼻腔及鼻窦等邻近组织器官感染。

（3）近年来一些学者认为慢性扁桃体炎与自身变态反应有关。

二、临床表现

慢性扁桃体炎的特点是常有急性发作病史，而平时多无明显自觉症状。患者可有咽部发痒、干燥、异物感，亦可因经常咽下分泌物及隐窝中的细菌毒素，可致消化不良、头痛、乏力、低热等全身症状，过度肥大者则影响呼吸。

检查可见扁桃体和舌腭弓可有慢性充血，扁桃体可有不同程度的增大，表面有瘢痕，凹凸不平，可见陷窝开口封闭而形成黏膜下小脓肿或囊肿；颈部淋巴结常肿大，可伴有慢性咽炎、喉炎、中耳炎、风湿热、关节炎、风湿性心脏病、结节性红斑、虹膜炎等并发症。慢性扁桃体炎亦可为长期低热的原因，在腭扁桃体内可有潜在性或活动性病灶存在。

三、辅助检查

细胞学检查、红细胞沉降率、抗链球菌溶血素O、心电图等有助于慢性扁桃体炎及其并发症的诊断。触诊常可摸到肿大的下颌淋巴结。

四、鉴别诊断

1. 扁桃体生理性肥大

扁桃体生理性肥大多见于儿童和青少年，无自觉症状，扁桃体光滑、色淡，隐窝口清晰，无分泌物潴留，与周围组织无粘连，触之柔软，无反复炎症发作病史。

2. 扁桃体角化症

扁桃体角化症常易误诊为慢性扁桃体炎。角化症为扁桃体隐窝口上皮过度角化，出现白色尖形砂粒样物，触之坚硬，附着牢固，不易擦拭掉。如用力擦除，则遗留出血创面。类似角化物也可见于咽后壁和舌根等处。

3. 扁桃体肿瘤

扁桃体良性肿瘤多为单侧，以乳头状瘤较多见；恶性肿瘤以鳞状细胞癌或淋巴肉瘤、非霍奇金氏淋巴瘤较常见，除单侧肿大外，还伴有溃烂，并侵及软腭或腭弓，常伴有同侧颈淋巴结肿大，可通过病理切片确诊。

五、治疗

1. 非手术疗法

（1）基于慢性扁桃体炎是感染变态反应的观点，本病治疗不应仅限于抗生素和手术，而应将免疫治疗考虑在内，包括使用有脱敏作用的细菌制品（如用链球菌变应原和疫苗进行脱敏），应用各种增强免疫功能的药物，如注射胎盘球蛋白、转移因子等。

（2）局部涂药、隐窝灌洗、冷冻及激光疗法等均有人试用，远期疗效仍不理想。

（3）加强体育锻炼，增强体质和抗病能力。

2. 手术疗法

目前仍以手术摘除扁桃体为主要治疗方法。但要合理掌握其适应证，只有对那些不可逆性炎症性病变才考虑施行扁桃体切除术。

六、预后

慢性扁桃体炎患者，若反复发病，容易出现鼻窦炎、中耳炎、颈淋巴结炎等并发症，扁桃体炎症可诱发腺样体肥大而出现睡眠呼吸暂停等疾病，表现为夜间打鼾、憋醒等；由于致病菌的影响偶可伴发肾炎、风湿热或风湿性心脏病，对患儿日常生活、学习、睡眠有很大的影响。成人体质、生活作息等原因导致疾病反复复发，会严重影响其生活质量。及时、有效地治疗慢性扁桃体炎能有效干预并发症。

七、预防

慢性扁桃体炎多因急性扁桃体炎迁延不愈，故与机体抗病力、体质有相关性，应多注意锻炼身体，增强体质，增强机体免疫功能。

第二十五章 喉的先天性疾病

第一节 先天性喉蹼

先天性喉蹼是一种罕见的先天性喉部畸形，是指在胎儿发育过程中，喉部结构未能正常分化或融合，导致声带之间形成一层薄薄的膜状结构。这个膜状结构可以部分或完全阻塞声门，影响呼吸和发声。

一、病因

先天性喉蹼的确切病因尚不完全清楚，但认为其发生与以下因素有关：

1. 胚胎发育异常

在胚胎发育的第 5 ～ 10 周，喉部组织应正常分化并形成喉腔和声带。如果这一过程受阻或未完全进行，则可能形成喉蹼。

2. 遗传因素

一些研究表明，先天性喉蹼可能与遗传因素有关，尽管具体的基因突变或遗传模式尚未确定。

3. 环境因素

母体在孕期暴露于某些药物、感染或其他不利环境因素也可能增加胎儿发育异常的风险。

二、临床表现

先天性喉蹼的临床表现取决于蹼的大小和位置，症状范围从无症状到严重呼吸困难不等。

1. 呼吸困难

呼吸困难是最常见和最严重的症状，尤其是较大的喉蹼。新生儿可能出现喘鸣、呼吸急促或呼吸困难，特别是在哭泣或进食时加重。

2. 声音异常

声音异常包括声音嘶哑、哭声微弱或没有声音。由于声带部分或完全被膜状结构覆盖，声音无法正常产生。

3. 喂养困难

严重的呼吸困难可能影响新生儿的进食能力，导致喂养困难和体重增长不良。

4. 反复呼吸道感染

由于呼吸道部分阻塞，患者可能更容易发生呼吸道感染。

三、辅助检查

诊断先天性喉蹼通常需要结合临床表现和辅助检查，主要包括以下几种。

1．喉镜检查

喉镜检查是诊断先天性喉蹼的主要方法，通过直接喉镜或纤维喉镜可以直视喉部结构，明确喉蹼的存在、大小和位置。

2．影像学检查

影像学检查如颈部X线检查、CT检查或MRI，可以提供喉部的详细解剖结构信息，有助于评估蹼的范围及与周围组织的关系。

3．听力测试

由于部分喉蹼患者可能伴有听力障碍，进行听力测试有助于全面评估患者的听力状况。

4．遗传学检查

在怀疑有遗传因素时，进行基因检测可能有助于明确诊断和指导治疗。

四、鉴别诊断

1．先天性喉软化症

先天性喉软化症是婴儿期最常见的喉部疾病，表现为喉软骨发育不全或软化，导致喉部塌陷和喘鸣。通过喉镜检查可以区分喉软化症和喉蹼。

2．先天性声带麻痹

声带运动障碍可能导致声音嘶哑和呼吸困难，通过喉镜检查可以观察声带的运动情况，鉴别与喉蹼的不同。

3．先天性喉气管狭窄

先天性喉气管狭窄是指喉或气管的先天性狭窄，导致气流受限和呼吸困难。影像学检查和喉镜检查可以帮助区分这种情况与喉蹼。

4．喉部肿瘤或囊肿

喉部肿瘤或囊肿也可能导致喉部部分阻塞和呼吸困难，影像学检查和组织活检有助于鉴别。

五、治疗

先天性喉蹼的治疗取决于蹼的大小、位置和症状的严重程度。

1．观察和随访

对于无症状或症状轻微的患者，可以采取观察和定期随访的策略，监测病情进展。

2．手术治疗

对于症状明显或引起呼吸困难的患者，手术切除喉蹼是最常见的治疗方法。手术方式包括：

（1）直接喉镜下切除：通过直接喉镜或纤维喉镜，使用微型手术器械或激光切除喉蹼。

（2）气管切开术：在严重呼吸困难的情况下，可能需要紧急气管切开术，以确保呼吸

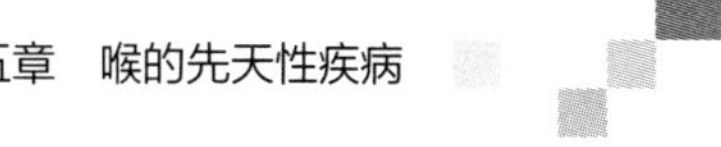

道畅通。

（3）声带重建手术：在喉蹼切除后，可能需要进行声带重建手术，以恢复正常的声带功能。

3. **术后管理和康复**

手术后需要进行密切观察和管理，包括保持呼吸道通畅、预防感染和促进伤口愈合。言语治疗和康复训练有助于恢复正常的发声功能。

六、预后

先天性喉蹼的预后取决于蹼的大小、位置和是否及时进行治疗。通过及时手术治疗，大多数患者可以获得良好的预后，恢复正常的呼吸和发声功能。然而，在少数情况下，可能存在手术并发症或需多次手术干预，特别是复杂或严重的喉蹼。

七、预防

先天性喉蹼是一种先天性畸形，目前尚无有效的预防措施。然而，以下措施可能有助于降低先天性畸形的风险：

1. **孕期保健**

孕妇应定期进行产前检查，保持健康的生活方式，避免接触有害物质，如烟草、酒精和药物。

2. **遗传咨询**

对于有先天性喉蹼家族史的家庭，进行遗传咨询和基因检测，有助于了解风险和指导生育计划。

3. **早期诊断和干预**

在怀疑先天性喉蹼的情况下，及时进行诊断和干预，有助于防止并发症和改善预后。

第二节　先天性喉喘鸣

先天性喉喘鸣是一种常见的先天性喉部异常，主要表现为婴儿在吸气时发出的高音调、尖锐的喘鸣声。它是由于喉软骨软弱、塌陷或结构异常使喉部部分阻塞，通常在出生后数周内出现症状。本病大多数是良性的，可随时间自愈，但严重者可能需要医疗干预。

一、病因

先天性喉喘鸣的确切病因尚不完全明确，目前认为与以下因素有关：

1. **解剖结构异常**

喉部软骨（如会厌、杓状软骨）发育不全或软弱导致吸气时喉部塌陷，引起部分气道阻塞。

2. **神经肌肉控制不足**

喉部和喉咽部的神经肌肉控制不足，导致气道在吸气时无法保持开放状态。

3. 遗传因素

有研究表明，先天性喉喘鸣可能与遗传因素有关，尽管具体的基因突变或遗传模式尚未确定。

4. 其他相关条件

有些患儿的先天性喉喘鸣可能伴随其他先天性畸形，如颅面畸形、神经肌肉疾病等。

二、临床表现

1. 喘鸣

最典型的症状是婴儿在吸气时发出高音调、尖锐的喘鸣声，通常在出生后数周内出现，尤其在哭闹、进食、仰卧时加重。

2. 呼吸困难

症状轻重不一，部分婴儿仅在吸气时有轻微喘鸣，而严重的患儿可能出现明显的呼吸困难，特别是在进食、哭泣或感染时加重。

3. 喂养困难

严重患者可能表现为喂养困难，进食过程中呼吸困难，导致体重增加不良。

4. 反复呼吸道感染

由于气道阻塞，部分婴儿可能更容易发生呼吸道感染。

三、辅助检查

诊断先天性喉喘鸣主要依靠临床表现和辅助检查，包括以下几种：

1. 喉镜检查

喉镜检查是诊断先天性喉喘鸣的金标准。通过直接喉镜或纤维喉镜检查，可以直观地看到喉部结构，评估喉软骨的发育情况和气道塌陷的程度。

2. 胸部 X 线检查和 CT 检查

胸部X线检查和CT检查可用于排除其他可能导致喘鸣和呼吸困难的肺部或气道病变，但通常不是诊断先天性喉喘鸣的首选工具。

3. 多导睡眠图

对于症状严重、怀疑有睡眠呼吸暂停的患儿，可进行多导睡眠图检查，以评估睡眠期间的呼吸模式和氧饱和度。

四、鉴别诊断

1. 先天性喉蹼

先天性喉蹼表现为声带之间形成膜状结构，导致气道部分阻塞和喘鸣。通过喉镜检查可以明确诊断。

2. 先天性声带麻痹

声带运动障碍可能导致声音嘶哑和呼吸困难。通过喉镜检查可以观察声带的运动情况，鉴别与喉喘鸣的不同。

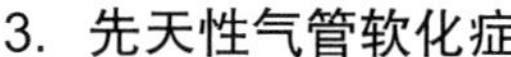

3. 先天性气管软化症

气管软骨软化导致气管在呼吸时塌陷，通常伴有呼气时的喘鸣。胸部 CT 检查可以帮助鉴别。

4. 喉部肿瘤或囊肿

喉部肿瘤或囊肿也可能导致喉部部分阻塞和呼吸困难，影像学检查和组织活检有助于鉴别。

5. 胃食管反流

胃酸反流进入喉部和气道，可能引起喉部刺激和喘鸣。临床上可以通过试验性抗酸治疗来鉴别。

五、治疗

大多数先天性喉喘鸣是良性的，随着患儿的生长发育，喉软骨逐渐变硬，症状会自然缓解。治疗取决于症状的严重程度，包括以下几种：

1. 观察和随访

对于轻度症状的患儿，通常采取观察和定期随访的策略，监测症状的变化和生长发育情况。

2. 体位管理

让患儿在俯卧位或侧卧位睡觉可以减少喉部塌陷，缓解喘鸣症状。

3. 喂养技巧

采用较小的奶嘴孔径、分次喂养、喂奶后保持竖直姿势等技巧，可以减轻喂养时的呼吸困难。

4. 药物治疗

对于伴有胃食管反流的患儿，可以使用抗酸药物（如 H 受体拮抗剂或质子泵抑制剂）来缓解反流症状。

5. 手术治疗

对于症状严重、影响进食和生长发育的婴儿，可能需要手术治疗。手术方法包括：

（1）会厌悬吊术：通过手术切除或重新定位会厌和杓状会厌襞，以改善气道开放度。

（2）气管切开术：在极少数情况下，症状严重到危及生命，可能需要进行气管切开术，以确保气道通畅。

六、预后

大多数先天性喉喘鸣的婴儿预后良好，随着喉软骨逐渐变硬，症状通常在 1 ～ 2 岁时完全消失。对于接受手术治疗的严重患儿，大多数也能获得良好的效果和症状缓解。少数患儿可能需要长期随访和进一步干预。

七、预防

先天性喉喘鸣是一种先天性畸形，目前尚无有效的预防措施。然而，以下措施可能有

助于减少相关并发症：

1. 孕期保健

孕妇应定期进行产前检查，保持健康的生活方式，避免接触有害物质，如烟草、酒精和药物。

2. 早期诊断和干预

在怀疑先天性喉喘鸣的情况下，及时进行诊断和干预，有助于防止并发症和改善预后。

第二十六章
喉外伤

第一节　开放性喉外伤

开放性喉外伤是指颈前开放性外伤，累及喉软骨，穿通喉内的创伤，包括利刃切伤、刺伤、裂伤、弹片炸伤等穿通喉腔的外伤，均有皮肤与软组织破裂。

一、病因

开放性喉外伤常见于各种武器伤、爆破现场及工作车间的工伤、交通事故伤或殴斗、自刎的锐器伤等。创伤可累及喉软骨、喉的筋膜等。如穿通喉腔，则称为贯通性喉外伤。这类喉外伤常可累及颈部的大血管，引起大出血。弹片、枪弹之类的火器伤还可累及颈椎。

二、临床表现

1. 出血

颈部血管被刺破，常见有喉动脉、面动脉舌下支、甲状腺组织，以及甲状腺上、下动脉等，自口中出血，血液可流入下呼吸道，引起窒息，如伤及颈动脉、颈内静脉，可引起大出血甚至死亡。

2. 呼吸困难

喉外伤后软骨移位，喉腔变形，狭窄、黏膜水肿、淤血。血流入下呼吸道而阻塞，或因气胸致呼吸困难。

3. 声音嘶哑

伤及喉返神经、声带或黏膜水肿等均可引起声音嘶哑。

4. 吞咽困难

因喉痛而不敢吞咽，伤及梨状窝或食管上段时可使吞咽困难加剧，可见食物或唾液自伤口中流出。

5. 皮下气肿、纵隔气肿

喉外伤时因血流到气管中必然引起咳嗽，空气沿黏膜裂口进入颈部软组织，可导致皮下气肿。严重的皮下气肿可扩散到胸、腹部或纵隔，引起呼吸困难。

6. 伤口形态

从伤口形态可初步判断致伤的器械，利刀切割时伤口较大，伤缘很整齐；剪刀、匕首刺伤的皮肤伤口小，伤口多个；炸弹伤时伤口很不整齐。

三、辅助检查

1. X 线检查

X 线检查可以初步评估颈部骨折、气管移位和气胸等情况，但是对软组织损伤和细微结构的显示能力有限。

2. CT 检查

CT 检查是评估开放性喉外伤的重要工具，可以提供详细的横断面图像，显示骨折、气道损伤、血肿和异物等。CT 高分辨率图像，能够精确评估骨和软组织结构。

3. MRI 检查

MRI 检查对于评估软组织损伤、神经损伤和血管病变特别有效。但是 MRI 检查成本高，检查时间长，对某些急诊患者可能不适用。

4. 喉镜检查

直接或间接喉镜检查可直观观察喉部内部结构，评估声带、会厌和喉腔的损伤情况。喉镜检查可以直接视觉评估，能够发现黏膜撕裂、血肿和异物。

5. 支气管镜检查

支气管镜检查可以评估气管和支气管内的损伤情况，特别是怀疑气管撕裂或异物时。直接观察气道内部，精确评估气道病变。

6. 超声检查

超声检查可以评估颈部软组织、血管和气管的完整性，特别是血肿和血管损伤。

四、鉴别诊断

1. 气管和支气管损伤

（1）病因：开放性或闭合性创伤、医源性损伤（如气管插管）。

（2）临床表现：呼吸困难、皮下气肿、咯血、气胸。

（3）辅助检查：胸部 X 线、CT 检查、支气管镜检查。

2. 颈椎损伤

（1）病因：外伤、跌倒、交通事故。

（2）临床表现：颈部疼痛、活动受限、神经功能障碍（如四肢无力或感觉丧失）。

（3）辅助检查：颈椎 X 线检查、CT 检查、MRI 检查。

3. 颈部血管损伤

（1）病因：刺伤、割伤、爆炸伤、医源性损伤。

（2）临床表现：颈部肿胀、血肿、出血、休克、神经功能缺失（如脑卒中症状）。

（3）辅助检查：多普勒超声、CT 血管造影、磁共振血管造影、数字减影血管造影。

4. 食管损伤

（1）病因：穿透性外伤、医源性损伤（如内镜检查）。

（2）临床表现：吞咽困难、胸痛、颈部或胸部气肿、发热（继发感染）。

（3）辅助检查：食管造影、CT 检查、食管镜检查。

5. **喉癌或其他喉部肿瘤**

（1）病因：喉部的恶性或良性肿瘤。

（2）临床表现：声音嘶哑、吞咽困难、呼吸困难、咯血。

（3）辅助检查：喉镜检查、CT 检查、MRI 检查、组织活检。

6. **喉结核**

（1）病因：结核分枝杆菌感染。

（2）临床表现：声音嘶哑、咳嗽、痰中带血、体重下降、发热。

（3）辅助检查：喉镜检查、痰液结核菌培养、结核菌素皮试、胸部 X 线检查。

7. **声带麻痹**

（1）病因：神经损伤（如迷走神经或喉返神经损伤）、中枢神经系统疾病。

（2）临床表现：声音嘶哑、呼吸困难、吞咽困难。

（3）辅助检查：喉镜检查、声带运动评估、神经功能检查。

8. **颈部软组织感染**

（1）病因：细菌或病毒感染、开放性创伤后的感染。

（2）临床表现：颈部红肿、疼痛、发热、脓肿形成。

（3）辅助检查：超声检查、CT 检查、MRI、血液检查（如 C 反应蛋白测定）。

9. **气胸和纵隔气肿**

（1）病因：胸膜破裂、气道破裂。

（2）临床表现：呼吸困难、胸痛、皮下气肿。

（3）辅助检查：胸部 X 线检查、CT 检查。

五、治疗

1. **抢救措施**

抢救措施主要是止血、抗休克和解除呼吸困难。

（1）如有明显的活动性出血，首先要找到出血点，予以结扎，如出血位置深，出血点不易寻找，则应填塞止血。

（2）如患者有血压下降、脉搏增快、皮肤发冷等休克症状，则应快速建立静脉通道，输入等渗溶液、血浆代用品或全血。

（3）如有呼吸困难，则应迅速寻找原因，解除呼吸困难。如因喉黏膜肿胀、血肿、环状软骨骨折等引起喉阻塞，则应尽早气管切开。如因血液流入下呼吸道也应气管切开及时吸出下呼吸道内的血液。如因纵隔气肿或气胸则应行闭式引流。

（4）尽早应用抗生素、止血药物和破伤风抗毒素。

2. **手术治疗**

（1）清创：先用生理盐水清洗颈部皮肤，再用碘伏消毒，局部皮肤用 1% 利多卡因进行局部麻醉。如为喉切伤、刺伤，则破碎的喉软骨及组织应尽量保留。如为火器伤，则应切除无生机的组织，因颈部组织血供充分，切除时应尽量保守。清创时，还应注意检查伤口内有无异物，一旦发现及时取出。

（2）修复：将喉部创缘的组织仔细对合，破碎的软骨予以复位并缝合固定，逐层缝合喉腔内黏膜、软骨膜、颈前肌肉、皮下组织和皮肤。缝合时注意一定要消除喉腔内的创面。

（3）放置喉模：喉腔内放置喉模并固定，防止喉狭窄。

（4）放置鼻饲管：在关闭喉腔前放置鼻饲管，比手术结束时放置要方便。目的是减少术后吞咽，以利于切口愈合。

第二节　闭合性喉外伤

闭合性喉外伤是指挫伤、挤压伤，通常称为“喉挫伤”。闭合性喉外伤的预后视损伤的轻重、部位和就诊时间而定。就诊早、治疗及时、方法得当，则预后好；仅有软骨骨折而无错位者，预后较好；有骨折和错位，特别是环状软骨受累者，预后差。

一、病因

1. 交通事故

交通事故是闭合性喉外伤最常见的原因之一，尤其是高能量撞击。

（1）车祸：司机和乘客可能因撞击方向盘或仪表盘而受伤。颈部安全带也可能对喉部造成压迫伤害。

（2）自行车和摩托车事故：骑自行车或摩托车时发生的跌倒或与其他车辆碰撞，常导致头部和颈部受伤，包括喉部。

2. 体育运动

在体育运动中，尤其是接触性和高风险运动中，喉部外伤也较为常见。

（1）拳击、摔跤、柔道：这些运动中，直接打击或摔跤可能导致喉部受伤。

（2）橄榄球、足球、篮球：在这些运动中，肘部、膝盖或头部的撞击可能导致喉部损伤。

3. 工业和工作事故

在某些职业环境中，喉部外伤也可能发生。

（1）建筑工地：工人可能因坠落或被重物打击而受伤。

（2）工厂车间：机械设备和工具的意外使用可能导致喉部损伤。

4. 人身攻击

暴力行为也可以导致闭合性喉外伤。

（1）殴打：拳头、脚或其他钝器的直接打击可能导致喉部损伤。

（2）勒颈：勒颈可能导致喉软骨骨折或其他严重损伤。

5. 其他意外

其他意外情况也可能导致闭合性喉外伤。

（1）跌倒：特别是在跌倒过程中，头颈部撞击硬物。

（2）家庭事故：如儿童在玩耍时跌倒或撞击家具。

二、临床表现

1. 软组织损伤

喉部的软组织包括喉黏膜、肌肉和韧带。钝性力作用可以导致这些组织的挫伤、撕裂

和出血。软组织损伤常导致喉部水肿，进而引起气道狭窄和呼吸困难。

2. 软骨骨折

喉软骨包括甲状软骨、环状软骨和杓状软骨。钝性力作用可以导致这些软骨的骨折或移位，严重情况下可能导致气道塌陷。软骨骨折常伴有疼痛、声音改变和气道阻塞。

3. 血肿形成

闭合性喉外伤常导致血管破裂，形成喉部血肿。血肿可能压迫气道，导致呼吸困难或窒息。

4. 气道狭窄和阻塞

喉部水肿、血肿和软骨移位都可能导致气道狭窄或完全阻塞。这种情况需要紧急处理，以恢复气道通畅。

三、诊断要点

（1）明确的外伤史。

（2）喉部疼痛、咀嚼及吞咽时加重。颈部皮肤出现红肿、瘀斑，喉部肿胀，压痛明显，有时可出现皮下气肿、声音嘶哑、咯血、吸气性呼吸困难。

（3）重者喉黏膜、软骨膜可有撕裂，喉软骨移位、骨折，关节脱位等。软骨挫伤以甲状软骨居多。

（4）严重挫伤若得不到及时和恰当的治疗，可导致窒息死亡或喉瘢痕狭窄。

（5）间接喉镜或纤维喉镜检查可见喉黏膜肿胀或血肿、声门变形、声带断裂或声带运动障碍。

（6）喉部及胸部 X 线检查和 CT 检查可显示喉软骨骨折情况及胸部情况。

四、辅助检查

1. 喉镜检查

直接喉镜或纤维喉镜检查可以直观观察喉部结构，评估损伤情况，如软组织挫伤、血肿、声带撕裂等。

2. 影像学检查

（1）X 线检查：初步评估颈椎、喉软骨的骨折情况。

（2）CT 检查：提供详细的喉部和颈部结构图像，帮助评估软组织损伤、软骨骨折和气管损伤。

（3）MRI 检查：评估软组织损伤、神经损伤和血管损伤。

（4）超声检查：评估颈部软组织、血管和气管的完整性。

3. 气管镜检查

通过气管镜检查评估气管的损伤情况，尤其在怀疑气管损伤时。

4. 血管造影

在怀疑颈部血管损伤时，CT 血管成像或 MR 血管成像可以提供详细的血管图像，帮助评估血管完整性和损伤范围。

五、鉴别诊断

1. 气管损伤

气管损伤的表现有呼吸困难、气管移位、咯血和皮下气肿等。CT 检查和气管镜检查是诊断的关键手段，可以帮助确定气管的完整性和损伤程度。

2. 颈椎损伤

颈椎损伤可能伴有闭合性喉外伤。颈椎损伤常表现为颈部疼痛、活动受限、神经功能障碍等症状。X 线检查、CT 或 MRI 检查可以帮助评估颈椎的骨折、脱位和脊髓压迫等情况。

3. 颈部血管损伤

颈部血管损伤包括颈动脉、颈静脉损伤，可能导致颈部肿胀、出血、血肿和休克等症状。多普勒超声、CT 血管造影和磁共振血管造影是评估颈部血管损伤的重要工具。

4. 颈部软组织损伤

颈部软组织损伤如肌肉拉伤、韧带撕裂和软组织挫伤，可能表现为颈部疼痛、肿胀和压痛。局部体格检查结合影像学检查（如超声、MRI）可以帮助确定软组织损伤的性质和范围。

5. 气胸和纵隔气肿

气胸是胸膜破裂，空气进入胸膜腔，导致肺萎陷。纵隔气肿是空气或其他气体进入纵隔引起的。两者都可能伴随喉外伤发生，表现为呼吸困难、胸痛和皮下气肿。胸部 X 线检查和 CT 检查是诊断的主要手段。

6. 喉癌或其他喉部肿瘤

喉癌或其他喉部肿瘤可能引起声音嘶哑、呼吸困难和吞咽困难等症状，需要与喉外伤鉴别。喉镜检查、CT 检查或 MRI 检查、组织活检是诊断喉部肿瘤的主要方法。

7. 喉结核

喉结核是一种由结核分枝杆菌引起的慢性传染病，常表现为声音嘶哑、咳嗽、痰中带血等症状。需要通过喉镜检查、结核菌素试验、痰液培养和影像学检查来进行鉴别。

六、治疗

1. 保守治疗

如无呼吸困难，可先给予抗炎、镇痛类药物，卧床休息、头高位，禁声、禁食，严密观察患者的呼吸及皮下气肿发展的情况。

如无软骨骨折、环杓关节损伤及声带断裂，多数患者无须特殊治疗而逐渐恢复正常。

2. 手术治疗

如有喉软骨骨折，尤其是环状软骨骨折，喉黏膜严重损伤撕裂、声带断裂、环杓关节脱位等需行软骨骨折复位、缝合撕裂的喉黏膜、复位环杓关节，术后必要时应放置喉模，防止喉狭窄。

如有呼吸困难者，应做气管切开。

伤后 7 ～ 10 日内应予以鼻饲，这样可减少喉部运动，减轻喉部疼痛，以利于损伤部位的愈合。

第三节　喉烫伤和烧伤

单独的喉烫伤和烧伤极为少见，常为头面部烫伤和烧伤的合并损伤。

一、病因

喉烫伤和烧伤常见原因为：火灾时吸入烟雾及火焰；直接吸入或喷入热液、蒸汽与化学气体；误吞或吸入化学腐蚀剂（酸、碱、酚等）；化学武器，如芥子气、氯气等的吸入。

二、临床表现

根据合并下呼吸道损伤程度，喉烫伤和烧伤分为轻、中、重三型。

1. 轻型

声门区以上损伤者，表现咽干、喉痛、口鼻渗出液多，吞咽困难和声音嘶哑等。

鼻、口、咽喉部黏膜充血、水肿、苍白、水疱、出血、糜烂、假膜与溃疡等。

2. 中型

损伤在气管隆嵴水平以上。有刺激性咳嗽、气促。

肺部听诊呼吸音粗，有干啰音和哮鸣音。

伤后数小时至 2 日内可出现喉水肿、吸气性呼吸困难，甚至窒息。

3. 重型

损伤在支气管，甚至达肺泡。伤后立即或数小时内出现严重的吸气性呼吸困难，缺氧、烦躁、昏迷。

早期即可出现肺水肿和呼吸衰竭，后期气道坏死黏膜脱落，引起肺不张和并发肺炎，脱落黏膜较大时可导致突然窒息。可遗留喉狭窄、支气管狭窄。

三、诊断

（1）有头面部烧伤，误咽强酸、强碱等化学腐蚀剂，吸入热的液体、蒸汽或毒气等病史。

（2）检查见口鼻周围皮肤黏膜有烧伤、鼻毛烧焦，以及上述轻、中、重三型各自的临床表现。

（3）早期行支气管镜检查，确定气道内有无吸入性损伤以及损伤的范围和深度。

四、鉴别诊断

1. 喉炎

（1）病因：喉部感染、变态反应、过度使用声带等。

（2）临床表现：声音嘶哑、咽喉痛、干咳、喉部充血和水肿。

（3）鉴别要点：喉炎通常伴有全身感染症状，如发热和全身不适。通过喉镜检查可见喉黏膜红肿和分泌物，但无烧伤的特征性损伤，如溃疡或白膜。

2. 喉部异物

（1）病因：误吞或吸入异物。

（2）临床表现：突然的呼吸困难、咳嗽、声音嘶哑，有时伴有剧烈疼痛和窒息感。

（3）鉴别要点：喉部异物可通过喉镜检查直接观察到，通常需要紧急移除。异物引起的损伤与烧伤不同，不会有烧伤或烫伤的特征性病变。

3. 喉癌

（1）病因：喉部恶性肿瘤是多种致癌因素协同作用的结果，但通常与吸烟、饮酒有关。

（2）临床表现：声音嘶哑、咽喉疼痛、吞咽困难、耳痛、咯血。

（3）鉴别要点：喉癌的症状进展较慢，通过喉镜检查和活检可以确诊。喉癌表现为不规则的肿块和溃疡，与急性烫伤和烧伤的外观不同。

4. 喉结核

（1）病因：结核分枝杆菌感染。

（2）临床表现：声音嘶哑、咳嗽、痰中带血、体重减轻、夜间盗汗。

（3）鉴别要点：喉结核通常伴有全身结核感染的症状，通过痰液结核分枝杆菌培养和结核菌素试验可确诊。喉镜检查可见慢性溃疡和肉芽肿，而不是烫伤和烧伤的急性损伤。

5. 反流性食管炎

（1）病因：胃酸反流引起的喉部刺激。

（2）临床表现：咽喉灼热感、声音嘶哑、干咳、吞咽困难。

（3）鉴别要点：本病引起的喉部灼热感和慢性刺激症状与烫伤、烧伤类似，但通常伴有反流性症状，如烧心和反酸。胃镜检查和24小时食管pH监测有助于确诊。

6. 声带结节和息肉

（1）病因：声带过度使用、慢性刺激、吸烟等。

（2）临床表现：声音嘶哑、声音疲劳、喉部不适。

（3）鉴别要点：声带结节和息肉通过喉镜检查可见光滑或不规则的增生物，通常无急性炎症或烫伤、烧伤的特征。

7. 吸入性损伤

（1）病因：吸入高温气体、化学烟雾或毒气。

（2）临床表现：呼吸困难、声音嘶哑、喉部疼痛、咳嗽、咳痰。

（3）鉴别要点：吸入性损伤通常伴有面部和上呼吸道烧伤，通过病史和暴露情况可判断。喉镜检查可能显示喉黏膜的红肿、起疱和溃疡，与烫伤和烧伤的表现类似。

8. 喉部放射性损伤

（1）病因：头颈部肿瘤放疗导致的继发性喉部损伤。

（2）临床表现：声音嘶哑，喉部干燥和疼痛，吞咽困难。

（3）鉴别要点：放射性损伤病史明确，通过喉镜检查可见慢性炎症和纤维化，与急性烫伤和烧伤不同。

五、治疗

1. 急救处理

（1）早期处理：热烫伤时，可用冷开水漱口、口含冰块、颈部冷敷。强酸、强碱烧伤可选用相应的中和液漱口。

（2）全身治疗：伴有大面积烧伤者，需要补液抗休克治疗，同时要注意肺水肿的防治。

2. 保持呼吸道通畅

（1）可行气管切开术。

（2）出现支气管痉挛时可给予解痉药。

（3）保持气道湿润：雾化吸入或给予化痰药液滴入。

3. 控制感染

应用抗生素、破伤风抗毒素。

4. 支持治疗

保证营养、水分、电解质和维生素的补充。

第四节　喉插管损伤

喉插管损伤是指在进行气管插管过程中或拔管后，喉部受到的机械性、化学性或感染性损伤。此类损伤可能引起一系列并发症，包括喉水肿、声带麻痹、喉狭窄和其他喉部结构的损伤。喉插管损伤在临床上相对常见，特别是在需要长时间机械通气的重症监护病房的患者中。

一、病因

1. 机械性损伤

（1）不熟练或粗暴的插管技术：操作不当可能导致喉部软组织和软骨结构的直接损伤。粗暴插管可能引起声带撕裂、会厌损伤或环状软骨断裂。

（2）插管时间过长：长期插管可能导致喉部持续受压，造成局部组织缺血、坏死和纤维化，最终导致喉狭窄。

（3）重复插管尝试：多次失败的插管尝试增加了喉部损伤的风险，特别是在急诊或抢救情况下。

2. 气管导管的大小和类型

（1）导管直径过大：使用过大直径的导管可能增加喉部组织的压力，导致机械性损伤。

（2）硬质导管：硬质导管或带有坚硬引导器的导管可能在插管过程中对喉部软组织造成更大的伤害。

3. 固定导管的位置不稳定

（1）导管移动：插管后导管位置不稳定或频繁移动可能导致喉部组织反复受损。

（2）导管气囊压力：过高的气囊压力可能对声带和喉部其他结构造成压迫和缺血性损伤。

4. 化学性损伤

（1）麻醉药物变态反应：某些患者可能对局部麻醉药物或消毒剂过敏，导致局部组织反应和水肿。

（2）消毒剂残留：消毒剂（如碘伏）残留在喉部组织上，可能引起化学性刺激和损伤。

5. 感染性损伤

（1）细菌感染：插管过程中或插管后，喉部细菌感染可能导致局部炎症和损伤。常见的病原体包括葡萄球菌、链球菌和厌氧菌。

（2）真菌感染：长期使用抗生素或免疫抑制剂的患者可能发生真菌感染，导致喉部组织的慢性炎症和损伤。

6. 解剖结构差异

（1）先天性喉部异常：如喉部狭窄、声带位置异常等，可能增加插管困难和损伤风险。

（2）喉部炎症或病变：已有的喉部炎症或病变（如喉炎、声带结节等）增加插管过程中损伤的可能性。

7. 年龄和体质

（1）儿童和老年人：儿童的喉部解剖结构较小且脆弱，老年人喉部组织萎缩，均容易受损伤。

（2）体质虚弱或病重患者：这些患者的组织修复能力较差，损伤后更易发生并发症。

二、临床表现

喉插管损伤的临床表现取决于损伤的类型、严重程度和患者个体差异，主要包括以下几种：

1. 呼吸道症状

（1）呼吸困难：气道狭窄或阻塞可能导致吸气性呼吸困难或呼气性呼吸困难，特别是在插管后拔管时出现。

（2）喘鸣：由于气道狭窄或阻塞，患者可能出现高音调的喘鸣声。

（3）气喘：气道不完全阻塞时，患者可能表现为呼吸急促、气喘吁吁。

2. 声音改变

（1）声音嘶哑：声带损伤或水肿可能导致声音嘶哑，严重时甚至失声。

（2）声音疲劳：长时间讲话后，声音变得疲劳和无力。

3. 吞咽困难

（1）吞咽痛：喉部炎症和损伤可能导致吞咽时的疼痛。

（2）吞咽困难：声带麻痹或喉部结构异常可能导致吞咽困难和误吸。

4. 喉部疼痛

喉部按压时出现压痛，常提示局部炎症或血肿。

5. 其他症状

（1）发热：如果存在感染，患者可能出现发热和全身不适。

（2）咳嗽和咯血：喉部损伤或炎症可能引起咳嗽和少量咯血。

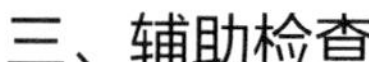

三、辅助检查

1. 喉镜检查

直接喉镜或纤维喉镜检查可以直观观察喉部结构，评估声带、会厌和喉腔的损伤情况，如水肿、血肿、声带撕裂和溃疡。

2. 影像学检查

（1）X 线检查：初步评估颈部骨折、气管移位和气胸等情况。

（2）CT 检查：提供详细的喉部和颈部结构图像，帮助评估软组织损伤、软骨骨折和气管损伤。

（3）MRI 检查：评估软组织损伤、神经损伤和血管病变。

3. 超声检查

（1）颈部超声：评估颈部软组织、血管和气管的完整性，特别是血肿和血管损伤。

（2）多普勒超声：评估血管损伤和血流情况，特别是颈动、静脉血管损伤。

4. 实验室检查

（1）血常规：评估患者的全身状态，监测出血和感染情况。

（2）感染指标（如 C 反应蛋白、红细胞沉降率等）：评估感染情况，特别是开放性创伤后监测感染风险。

（3）动脉血气分析：评估患者的呼吸功能和氧合状态，特别是怀疑呼吸衰竭时。

四、鉴别诊断

1. 喉炎

喉部感染或炎症导致的声音嘶哑和咽喉痛，通过喉镜检查可以鉴别。

2. 喉部异物

异物引起的呼吸困难和咳嗽，通过喉镜检查和影像学检查可以发现异物。

3. 喉癌

恶性肿瘤导致的声音嘶哑、咽喉疼痛和咯血，通过喉镜检查和活检可以确诊。

4. 声带麻痹

神经损伤导致的声带运动障碍，通过喉镜检查和声带运动测试可以鉴别。

5. 反流性食管炎

胃酸反流引起的咽喉灼热感和慢性刺激症状，通过食管 pH 监测和胃镜检查可以鉴别。

五、治疗措施

1. 保守治疗

（1）局部治疗：使用喉部喷雾或漱口液，保持喉部湿润，促进愈合。

（2）药物治疗：使用抗生素预防或治疗感染，使用类固醇皮质激素减轻喉部水肿和炎症，使用镇痛药缓解疼痛。

（3）支持治疗：吸氧、雾化吸入等，改善呼吸功能。

2. 手术治疗

（1）血肿引流：对于大血肿引起的呼吸困难或疼痛，需要手术引流。

（2）软骨复位：对于严重的软骨骨折或移位，需要手术复位。

（3）气管切开术：在严重的气道阻塞情况下，需要进行紧急气管切开术，以确保气道通畅。

3. 气道管理

（1）气管插管：在呼吸困难或气道狭窄严重的情况下，可以暂时性再次进行气管插管，以保持气道通畅。

（2）机械通气：对于呼吸衰竭的患者，需要机械通气支持。

4. 康复治疗

（1）言语治疗：对于声带损伤或麻痹导致的声音嘶哑，言语治疗可以帮助恢复声带功能。

（2）吞咽康复训练：对于吞咽困难的患者，吞咽康复训练可以改善吞咽功能，减少误吸的风险。

六、预防

1. 选择合适的导管

使用合适尺寸和柔软度的导管，尽量避免使用过大或过硬的导管。定期检查和调整导管气囊压力，确保在安全范围内。

2. 提高插管技术

培训和模拟训练，提高医疗人员的插管技术和经验。尽量减少插管尝试次数，使用辅助工具（如视频喉镜）提高插管成功率。

3. 保持导管稳定

正确固定导管位置，避免导管移动引起的组织损伤。定期检查导管位置和气囊压力，确保导管固定良好。

4. 严格无菌操作

在插管和护理过程中严格遵循无菌操作原则，减少感染风险。使用合适的消毒剂和麻醉药物，避免化学性损伤。

5. 监测和管理

对高风险患者进行密切监测，及时发现和处理插管相关并发症。适时更换导管，避免长期使用同一导管导致的组织损伤。

七、预后

喉插管损伤的预后取决于损伤的严重程度、治疗的及时性以及患者的整体健康状况。大多数轻度喉插管损伤经过适当治疗可以完全康复，但严重损伤可能导致长期的气道狭窄、声音改变或吞咽困难。早期诊断和积极治疗是改善预后的关键。

第二十七章 喉的急性炎症性疾病

第一节　急性会厌炎

急性会厌炎是一种严重的上呼吸道感染性疾病，主要影响会厌及其周围组织。会厌位于喉部入口处，其炎症和肿胀可能迅速导致呼吸道阻塞，需紧急处理。

一、病因

1. 感染

急性会厌炎的病因主要为感染，特别是细菌感染。常见的致病菌包括：

（1）流感嗜血杆菌：是最常见的病原体，特别是 B 型流感嗜血杆菌。

（2）链球菌：包括溶血性链球菌（如甲型溶血性链球菌、乙型溶血性链球菌）和丙型溶血性链球菌。

（3）金黄色葡萄球菌：包括耐甲氧西林金黄色葡萄球菌。

（4）其他细菌：如莫拉菌、大肠埃希菌等。

2. 其他

（1）创伤：如机械性损伤、烧伤、化学性损伤。

（2）变态反应：对药物、食物或其他变应原的反应。

（3）吸入刺激物：如烟雾、化学气体吸入刺激会厌。

二、临床表现

1. 发热

通常高热，体温可达 39 ～ 40℃。

2. 咽喉剧痛

患者感到剧烈的咽喉痛，尤其在吞咽时加重，患者常拒绝吞咽。

3. 流涎

由于疼痛和吞咽困难，患者常有明显的流涎。

4. 声音改变

声音嘶哑或失声，声音含糊不清。

5. 呼吸困难

随着病情加重，会厌肿胀导致气道阻塞，患者出现呼吸困难，甚至窒息。

6. 姿势变化

为减轻呼吸困难，患者常采取前倾坐位。

7. 全身症状

全身症状包括乏力、食欲下降、头痛等。

三、辅助检查

1. 喉镜检查

通过纤维喉镜或直接喉镜观察，可以发现会厌红肿、充血，甚至出现脓液。这是诊断急性会厌炎的重要方法。

2. 影像学检查

颈部侧位X线检查可以显示会厌的肿胀，典型表现为“拇指征”，即会厌肿胀呈拇指状。

3. 实验室检查

（1）血常规：白细胞计数升高，中性粒细胞增多，提示感染。

（2）血培养：用于确定致病菌及其敏感性，以指导抗生素治疗。

（3）咽喉分泌物培养：同样用于明确病原菌。

四、鉴别诊断

1. 急性喉炎

多见于儿童，病因常为病毒感染，症状较急性会厌炎轻，喉部检查无明显会厌肿胀。

2. 急性咽炎

多为病毒感染，主要表现为咽痛，但无显著的呼吸困难和会厌肿胀。

3. 急性扁桃体炎

扁桃体红肿、化脓，患者有咽痛和发热，但通常无严重的呼吸困难。

4. 急性喉气管支气管炎

通常为病毒感染，症状包括咳嗽、声音嘶哑和喘息，X线检查无会厌肿胀。

5. 异物吸入

突然发生的呼吸困难，多有明确的异物吸入史，通过影像学检查可发现异物。

五、治疗

急性会厌炎是一种危及生命的急症，需迅速处理。治疗包括：

1. 保持气道通畅

这是治疗的首要任务。对于轻症患者，可密切观察；对出现呼吸困难者，需紧急进行气管插管或气管切开以保持气道通畅。

2. 抗感染治疗

根据血培养和咽喉分泌物培养结果选择敏感的抗生素。常用的抗生素包括第三代头孢菌素（如头孢曲松）、青霉素类（如阿莫西林 - 克拉维酸）等。

3. 抗炎治疗

使用糖皮质激素（如地塞米松）以减轻炎症和水肿，改善呼吸道通畅。

4. 支持治疗

支持治疗包括补液、退热、镇痛等。对于不能口服者，可给予静脉输液。

5. 氧疗

对于有低氧血症的患者，可给予鼻导管吸氧或面罩吸氧。

六、预后

急性会厌炎若能及时诊断和正确治疗，预后较好。大多数患者在治疗后可完全恢复，不留后遗症。但若未能及时处理，可能导致严重的气道阻塞，甚至死亡。因此，早期识别和紧急处理对预后至关重要。

七、预防

1. 疫苗接种

接种B型流感嗜血杆菌疫苗是预防由流感嗜血杆菌引起的急性会厌炎的重要措施。建议儿童按时接种B型流感嗜血杆菌疫苗。

2. 避免诱因

减少吸入烟雾、化学气体等刺激性物质，避免喉部创伤及接触变应原。

3. 加强卫生教育

保持良好的个人卫生习惯，避免交叉感染，特别是在流感季节，注意手部清洁和卫生。

4. 提高免疫力

通过合理饮食、适当运动、充足睡眠等措施，提高机体免疫力，减少感染的风险。

5. 及时治疗上呼吸道感染

对于感冒、咽炎等上呼吸道感染，应及早治疗，避免病情加重或继发细菌感染。

第二节　急性喉炎

急性喉炎是喉黏膜的急性卡他性炎症，常发生于感冒之后，先为病毒感染，后继发细菌感染。用声过度或吸入有害气体、粉尘或烟酒过度等均可致本病。

一、病因

1. 感染

感染多发于感冒后，先有病毒感染，后继发细菌感染。

2. 职业因素

过多吸入生产性粉尘、有害气体（如氯、氨、硫酸、硝酸、毒气等），亦可引起喉部黏膜的急性炎症。使用嗓音较多的教师、演员、售票员等，如发声不当或使用声带过度，声带急性炎症的发病率较高。

3. 外伤

异物、检查器械等操作损伤喉部黏膜，也可继发急性喉炎。

4. 诱发因素

烟酒过多、受凉、疲劳致机体抵抗力降低时，易诱发本病。

二、病理生理

初期为黏膜血管充血，有多形核白细胞浸润，组织内渗出液积聚成水肿。晚期由于炎症继续发展，渗出液可变成脓性分泌物或结成伪膜。上皮有损伤和脱落，也可形成溃疡。炎症消退后上述病理变化可恢复正常。若未得到及时治疗，则有淋巴细胞及浆细胞浸润，逐渐形成纤维变化，变成永久性病变，且其范围不仅限于黏膜层，也能侵及喉内肌层。

三、临床表现

1. 声音嘶哑

声音嘶哑是急性喉炎的主要症状，多突然发病。轻者发声时音质失去圆润和清亮，音调变低、变粗；重者发声嘶哑，甚至仅能耳语或完全失声。

2. 喉部疼痛

患者喉部及气管前部有轻微疼痛，发声时喉痛加重，喉部有不适感、干燥、异物感。

3. 喉分泌物增多

常有咳嗽，起初干咳无痰，呈痉挛性，咳嗽时喉痛，常在夜间咳嗽加剧。晚期则有黏脓性分泌物，因较稠厚，常不易咳出，黏附于声带表面而加重声音嘶哑。

4. 全身症状较轻

重者可有畏寒、发热、疲倦、食欲下降等症状。

5. 其他

因急性喉炎多为急性鼻炎或急性咽炎的下行感染，故常有鼻部、咽部相应的炎性症状。

四、辅助检查

间接喉镜检查可见喉部黏膜弥漫性充血、肿胀，声带亦呈红色，有时可见声带有黏膜下出血。声带边缘肿胀而变厚，两端较窄，呈梭形，发声时不能闭紧，其表面常附有黏稠分泌物。室带、杓状会厌襞也显著充血肿胀。

五、诊断与鉴别诊断

根据患者症状结合喉镜所见，可作出诊断，但须注意与特异性感染如梅毒、结核进行鉴别。

六、治疗

1. 控制用声

尽量少讲话，使声带休息。

2. 超声雾化吸入

常用雾化药液为庆大霉素和地塞米松。也可在热水内加入薄荷、复方安息香酊等药

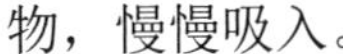

物，慢慢吸入。

3. **全身治疗**

如病情较重，有细菌感染时可全身应用抗生素和糖皮质激素。

4. **中药**

中药对急性喉炎有一定的疗效。

5. **其他**

积极治疗急性喉炎是防止其转为慢性的关键。

第三节　小儿急性喉气管支气管炎

小儿急性喉气管支气管炎是一种累及喉、气管及支气管黏膜的急性弥漫性炎症，多见于 3 岁以下的男童，常在病毒感染的基础上继发细菌感染。本病开始有上呼吸道感染症状，继而声哑，痰稠不易咳出，出现吸气性呼吸困难，多数有中热至高热，全身中毒症状明显。治疗包括吸氧、消旋肾上腺素雾化吸入。

一、病因

急性喉气管支气管炎主要由病毒感染引起，这些病毒通过空气飞沫传播，感染上呼吸道后引起黏膜充血、水肿和分泌物增加，可导致气道狭窄和阻塞。

1. **副流感病毒**

是最常见的致病病毒，占大多数。

2. **流感病毒**

特别是甲型流感病毒。

3. **其他**

其他常见导致本病的病毒有：呼吸道合胞病毒，腺病毒，冠状病毒。

二、临床表现

小儿急性喉气管支气管炎的临床表现通常在感染后数天内迅速发展，主要包括：

1. **咳嗽**

典型的“犬吠样”咳嗽，声音粗哑而刺耳。

2. **声音嘶哑**

声带和喉部的炎症，导致声音嘶哑甚至失声。

3. **吸气性喘鸣**

吸气时发出的高音调、尖锐的喘鸣声，尤其在夜间和哭泣时加重。

4. **呼吸困难**

由于喉部和气管的狭窄，表现为吸气费力、呼吸急促。

5. **发热**

多数患儿有低热或中度发热，少数患儿可能出现高热。

6. 烦躁不安

由于呼吸困难，患儿可能表现出烦躁不安、哭闹不止。

三、辅助检查

1. 体格检查

通过视诊和触诊评估患儿的呼吸状况、喉部和气管的狭窄程度。使用听诊器听取患儿的呼吸音，特别是吸气性喘鸣和粗糙的呼吸音。

2. X 线检查

颈部和胸部 X 线检查可以帮助确认气管的狭窄程度和排除其他可能的病因。典型的 X 线表现为气管上部狭窄，形成“尖塔征”。

3. 实验室检查

（1）血常规：评估感染的严重程度和炎症反应。多数患者白细胞计数正常或轻度升高。

（2）病毒检测：鼻咽拭子或咽拭子取样进行病毒核酸检测或病毒抗原检测，确定病原体。

四、鉴别诊断

1. 急性会厌炎

（1）病因：多由细菌感染（如流感嗜血杆菌）引起。

（2）临床表现：突然发热、严重咽痛、吞咽困难、流涎、声音改变和呼吸困难。

（3）鉴别要点：急性会厌炎病情进展迅速，症状比急性喉气管支气管炎更严重。通过喉镜检查可以看到红肿、充血的会厌。

2. 喉部异物

（1）病因：异物吸入引起。

（2）临床表现：突然出现的咳嗽、喘鸣、呼吸困难，可能伴有窒息。

（3）鉴别要点：病史提示异物吸入，X 线检查和支气管镜检查可以帮助确诊。

3. 哮喘急性发作

（1）病因：变应原或感染引起的气道炎症和痉挛。

（2）临床表现：喘鸣、呼吸困难、胸闷、咳嗽。

（3）鉴别要点：哮喘患儿通常有变态反应史或哮喘病史，支气管舒张剂治疗有效。

4. 急性细菌性支气管炎

（1）病因：细菌感染（如金黄色葡萄球菌）引起。

（2）临床表现：高热、咳嗽、呼吸困难，伴有脓性分泌物。

（3）鉴别要点：通过痰液培养和血液检测可以鉴别感染的致病菌。

五、治疗措施

小儿急性喉气管支气管炎的治疗主要是对症治疗和支持治疗，严重者可能需要住院治疗。

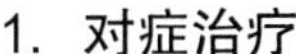

1. 对症治疗

（1）吸氧：对于呼吸困难的患儿，应给予吸氧治疗，以提高血氧饱和度。

（2）雾化吸入：使用肾上腺素或布地奈德进行雾化吸入，减轻喉部和气管的水肿，改善呼吸道通畅。

（3）糖皮质激素：如地塞米松，口服或肌内注射，有助于减轻炎症和水肿，改善症状。

2. 支持治疗

（1）保持空气湿润：使用加湿器或蒸汽浴，保持室内空气湿润，有助于减轻喉部干燥和刺激。

（2）补充液体：确保患儿摄入足够的液体，以防止脱水。

（3）退热药物：如对乙酰氨基酚或布洛芬，可以退热。

3. 严重患者的处理

（1）住院治疗：对于症状严重、呼吸困难明显或有并发症的患儿，应考虑住院治疗，密切监测生命体征和病情变化。

（2）气管插管或气管切开：在极少数情况下，如果患儿的气道完全阻塞，可能需要紧急进行气管插管或气管切开术以确保气道通畅。

4. 抗病毒治疗

在流感季节，对于确诊为流感病毒感染的患儿，可以考虑使用抗病毒药物（如奥司他韦）治疗。

六、预后

大多数小儿急性喉气管支气管炎的患者预后良好，经过适当治疗后症状通常在数天内缓解。少数严重患者可能需要住院治疗，极少数患儿可能出现并发症，如继发性细菌感染或气道狭窄。及时治疗和正确管理是改善预后的关键。

七、预防

预防小儿急性喉气管支气管炎的关键在于减少病毒感染的风险，包括：勤洗手，避免接触呼吸道感染患者。通过合理的饮食、充足的睡眠和适当的运动增强小儿的免疫力。

第二十八章

喉的慢性炎症性疾病

第一节　慢性喉炎

慢性喉炎是指喉黏膜的慢性炎症，其原因可与反复或持续对喉部的刺激有关，如急性喉炎反复发作，鼻、鼻窦及咽部炎症，用声过度，长期吸入有害气体和粉尘，烟酒过度等。喉黏膜长期慢性炎症，可产生慢性充血、肿胀、黏膜肥厚等病变。因病变程度不同，可分为慢性单纯性喉炎、慢性肥厚性喉炎和慢性萎缩性喉炎。

一、病因

1. 感染性因素

（1）细菌感染：慢性喉炎可以由慢性细菌感染引起，常见的致病菌包括金黄色葡萄球菌、链球菌、肺炎链球菌等。

（2）病毒感染：如流感病毒、腺病毒、呼吸道合胞病毒等，如果处理不当，可能导致急性喉炎转变为慢性喉炎。

（3）真菌感染：特别是在免疫功能低下的患者中，真菌感染（如念珠菌）也可能导致慢性喉炎。

2. 环境因素

（1）空气污染：长期暴露于污染的空气中，如工业废气、烟雾、化学物质等，容易刺激喉部黏膜，引起慢性炎症。

（2）吸烟：是慢性喉炎的主要危险因素之一。烟雾中的有害化学物质可直接刺激喉部黏膜，导致炎症和组织损伤。

（3）职业暴露：某些职业如歌唱家、教师、工厂工人等，长期使用嗓子或暴露于粉尘、化学物质中，容易导致慢性喉炎。

3. 生活方式

（1）过度用声：长期过度用声，如大声说话、喊叫、唱歌等，会导致声带疲劳和损伤，进而引起慢性喉炎。

（2）不良饮食习惯：饮用过热、过冷或刺激性的食物和饮料，如辣椒、酒精、咖啡等，容易刺激喉部，引起慢性炎症。

（3）口腔卫生差：口腔卫生不良容易引起牙龈炎、牙周炎等口腔感染，细菌容易通过口咽部扩散到喉部，引起慢性喉炎。

4. 胃食管反流

胃食管反流是慢性喉炎的重要病因之一。胃酸反流进入食管和咽喉部，刺激喉部黏膜，引起慢性炎症和损伤。这种情况在夜间或平卧时尤为严重。

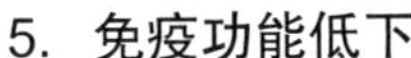

5. 免疫功能低下

免疫功能低下的患者，如糖尿病患者、长期使用免疫抑制剂或激素的患者，更容易发生慢性喉炎。这类患者对感染的抵抗力较差，容易发生反复感染，导致喉部慢性炎症。

6. 全身性疾病

（1）变应性疾病：如变应性鼻炎、哮喘等，容易引起喉部黏膜的变态反应和炎症，进而导致慢性喉炎。

（2）内分泌失调：如甲状腺功能减退、绝经期妇女的激素水平变化等，可能影响喉部黏膜，导致慢性炎症。

7. 解剖因素

（1）鼻中隔偏曲：鼻中隔偏曲、鼻息肉等鼻腔疾病，容易引起鼻腔阻塞，导致患者用口呼吸，干燥的空气直接进入喉部，刺激喉部黏膜，引起慢性炎症。

（2）喉部结构异常：如喉软骨发育异常、声带小结等，可能导致喉部功能异常，容易引起慢性喉炎。

8. 心理因素

长期的精神压力、焦虑、抑郁等心理因素可能导致机体免疫功能下降，增加慢性喉炎的发生风险。此外，精神压力和情绪波动也可能引起胃酸反流，加重喉部炎症。

二、临床表现

1. 声音嘶哑

声音嘶哑是本病的主要症状，声音嘶哑程度可轻重不等。有些患者晨起时发声尚正常，但讲话多时会出现声音嘶哑；有的患者晨起时声音嘶哑较重，讲一段时间话后或喉部分泌物咳出后声音嘶哑反而减轻。大多数患者休声一段时间后声音嘶哑缓解，但讲话多时声音嘶哑又加重。

2. 喉部不适

喉部不适、干燥感，有的患者讲话多了可伴有喉痛。

3. 喉部分泌物增加

有的患者喉部分泌物增加，形成黏痰，讲话时感费力，须咳出后讲话才感轻松。

三、辅助检查

辅助检查主要是喉镜检查，不同类型的慢性喉炎喉镜检查的结果不同。

1. 慢性单纯性喉炎

慢性单纯性喉炎喉镜检查可见喉黏膜弥漫充血，有时有轻度肿胀，声带由白色变为粉红色，边缘变钝。声带表面有时可见黏痰，并在两侧声带之间形成黏液丝。

2. 慢性肥厚性喉炎

慢性肥厚性喉炎喉镜检查多见室带肥厚，肥厚的室带可遮盖部分声带，或两侧室带前部互相靠在一起，以致间接喉镜下看不到声带前部。声带肥厚、边缘变钝，严重者两侧声带前部互相靠在一起，声门不能完全打开。

3. 慢性萎缩性喉炎

慢性萎缩性喉炎患者喉镜检查可见喉黏膜变薄、干燥，严重者喉黏膜表面有痂皮形成，声门闭合时有梭形裂隙。

四、诊断

根据病史、临床表现及检查结果即可诊断本病。

五、鉴别诊断

1. 喉癌

喉癌常表现为持续的声音嘶哑、喉痛、吞咽困难、咯血、体重下降等。喉癌的症状通常逐渐加重，且伴随全身性症状。通过喉镜检查可以看到不规则的肿块或溃疡，活检是确诊的金标准。

2. 声带息肉和声带小结

声带息肉和声带小结主要表现为声音嘶哑、声音疲劳和喉部异物感。声带息肉通常为单侧光滑的突起，而声带小结多为双侧对称性的小结。喉镜检查可以清楚地看到声带上的增生物，明确诊断。

3. 胃食管反流

胃食管反流可导致喉部灼热感、声音嘶哑、咳嗽、咽喉有异物感和咽喉疼痛。本病的症状多在夜间或平卧时加重，常伴有反酸和胃灼热。24 小时食管 pH 监测和胃镜检查有助于确诊。

4. 声带麻痹

声带麻痹表现为声音嘶哑、呼吸困难、吞咽困难、误吸等。声带麻痹通常表现为一侧声带活动受限或完全不动。通过喉镜检查可以观察到声带运动异常，神经功能检查和影像学检查（如颈部 CT 检查或 MRI 检查）有助于确定病因。

5. 喉结核

喉结核表现为持续的声音嘶哑、喉痛、吞咽困难、咯血、体重减轻等，症状类似喉癌。患者可能有肺结核病史或结核患者接触史。喉镜检查可见喉部溃疡和肉芽肿，结核菌素试验和痰液结核菌培养有助于确诊。

6. 喉乳头状瘤

喉乳头状瘤表现为声音嘶哑、喉部异物感、咳嗽等，症状逐渐加重。喉乳头状瘤在喉镜下呈乳头状或菜花样外观，活检可帮助确诊。

7. 喉白斑病

喉白斑病表现为声音嘶哑、喉部异物感、咳嗽等，常为潜在癌前病变。喉镜检查可见声带上的白色斑块，活检可以帮助区分良性病变和癌前病变或早期肿瘤。

8. 喉部创伤

喉部外伤后出现声音嘶哑、喉部疼痛、吞咽困难、呼吸困难。患者有明确的喉部创伤史，喉镜检查和影像学检查（如 CT 检查或 MRI 检查）可以评估喉部结构损伤。

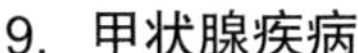

9. 甲状腺疾病

甲状腺肿大、甲状腺功能亢进症或甲状腺功能减退症可能导致声音嘶哑、喉部不适、吞咽困难。通过甲状腺功能检测和颈部超声检查可以确定甲状腺疾病的存在。

六、治疗

1. 祛除病因

如避免长时间、过度用声，戒除烟酒，改善工作环境，避免在粉尘环境中工作，积极治疗鼻腔、鼻窦的慢性炎症，解除鼻阻塞，控制咽部及下呼吸道的感染。

2. 雾化吸入

可用抗生素及糖皮质激素类药物进行雾化吸入，如用庆大霉素注射剂和地塞米松注射剂。

第二节　声带小结

声带小结俗称歌唱者小结或教师小结，是一种良性声带病变，常见于长期过度用声或发声不当的人群。声带小结主要表现为声音嘶哑和声音疲劳，常见于教师、歌唱者、销售人员等需要频繁用声职业的人群。

一、病因

声带小结的主要病因是长期的机械性损伤和声带过度使用，具体原因包括：

1. 过度用声

长期大声说话、喊叫、唱歌或持续讲话会对声带产生机械性损伤，导致声带黏膜下的微小血管破裂、出血，进而形成小结。

2. 发声不当

不正确的发声技巧，如用力过度、声带紧张、缺乏发声休息等，容易导致声带小结的形成。

3. 职业因素

某些职业，如教师、歌唱者、演员、销售人员、律师等，需要频繁用声，这些人群是声带小结的高发群体。

4. 环境因素

环境噪声大，需要提高音量说话，会增加声带的负担，长期处于这种环境中容易形成声带小结。

5. 呼吸道感染

反复的上呼吸道感染可能导致声带黏膜的慢性炎症，增加声带小结的发生风险。

6. 其他因素

吸烟、饮酒、胃食管反流等因素可能加重声带的炎症和损伤，增加声带小结的发生概率。

二、临床表现

1. 声音嘶哑

声音嘶哑是声带小结最常见的症状，通常表现为声音沙哑、音调不稳。随着小结的增大，声音嘶哑的程度也会加重。

2. 声音疲劳

患者在长时间讲话或唱歌后会感到声音疲劳，声音变得嘶哑，甚至失声。

3. 频繁清嗓

由于声带小结引起声带的异常振动，患者可能会频繁地感觉咽喉不适，产生清嗓的动作。

4. 喉部不适

患者可能感到喉部有异物感、干燥感或轻微疼痛，特别是在用声后加重。

三、辅助检查

1. 喉镜检查

直接或间接喉镜检查可以直观地观察声带的状态，看到对称分布在声带前中 1/3 交界处的小结，通常呈白色或灰白色的结节状隆起。

2. 声音分析

通过专业的声音分析设备，可以评估声带振动的情况、声音的频率、音量和音质等，帮助确定声音异常的程度和性质。

3. 超声检查

在某些情况下，颈部超声检查可以提供声带小结的更多解剖学信息，帮助评估小结的大小和形态。

四、鉴别诊断

1. 声带息肉

声带息肉常表现为声音嘶哑、声音疲劳和喉部异物感，症状与声带小结相似。声带息肉通常为单侧光滑的突起，通过喉镜检查可以看到与声带小结的形态不同。

2. 声带囊肿

临床表现为声音嘶哑、声音疲劳、喉部不适，症状与声带小结相似。声带囊肿通常为单侧，喉镜检查可见声带内的囊性突起，病理活检可确诊。

3. 声带白斑

临床表现为声音嘶哑、喉部不适，常为潜在癌前病变。喉镜检查可见声带上的白色斑块，活检可以帮助区分良性病变和癌前病变或早期肿瘤。

4. 喉癌

临床表现为持续的声音嘶哑、喉痛、吞咽困难、咯血、体重下降等。喉癌的症状通常逐渐加重，通过喉镜检查可以看到不规则的肿块或溃疡，活检是确诊的金标准。

5. 反流性咽喉炎

临床表现为喉部灼热感、声音嘶哑、咳嗽、咽喉有异物感，以及咽喉疼痛。反流性咽

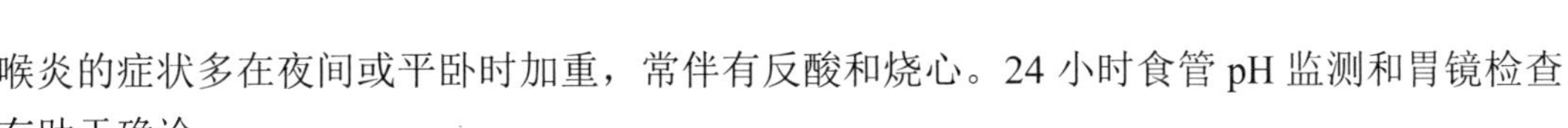

喉炎的症状多在夜间或平卧时加重，常伴有反酸和烧心。24 小时食管 pH 监测和胃镜检查有助于确诊。

五、治疗

声带小结的治疗主要包括非手术治疗和手术治疗两大类。

1. 非手术治疗

（1）言语治疗：通过专业的语音治疗，纠正不当的发声技巧，减少声带的负担，促进小结的吸收和消退。语音治疗是声带小结的主要治疗方法之一，尤其对早期和轻度声带小结效果显著。

（2）声带休息：避免过度用声和发声过度，保证声带有充足的休息，有助于声带小结的恢复。

（3）药物治疗：对于伴有喉部炎症的患者，可以使用抗炎药物和局部用药，如吸入糖皮质激素，减轻喉部炎症和水肿，缓解症状。

（4）生活方式调整：戒烟限酒，避免刺激性食物，保持良好的口腔卫生，减少对喉部的刺激。

2. 手术治疗

对于非手术治疗无效或症状严重的患者，可以考虑手术治疗。

（1）显微喉镜手术：在显微镜下进行声带小结切除术，通过显微喉镜和微型手术器械，精准切除声带小结，保护正常声带组织。

（2）激光手术：使用二氧化碳激光或脉冲染料激光进行小结切除，具有创伤小、恢复快的优点。

（3）冷冻治疗：通过低温冷冻小结，使其坏死脱落，适用于难以切除的小结。

六、预后和康复

声带小结的患者经过适当治疗后，预后良好。大多数患者通过语音治疗和生活方式调整可以完全康复。手术治疗后也需要进行言语康复训练，避免复发。

1. 言语康复训练

手术后进行语音康复训练，纠正不当的发声技巧，养成良好的用声习惯，减少声带的负担。

2. 定期随访

定期随访，监测声带的恢复情况，及时发现和处理可能的复发和并发症。

第三节　声带息肉

声带息肉是一种常见的良性声带病变，通常表现为声带上的单侧或双侧肿物，影响声带的振动，导致声音嘶哑和其他发声障碍。声带息肉多见于长期用声过度或发声不当的人群，如教师、歌唱者和演讲者等。

一、病因

1. 过度用声

长期用声过度是导致声带息肉形成的主要原因。频繁地大声说话、喊叫或唱歌会对声带造成持续的机械性损伤，导致声带黏膜下的小血管破裂、出血和炎症，进而形成息肉。

2. 发声不当

不正确的发声技巧，如用力过度、声带紧张和缺乏发声休息，容易导致声带息肉的形成。这种情况在专业歌手、演员和教师中尤为常见。

3. 上呼吸道感染

反复的上呼吸道感染，如喉炎、咽炎等，会导致声带的慢性炎症，增加声带息肉的发生风险。

4. 吸烟和饮酒

吸烟和饮酒是声带息肉的危险因素。烟草中的有害物质和酒精对声带黏膜有直接的刺激作用，容易引发炎症和组织增生。

5. 胃食管反流

胃食管反流可以导致胃酸反流进入食管和喉部，刺激声带黏膜，引起慢性炎症和息肉形成。

6. 环境因素

长期暴露于高噪声环境中，需要提高音量说话，增加了声带的负担，容易形成声带息肉。

二、临床表现

1. 声音嘶哑

声音嘶哑是声带息肉最常见的症状，通常表现为声音粗糙、沙哑、音调不稳。随着声带息肉的增大，声音嘶哑的程度也会加重。

2. 声音疲劳

患者在长时间讲话或唱歌后会感到声音疲劳，声音变得更为嘶哑，甚至失声。

3. 频繁清嗓

由于声带息肉引起声带的异常振动，患者可能会频繁地感觉咽喉不适，产生清嗓的动作。

4. 喉部不适

患者可能感到喉部有异物感、干燥感或轻微疼痛，特别是在用声后加重。

三、辅助检查

1. 喉镜检查

直接或间接喉镜检查可以直观地观察声带的状态，看到单侧或双侧的息肉，通常呈光滑或略带颗粒状的肿物。

2. 声音分析

通过专业的声音分析设备，可以评估声带振动的情况、声音的频率、音量和音质等，

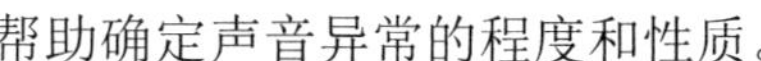

帮助确定声音异常的程度和性质。

3. 超声检查

在某些情况下，颈部超声检查可以提供声带息肉的更多解剖学信息，帮助评估息肉的大小和形态。

四、鉴别诊断

1. 声带小结

声带小结常表现为声音嘶哑、声音疲劳和喉部异物感，症状与声带息肉相似。声带小结通常为双侧对称性的小隆起，而声带息肉通常为单侧，喉镜检查可以明确区分。

2. 声带囊肿

声带囊肿多表现为声音嘶哑、声音疲劳、喉部不适，症状与声带息肉相似。声带囊肿通常为单侧，喉镜检查可见声带内的囊性突起，病理活检可确诊。

3. 声带白斑

声带白斑的症状有声音嘶哑、喉部不适，常为潜在癌前病变。喉镜检查可见声带上的白色斑块，活检可以帮助区分良性病变和癌前病变或早期癌变。

4. 喉癌

喉癌可表现为持续的声音嘶哑、喉痛、吞咽困难、咯血、体重下降等。喉癌的症状通常逐渐加重，通过喉镜检查可以看到不规则的肿块或溃疡，活检是确诊的金标准。

5. 反流性咽喉炎

反流性咽喉炎可表现为喉部灼热感，声音嘶哑，咳嗽，咽喉有异物感，以及咽喉疼痛。反流性咽喉炎的症状多在夜间或平卧时加重，常伴有反酸和烧心。24 小时食管 pH 监测和胃镜检查有助于确诊。

五、治疗

1. 非手术治疗

（1）言语治疗：通过专业的言语治疗，纠正不当的发声技巧，减少声带的负担，促进息肉的吸收和消退。语音治疗是声带息肉的主要治疗方法之一，尤其对早期和轻度息肉效果显著。

（2）声带休息：避免过度用声和发声过度，保证声带有充足的休息，有助于息肉的恢复。

（3）药物治疗：对于伴有喉部炎症的患者，可以使用抗炎药物和局部用药，如吸入糖皮质激素类药物，减轻喉部炎症和水肿，缓解症状。

（4）生活方式调整：戒烟限酒，避免刺激性食物，保持良好的口腔卫生，减少对喉部的刺激。

2. 手术治疗

对于非手术治疗无效或症状严重的患者，可以考虑手术治疗。手术方式包括：

（1）显微喉镜手术：在显微镜下进行声带息肉切除术，通过显微喉镜和微型手术器械，精准切除声带息肉，保护正常声带组织。

（2）激光手术：使用二氧化碳激光或脉冲染料激光进行息肉切除，具有创伤小、恢复快的优点。

（3）冷冻治疗：通过低温冷冻息肉，使其坏死脱落，适用于某些难以切除的息肉。

六、预后和康复

声带息肉经过适当治疗后，预后良好。大多数患者通过言语治疗和生活方式调整可以完全康复。手术治疗后也需要进行言语康复训练，避免复发。

1. 言语康复训练

手术后进行言语康复训练，纠正不当的发声技巧，养成良好的用声习惯，减少声带的负担。

2. 定期随访

定期随访，监测声带的恢复情况，及时发现和处理可能的复发和并发症。

第四节 喉关节炎

喉关节炎是喉部关节的炎症，包括环杓关节和环甲关节的炎症。喉关节炎可以导致声音嘶哑、喉部疼痛和呼吸困难，通常由感染、外伤、过度使用喉部等多种因素引起。

一、病因

1. 感染性因素

（1）细菌感染：常见致病菌包括链球菌、葡萄球菌、肺炎链球菌等。感染可通过血行传播、淋巴途径或直接蔓延至喉关节，引起急性或慢性炎症。

（2）病毒感染：如流感病毒、副流感病毒、呼吸道合胞病毒等，可能通过上呼吸道感染引起喉部炎症，进而累及喉关节。

（3）真菌感染：免疫功能低下的患者，如长期使用免疫抑制剂或糖皮质激素类药物的患者，可能发生真菌感染引起喉关节炎。

2. 外伤和机械性损伤

喉部的外伤或机械性损伤如气管插管、喉镜检查、声带手术等，可能直接损伤喉关节，导致炎症。

3. 过度使用喉部

长期过度使用喉部如大声说话、喊叫、唱歌等，导致喉关节的机械性损伤和慢性炎症。

4. 自身免疫性疾病

如类风湿关节炎、系统性红斑狼疮等自身免疫性疾病，可引起全身性关节炎症，包括喉关节。

5. 其他因素

胃食管反流导致胃酸反流，刺激喉部和喉关节，引起慢性炎症。吸烟、饮酒等不健康

的生活方式也可增加喉关节炎的患病风险。

二、临床表现

1. 声音嘶哑

声音嘶哑是喉关节炎的主要症状，患者的声音可能变得沙哑，甚至完全失声。

2. 喉部疼痛

喉部疼痛，特别是在说话、吞咽或触摸喉部时加重，常见于急性喉关节炎。

3. 呼吸困难

由于喉关节炎引起的喉部水肿和气道狭窄，患者可能出现呼吸困难，严重时需要紧急处理。

4. 吞咽困难

喉部炎症和疼痛可能导致吞咽困难，患者在进食或饮水时感到不适或疼痛。

5. 其他症状

患者可能伴有发热、全身乏力、咳嗽等症状，特别是在感染性喉关节炎中。

三、辅助检查

1. 喉镜检查

通过直接喉镜或间接喉镜检查可以观察到喉部的炎症和肿胀情况，有助于评估声带和喉关节的状态。

2. 影像学检查

（1）X 线检查：可以初步评估喉部结构和关节的变化，但对软组织的显示能力有限。

（2）CT 检查：提供详细的喉部和颈部结构图像，帮助评估软组织损伤、关节炎症和骨质破坏。

（3）MRI 检查：对软组织显示更为清晰，可以详细评估喉关节的炎症、软骨损伤和周围组织的病变。

3. 实验室检查

（1）血常规：评估全身炎症和感染情况，白细胞计数和 C 反应蛋白常升高。

（2）细菌培养：喉部分泌物或血液培养可以帮助确定感染的病原体。

（3）免疫学检查：评估自身免疫性疾病，如类风湿因子、抗核抗体等。

四、鉴别诊断

1. 急性喉炎

急性喉炎的主要表现为声音嘶哑、咽喉痛、咳嗽、发热等，症状与喉关节炎相似。急性喉炎主要累及喉黏膜，而喉关节炎主要累及喉部关节。喉镜检查和影像学检查可以帮助区分。

2. 喉癌

喉癌的主要表现有持续的声音嘶哑、喉痛、吞咽困难、咯血、体重减轻等。喉癌的症

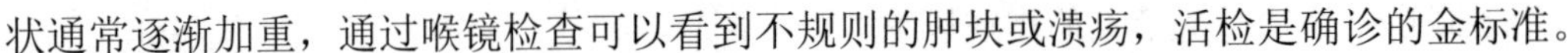

状通常逐渐加重，通过喉镜检查可以看到不规则的肿块或溃疡，活检是确诊的金标准。

3. 声带麻痹

声带麻痹的主要表现有声音嘶哑、呼吸困难、吞咽困难、误吸等，症状与喉关节炎相似。声带麻痹通常为一侧声带活动受限或完全不动。通过喉镜检查可以观察到声带运动异常，神经功能检查和影像学检查（如颈部 CT 检查或 MRI 检查）有助于确定病因。

4. 反流性咽喉炎

反流性咽喉炎的表现有喉部灼热感、声音嘶哑、咳嗽、咽喉有异物感和咽喉疼痛。反流性咽喉炎的症状多在夜间或平卧时加重，常伴有反酸和烧心。24 小时食管 pH 监测和胃镜检查有助于确诊。

5. 喉结核

喉结核的常见表现有声音嘶哑、喉痛、吞咽困难、咯血、体重减轻等，症状类似喉癌。患者可能有肺结核病史或结核接触史。喉镜检查可见喉部溃疡和肉芽肿，结核菌素试验和痰液结核菌培养有助于确诊。

五、治疗

喉关节炎的治疗主要包括药物治疗、支持治疗和手术治疗，具体治疗措施如下：

1. 药物治疗

（1）抗感染治疗：对于细菌性喉关节炎，使用广谱抗生素如青霉素、头孢菌素类药物。对于真菌感染，使用抗真菌药物如氟康唑。

（2）抗炎治疗：使用非甾体抗炎药如布洛芬、萘普生，减轻炎症和疼痛。对于严重的炎症，可以短期使用糖皮质激素如泼尼松。

（3）免疫抑制治疗：对于自身免疫性喉关节炎，如类风湿关节炎相关的喉关节炎，使用免疫抑制剂如甲氨蝶呤、环磷酰胺。

（4）胃食管反流的治疗：对于胃食管反流导致的喉关节炎，使用质子泵抑制剂如奥美拉唑，减少胃酸分泌，保护喉部黏膜。

2. 支持治疗

（1）声带休息：避免过度用声和发声过度，使声带有充足的休息，有助于减轻喉部炎症和疼痛。

（2）局部治疗：使用喉部喷雾或含片，减轻喉部的不适感和炎症反应。

（3）生活方式调整：戒烟限酒，避免刺激性食物，保持良好的口腔卫生，减少对喉部的刺激。

3. 手术治疗

对于药物治疗无效或症状严重的患者，可以考虑手术治疗。

（1）关节冲洗和引流：对于有脓肿形成的喉关节炎，进行关节冲洗和引流，清除脓液和炎性分泌物。

（2）关节镜手术：在关节镜下进行关节冲洗、清创和松解术，适用于难治性或复杂的喉关节炎患者。

（3）关节切除术：对于严重的关节破坏和功能障碍，可能需要考虑进行喉关节切除

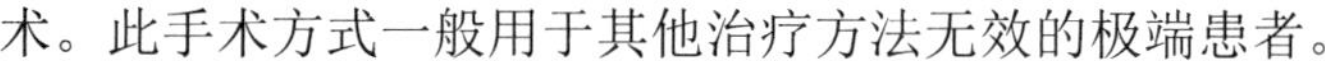

术。此手术方式一般用于其他治疗方法无效的极端患者。

六、预后和康复

喉关节炎的预后取决于病因、病情严重程度及治疗的及时性。大多数急性喉关节炎经过适当的治疗后可以完全恢复，而慢性喉关节炎可能需要长期治疗和管理。预后良好的关键在于早期诊断、及时治疗和患者的积极配合。治疗后也需要进行言语康复训练，避免复发。

1. 语音康复训练

手术后或病情稳定后，进行语音康复训练，纠正不当的发声技巧，养成良好的用声习惯，减少声带的负担。

2. 定期随访

定期随访，监测喉关节的恢复情况，及时发现和处理可能的复发和并发症。

七、预防

1. 避免过度用声

避免长期用声过度，特别是大声说话、喊叫或唱歌，给声带和喉关节足够的休息时间。

2. 发声技巧训练

接受专业的发声技巧训练，学会正确的发声方法，减少对声带和喉关节的损伤。

3. 预防感染

保持良好的口腔卫生，避免上呼吸道感染。一旦出现感染症状，应及时治疗，防止感染扩散至喉部。

4. 健康生活方式

戒烟限酒，避免刺激性食物，保持良好的生活习惯，增强免疫力，减少喉关节炎的发生风险。

5. 积极治疗胃食管反流

对于有胃食管反流的患者，应积极治疗，防止胃酸反流刺激喉部。

第五节　喉麻痹

喉麻痹是指支配喉的运动神经损害所引起的声带运动障碍。喉返神经支配除环甲肌以外的喉内肌。当其损害时，随病程进展依次出现外展肌麻痹、声带张肌麻痹、内收肌麻痹。喉上神经支配环甲肌，很少单独出现麻痹，可由中枢性或周围性病变引起。周围性病变引起者多见，因迷走神经和喉返神经在左侧走行路径长，容易发生左侧喉麻痹。多由外伤、肿瘤、炎症等因素导致神经损害，发生喉麻痹。

一、病因

1. 中枢性

中枢神经系统疾病如脑血管疾病、颅脑外伤、脑肿瘤、脑炎等，都可引起喉麻痹。

2. 周围性

心脏、主动脉、气管、食管等处的病变，都可影响喉返神经的功能。外伤和甲状腺手术可损伤喉返神经。头颈部及纵隔内的肿瘤可压迫神经，引起症状，病毒和细菌引起的周围神经炎也可引起喉返神经麻痹。

二、临床表现

1. 喉返神经麻痹

喉返神经麻痹最常见，以左侧麻痹居多。

（1）单侧不完全性喉返神经麻痹：症状不明显，可有短暂的声音嘶哑。因外展肌麻痹，患侧声带居旁中位不能外展，但发声时仍能内收，声门闭合。

（2）单侧完全性喉返神经麻痹：声音嘶哑，发音短促、漏气。因外展肌和内收肌均麻痹，患侧声带固定于旁中位，发声时不能内收。无呼吸困难。后期健侧声带出现代偿，内收时超越中线，靠近患侧，发音好转。

（3）双侧不完全性喉返神经麻痹：双侧声带均不能外展引起喉阻塞，致吸气性呼吸困难，声音嘶哑不明显。双声带均于旁中位，其间有小裂隙。发声时仍可闭合。

（4）双侧完全性喉返神经麻痹：双侧声带居旁中位，边缘松弛，不能闭合和外展。发声嘶哑无力，不能持久，饮水呛咳。

2. 喉上神经麻痹

环甲肌麻痹致声带张力丧失，声带松弛；发音低沉，粗而弱；前连合偏向健侧，后连合偏向患侧；声带边缘呈波浪形，外展、内收正常。双侧麻痹时，喉感觉丧失引起误吸。

3. 混合型麻痹

喉返神经和喉上神经完全麻痹时，声音嘶哑明显，患侧声带居中间位。不完全麻痹时，声带居旁正中位。

三、诊断

根据临床表现及喉镜检查双侧声带活动情况即可诊断。

四、治疗

喉麻痹的治疗，首先要明确病因后，针对病因进行治疗。

1. 单侧麻痹

因发声和呼吸功能尚好，可加强言语训练，选用B族维生素、糖皮质激素类药物，应用红外线、紫外线、按摩或针刺等疗法，以加强喉肌的活动。

若经久未愈，声带代偿不良者，可在患侧声带中段黏膜下试行注入50%特氟龙（teflon）和50%甘油的混悬液、自体脂肪组织，使声带变宽，缩小声门裂隙，改善发声效果。

2. 双侧麻痹

声带固定在正中位，有呼吸困难者，须做气管切开术。经6～9个月局部和全身治疗

无效时，可行杓状软骨拨动术、杓状软骨切除术或声带外展固定术等以增大声门，改善呼吸功能。

3. 运动神经重建

（1）神经吻合术：喉返神经端端吻合术、迷走神经吻合术等。

（2）颈袢分支选择性对喉内收肌与外展肌的神经再支配手术等。

第六节　喉阻塞

喉阻塞是因喉部或其邻近组织的病变，使喉部通道发生阻塞，引起呼吸困难，若不及时治疗，可引起窒息死亡。幼儿发生喉阻塞的机会较成人多。常见原因有喉部的急性炎性病变、喉外伤、喉水肿、喉痉挛、喉肿瘤、先天性喉畸形、声带麻痹等。由于发病急缓的不同，喉阻塞分急性和慢性两类。

一、病因

1. 急性喉阻塞

（1）炎症：如急性会厌炎、小儿急性喉炎、急性喉气管支气管炎。喉部邻近部位的炎症，如咽后脓肿、咽侧感染、颌下蜂窝织炎等。

（2）喉部异物：特别是较大的嵌顿性异物，如塑料瓶盖、玻璃球、大的中药丸等。

（3）喉外伤：如喉部挫伤、撞伤、挤压伤、切割伤、炸伤、烧伤、喉气管插管性损伤、内镜检查损伤等。

（4）水肿：变态反应性水肿或神经血管性水肿。

（5）双侧喉返神经麻痹：多见于甲状腺切除手术。

2. 慢性喉阻塞

（1）喉外伤后遗症：如喉瘢痕性狭窄，医源性损伤引起的喉部肉芽组织增生或软骨支架坏死性病变。

（2）肿瘤：喉部良、恶性肿瘤手术后引起的瘢痕性增生，如较为广泛的声带乳头状瘤、各类半喉切除术。

（3）颈部病变的压迫：如颈部肿瘤、巨大甲状腺肿、颈部转移性癌等。

二、临床表现

1. 吸气性呼吸困难

吸气性呼吸困难为喉阻塞的主要症状，表现为吸气运动加强，时间延长，吸气深而慢，如无显著缺氧，则呼吸频率不变。

2. 吸气性喉喘鸣

喘鸣声的大小与阻塞程度呈正相关，重者喘鸣声甚响，隔室可闻。

3. 吸气性软组织凹陷

吸气时胸壁及其周围软组织，如胸骨上窝、锁骨上窝、胸骨剑突下或上腹部、肋间隙向内凹陷（三凹征）。其程度随呼吸困难的程度而异，儿童的肌张力较弱，此凹陷尤为显著。

4. 声音嘶哑

若病变位于声带，则出现声音嘶哑，甚至失声。

5. 其他

患者因缺氧而面色发绀，吸气时头后仰，坐卧不安，烦躁不能入睡。晚期可出现脉搏微弱、快速，心律不齐，心力衰竭，最终发生昏迷而死亡。

三、诊断

根据病史、症状和体征，对喉阻塞的诊断并不难，更主要的是明确其病因。呼吸困难严重者，应先解除其呼吸困难后，再进行检查以明确病因。根据病情轻重，喉阻塞可分为以下四度。

Ⅰ度：安静时无呼吸困难。活动或哭闹时有轻度吸气性呼吸困难、稍有吸气性喉喘鸣及吸气性胸廓周围软组织凹陷。

Ⅱ度：安静时也有轻度吸气性呼吸困难，吸气性喉喘鸣和吸气性胸廓周围软组织凹陷，活动时加重，但不影响睡眠和进食，无烦躁不安等缺氧症状。脉搏尚正常。

Ⅲ度：吸气性呼吸困难明显，喉喘鸣声较响，吸气性胸廓周围软组织凹陷显著，并出现缺氧症状，如烦躁不安、不易入睡、不愿进食、脉搏加快等。

Ⅳ度：呼吸极度困难。患者坐卧不安，手足乱动，出冷汗，面色苍白或发绀，定向力丧失，心律不齐，脉搏细数，昏迷、大小便失禁等。若不及时抢救，则可因窒息以致呼吸、心脏停搏而死亡。

四、鉴别诊断

1. 肺源性呼吸困难

吸气和呼气均困难。支气管哮喘时出现明显的呼气性呼吸困难，无声音嘶哑。肺部听诊可闻及哮鸣音。如为肺部炎症，则肺部听诊可有湿啰音；X 线检查可协助诊断。

2. 中枢性呼吸困难

由于呼吸中枢受抑制而引起。呼吸次数慢或不规则，如潮式呼吸、间歇性呼吸、点头呼吸等。

3. 心源性呼吸困难

混合性呼吸困难，吸气与呼气的深度与频率均增强，坐位或立位时减轻，平卧时加重，患者有心脏病变的症状和体征。

五、治疗

1. 手术治疗

根据病因及呼吸困难的程度，采用药物及手术治疗，尽快设法解除患者呼吸困难，避免造成窒息或心力衰竭。

Ⅰ度：明确病因，积极进行病因治疗。如由炎症引起，使用抗生素和糖皮质激素类药物。

Ⅱ度：因炎症引起者，用足量有效的抗生素和糖皮质激素类药物，大多可避免气管切开术。异物应迅速取除；如喉肿瘤、喉外伤、双侧声带瘫痪等不能立刻祛除病因者，应考虑做气管切开术。

Ⅲ度：由炎症引起，喉阻塞时间较短者，在密切观察下可积极使用药物治疗，并做好气管切开术的准备。若药物治疗未见好转，全身情况较差时，宜及早行气管切开术。若为肿瘤，则应立即行气管切开术。

Ⅳ度：立即行气管切开术。若病情十分紧急时，可先行环甲膜切开术，或先气管插管，再行气管切开术。

2. 病因治疗

在一定情况下可先采用，如喉异物取出、咽后脓肿切开等。而对危重患者，应先行气管切开术，待呼吸困难解除后，再根据病因给予相应治疗。

第二十九章 喉肿瘤

第一节　喉良性肿瘤

喉良性肿瘤是指发生在喉部的非癌性增生性病变。这些肿瘤一般生长缓慢，不具有侵袭性和转移性，但它们可能引起一系列症状，如声音嘶哑、呼吸困难和喉部不适等。常见的喉良性肿瘤包括喉乳头状瘤、声带息肉、喉纤维瘤和喉囊肿等。

一、病因

喉良性肿瘤的病因多种多样，包括遗传因素、病毒感染、慢性炎症、外伤和环境因素等。

1. 遗传因素

部分喉良性肿瘤可能与遗传因素有关，某些家族中可能存在喉部肿瘤的遗传倾向。

2. 病毒感染

如人乳头状瘤病毒（HPV）感染是喉乳头状瘤的主要病因之一，特别是 HPV 的某些亚型，如 HPV 6 和 HPV 11。

3. 慢性炎症

长期的慢性喉炎、胃食管反流等慢性炎症状态，可能导致喉部组织的反复损伤和增生，进而形成良性肿瘤。

4. 外伤和机械性刺激

长期的机械性刺激，如频繁用声过度、大声喊叫、喉部外伤等，可能导致声带和喉部的慢性损伤和增生，增加了喉良性肿瘤的患病风险。

5. 环境因素

吸烟、饮酒和暴露于有害化学物质中，均可增加喉良性肿瘤的发生风险。

二、临床表现

喉良性肿瘤的临床表现取决于肿瘤的类型、大小、位置及其对喉部结构的影响。

1. 声音嘶哑

声音嘶哑是喉良性肿瘤最常见的症状，由于肿瘤影响声带的正常振动，声音变得粗糙、沙哑或不稳定。

2. 喉部不适

患者可能感到喉部有异物感、干燥感或轻微疼痛，特别是在用声后加重。

3. 呼吸困难

较大的肿瘤可能导致气道狭窄，引起吸气性呼吸困难或呼气性呼吸困难，严重时可能需要紧急处理。

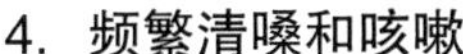

4. 频繁清嗓和咳嗽

由于肿瘤引起的喉部刺激，患者可能频繁地感觉咽喉不适，产生清嗓和咳嗽的动作。

5. 吞咽困难

如果肿瘤位于喉咽部或影响食管开口，患者可能在进食或饮水时感到吞咽困难或疼痛。

三、常见类型

1. 喉乳头状瘤

由人乳头状瘤病毒感染引起，常见于儿童和年轻成人。喉乳头状瘤表现为多发性乳头状突起，易复发，可能需要多次手术切除。

2. 声带息肉

常见于长期用声过度的成人，如教师、歌唱者等。息肉通常为单侧光滑的突起，表现为声音嘶哑和声音疲劳。

3. 喉纤维瘤

由纤维组织增生形成，常见于声带。纤维瘤通常为光滑的、坚硬的结节，导致声音嘶哑和喉部不适。

4. 喉囊肿

由喉腔内的黏液腺或其他腺体导管阻塞形成，表现为声带上的囊性突起，引起声音嘶哑和喉部不适。

四、辅助检查

1. 喉镜检查

直接或间接喉镜检查可以直观地观察喉部结构，评估肿瘤的大小、位置和形态。喉镜检查是诊断喉良性肿瘤的主要方法。

2. 影像学检查

（1）CT 检查：提供详细的喉部和颈部结构图像，帮助评估肿瘤的大小、位置及其与周围组织的关系。

（2）MRI 检查：软组织显示更为清晰，可以详细评估肿瘤的特征和周围组织的受累情况。

3. 声音分析

通过专业的声音分析设备，可以评估声带振动的情况，声音的频率、音量和音质等，帮助确定声音异常的程度和性质。

4. 活组织检查

通过喉镜下获取肿瘤组织进行病理学检查，明确肿瘤的性质和类型，排除恶性病变。

五、鉴别诊断

喉良性肿瘤需要与其他可能引起类似症状的疾病进行鉴别。

1. 喉癌

（1）临床表现：持续的声音嘶哑、喉痛、吞咽困难、咯血、体重下降等。

（2）鉴别要点：喉癌的症状通常逐渐加重，通过喉镜检查可以看到不规则的肿块或溃疡，活检是确诊的金标准。

2. 声带小结

（1）临床表现：声音嘶哑、声音疲劳和喉部异物感，症状与声带息肉相似。

（2）鉴别要点：声带小结通常为双侧对称性的小突起，而声带息肉通常为单侧，喉镜检查可以鉴别。

3. 喉结核

（1）临床表现：声音嘶哑、喉痛、吞咽困难、咯血、体重下降等，症状类似喉癌。

（2）鉴别要点：患者可能有肺结核病史或结核接触史。喉镜检查可见喉部溃疡和肉芽肿，结核菌素试验和痰液结核分枝杆菌培养有助于确诊。

4. 反流性咽喉炎

（1）临床表现：喉部灼热感、声音嘶哑、咳嗽、咽喉有异物感和咽喉疼痛。

（2）鉴别要点：反流性咽喉炎的症状多在夜间或平卧时加重，常伴有反酸和烧心。24 小时食管 pH 监测和胃镜检查有助于确诊。

六、治疗措施

喉良性肿瘤的治疗主要包括非手术治疗和手术治疗。

1. 非手术治疗

（1）观察和随访：对于小而无症状的肿瘤，可以选择观察和定期随访，监测肿瘤的变化。

（2）言语治疗：对于因用声不当引起的声带息肉和声带小结，语音治疗可以纠正不当的发声技巧，减少声带的负担，促进息肉的吸收和消退。

（3）药物治疗：对于伴有喉部炎症的患者，可以使用抗炎药物和局部用药，如吸入糖皮质激素，减轻喉部炎症和水肿，缓解症状。

2. 手术治疗

对于症状明显或持续增大的喉良性肿瘤，手术治疗是主要的治疗方法。

（1）显微喉镜手术：在显微镜下进行肿瘤切除术，通过显微喉镜和微型手术器械，精准切除肿瘤，保护正常声带组织。

（2）激光手术：使用 CO 激光或脉冲染料激光进行肿瘤切除，具有创伤小、恢复快的优点。

（3）冷冻治疗：通过低温冷冻肿瘤，使其坏死脱落，适用于某些难以切除的肿瘤。

第二节　喉恶性肿瘤

喉恶性肿瘤是指发生在喉部的恶性肿瘤，主要包括鳞状细胞癌，其他病理类型少见，是头颈部常见的恶性肿瘤之一。喉恶性肿瘤的早期症状常不明显，常表现为声音嘶哑、喉

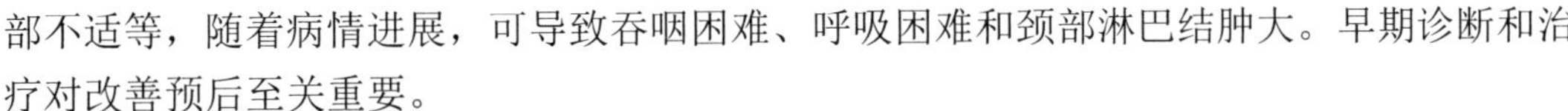

部不适等，随着病情进展，可导致吞咽困难、呼吸困难和颈部淋巴结肿大。早期诊断和治疗对改善预后至关重要。

一、病因

喉恶性肿瘤的确切病因尚不完全明确，但已知的风险因素包括：

1. 吸烟

吸烟是喉癌最重要的致病因素。烟草中的致癌物质对喉部黏膜有直接的刺激和致癌作用，长期吸烟大大增加喉恶性肿瘤的发生风险。

2. 酗酒

长期大量饮酒，特别是与吸烟同时存在，会显著增加患喉癌的风险。酒精对喉黏膜有刺激作用，并可溶解烟草中的致癌物质，增加其致癌效应。

3. 人乳头状瘤病毒感染

某些类型的人乳头状瘤病毒（HPV），特别是 HPV 16 型和 HPV 18 型，被认为与喉癌的发生有关。

4. 职业暴露

长期接触有害化学物质，如石棉、镍、铬等，有增加喉恶性肿瘤风险的可能。

5. 放射暴露

头颈部接受放射治疗的患者，喉部二次癌变的风险增加。

6. 营养不良

缺乏新鲜水果和蔬菜的饮食习惯，可能增加喉癌的风险。

7. 胃食管反流

长期的胃酸反流可导致喉部慢性炎症，增加癌变风险。

二、临床表现

喉恶性肿瘤的临床表现因肿瘤的部位、大小和浸润程度不同而有所差异 .

1. 声音嘶哑

声音嘶哑是喉恶性肿瘤最常见的早期症状，特别是声门型喉癌，肿瘤累及声带导致声音嘶哑和音调改变。

2. 喉部不适

患者可能感到喉部有异物感、干燥或轻微疼痛，特别是在吞咽或讲话时加重。

3. 吞咽困难

随着肿瘤增大，特别是累及声门上区或声门下区时，患者可能出现吞咽困难或吞咽疼痛。

4. 呼吸困难

肿瘤增大导致气道狭窄，患者可能出现吸气性呼吸困难或呼气性呼吸困难，严重时可能出现窒息。

5. 咯血

肿瘤破溃或溃疡形成时，患者可能出现咯血或痰中带血。

6. 颈部淋巴结肿大

肿瘤扩散至颈部淋巴结，导致颈部淋巴结肿大和压痛。

三、辅助检查

诊断喉恶性肿瘤需要结合临床表现和一系列辅助检查的结果。

1. 喉镜检查

直接或间接喉镜检查可以直观地观察喉部结构，发现肿瘤的大小、位置和形态，喉镜检查是初步诊断喉恶性肿瘤的重要方法。

2. 影像学检查

（1）CT 检查：提供详细的喉部和颈部结构图像，评估肿瘤的大小、位置、浸润深度及其与周围组织的关系。

（2）MRI 检查：对软组织显示更为清晰，可以详细评估肿瘤的特征和周围组织的受累情况。

（3）胸部 X 线检查：评估肿瘤有无肺部转移。

3. 病理活检

通过喉镜获取肿瘤组织进行病理学检查，明确肿瘤的性质和分型，病理活检是确诊喉恶性肿瘤的金标准。

4. 超声检查

颈部超声可以评估颈部淋巴结的大小、形态和内部结构，判断是否存在淋巴结转移。

5. PET-CT 检查

PET-CT 可以帮助评估全身有无远处转移，是确定肿瘤分期的重要工具。

四、鉴别诊断

喉恶性肿瘤需要与其他可能引起类似症状的疾病进行鉴别。

1. 声带良性病变

如声带小结、声带息肉、喉乳头状瘤等，表现为声音嘶哑，但一般没有疼痛、咯血和颈部淋巴结肿大等恶性征象。喉镜检查和病理活检可以区分良性和恶性病变。

2. 喉结核

声音嘶哑、喉痛、吞咽困难、咯血等症状类似喉恶性肿瘤。患者可能有肺结核病史或结核接触史，喉镜检查可见喉部溃疡和肉芽肿，结核菌素试验和痰液结核菌培养有助于确诊。

五、治疗

喉恶性肿瘤的治疗取决于肿瘤的分期、位置和患者的整体健康状况，主要包括手术治疗、放射治疗和化学治疗。

1. 手术治疗

手术是喉恶性肿瘤的主要治疗方法之一。

（1）部分喉切除术：适用于早期和局限性喉恶性肿瘤，切除部分喉部组织，保留喉功能。

（2）全喉切除术：适用于局部晚期喉恶性肿瘤，切除整个喉部组织，需要进行永久性气管造口。

2. 放射治疗

放射治疗可以单独使用或与手术联合使用，主要用于局限性喉恶性肿瘤或术后辅助治疗，以消灭残留的癌细胞。

3. 化学治疗

化学治疗主要用于晚期或转移性喉恶性肿瘤，作为全身性治疗，常与放射治疗或手术联合使用，提高治疗效果。

4. 靶向治疗和免疫治疗

对于特定类型的喉恶性肿瘤，靶向治疗和免疫治疗正在逐步应用，如使用 PD-1 抑制剂或 PD-L1 抑制剂进行免疫治疗。

第三十章
喉的其他疾病

第一节　喉异物

喉异物是指异物停留在喉腔中，较大异物不能通过声门进入气管而嵌顿在声门。多发生于 5 岁以下的儿童，成人极少发生。声门裂是上呼吸道最狭窄的部位，其下方的气管腔则较大，因此，只有大小适宜或形状、性质特殊的异物才能停留于喉腔。异物太大则不能进入喉腔，多被咳出；异物太小，则掉入气管、支气管而形成气管异物、支气管异物。

一、病因

常见的喉异物有带尖的金属，如别针、义齿等；动物性异物，如骨片、鱼刺；植物性异物，如豆荚、草秆、蚕豆及花生米等；以及各种玩具。近年来，果冻异物时有发生，因其不易一次性取出，常发生窒息甚至死亡。

二、临床表现

异物进入喉腔后，立即引起剧烈的咳嗽，并因反射性喉痉挛及异物阻塞致呼吸困难、发绀。

较大异物嵌在声门或声门下在数分钟内就可因窒息死亡。

异物不完全堵塞时，剧烈咳嗽后有不同程度的呼吸困难、喉喘鸣、声音嘶哑等。

三、诊断

1. 病史

异物史，多在进食、哭闹等意外情况下突然发生。

2. 表现

剧烈咳嗽、呼吸困难、声音嘶哑、发绀及呕吐。

较小的异物停留或刺入喉腔，引起咽喉疼痛、呼吸及吞咽困难等。感染后可并发喉部脓肿。

较大异物堵塞声门，可很快引起窒息、死亡。

3. 检查

听诊时注意声音嘶哑及吸气时有无哮鸣音。

成人在间接喉镜下可看到异物，儿童常需要做直接喉镜检查，对于位置隐蔽或体积较小的异物可行纤维喉镜检查。

对于诊断不透光的异物 X 线检查有帮助。

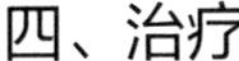

四、治疗

1. 急救措施

儿童喉异物伴呼吸困难，又无必要的抢救设备时，可采用海姆立克急救法，家长站在患儿背后，双手有规律地挤压患儿腹部或胸部，利用增强腹压或胸压排出异物。婴幼儿喉异物时，将婴儿面部朝下置于前臂或大腿上，头部低于胸部，用手掌根部在婴儿背部（两肩胛骨之间）快速拍击5次，力度需均匀且有力。若异物未排出，立即翻转婴儿使其仰卧，保持头低脚高位。用两根手指（示指和中指）在胸骨下半段（两乳头连线中点）快速按压5次，深度为胸壁的1/3～1/2。重复上述步骤，直至异物排出或婴儿恢复自主呼吸。若未成功，需立即拨打120并持续施救。

2. 手术治疗

（1）间接喉镜下异物取出术，适用于声门上区异物、成人或较大儿童能配合者。

（2）直接喉镜下异物取出术，适用于儿童及成人的各类异物。

（3）纤维喉镜下异物取出术，适用于小的喉异物，如小鱼刺。

（4）经颈外入路异物取出，极少使用，用于取出某些特殊异物或没有经口入路取喉异物的设备或技术条件时。

（5）环甲膜切开或气管切开异物取出术，常用于声门下异物，经口取出失败者。

第二节　喉水肿

喉水肿是指喉部组织的间质水分增加，导致喉部黏膜和黏膜下层肿胀。喉水肿可以由多种原因引起，包括感染、变应原、外伤、烧伤和全身性疾病等。喉部的解剖结构较为狭窄，水肿引起的肿胀可能导致严重的气道阻塞，危及生命。

一、病因

1. 感染

（1）病毒感染：如流感病毒、副流感病毒、呼吸道合胞病毒等，可以引起上呼吸道感染，导致喉部黏膜的炎症和水肿。

（2）细菌感染：如化脓性链球菌、葡萄球菌、肺炎链球菌等，细菌感染可导致急性会厌炎、喉炎等，继而引起喉水肿。

（3）真菌感染：如念珠菌感染，特别是在免疫功能低下的患者中，可能导致喉部的慢性炎症和水肿。

2. 变态反应

（1）急性变态反应（变应性喉炎）：如食物过敏、药物过敏（青霉素、阿司匹林等）、昆虫叮咬等可导致全身性变态反应，喉水肿是严重变态反应的常见表现之一。

（2）慢性变应性疾病：如变应性鼻炎、哮喘等，长期的变态反应可能引起喉部慢性水肿。

3. 外伤和机械性损伤

（1）机械性损伤：如气管插管、喉镜检查、手术操作等，可能直接损伤喉部组织，引

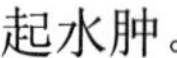

起水肿。

（2）物理性损伤：如热液、蒸汽、化学物质等导致喉部烧伤，出现喉部组织的急性炎症和水肿。

4．全身性疾病

（1）心力衰竭：心力衰竭导致的全身性水肿可以累及喉部，引起喉水肿。

（2）肾病综合征：肾病综合征导致的蛋白质丢失和水钠潴留也可引起全身性水肿，包括喉水肿。

（3）肝硬化：肝硬化引起的低蛋白血症和门静脉高压也可能导致喉水肿。

5．气道阻塞

气道阻塞，如喉部异物、喉肿瘤等引起的机械性阻塞，可能导致局部炎症和水肿。

二、临床表现

喉水肿的临床表现取决于水肿的程度和病因。

1．呼吸困难

呼吸困难是喉水肿最严重的症状，由于气道狭窄，患者可能出现吸气性呼吸困难、呼吸急促、喘鸣等，严重时可出现窒息。

2．声音嘶哑

喉部水肿影响声带的正常振动，导致声音变得粗糙、沙哑，甚至失声。

3．喉部不适

患者可能感到喉部有异物感、干燥或疼痛，特别是在吞咽或讲话时加重。

4．咳嗽

由于喉部的刺激，患者可能出现干咳或刺激性咳嗽，有时伴有痰液。

5．全身症状

根据病因不同，患者可能伴有发热、全身乏力、心悸、水肿等全身性症状。

三、辅助检查

诊断喉水肿需要结合临床表现和辅助检查的结果。

1．喉镜检查

通过直接喉镜或间接喉镜可以直观地观察喉部结构，评估水肿的程度和范围，了解声带、会厌和喉腔的具体情况。

2．影像学检查

（1）X 线检查：可以初步评估喉部结构和气道通畅情况，但对软组织的显示能力有限。

（2）CT 检查：提供详细的喉部和颈部结构图像，帮助评估软组织损伤和水肿程度。

（3）MRI 检查：对软组织显示更为清晰，可以详细评估喉部水肿和周围组织的受累情况。

3．实验室检查

（1）血常规：评估全身炎症和感染情况，白细胞计数和 C 反应蛋白常升高。

（2）血气分析：评估患者的呼吸功能和氧合状态，特别是在呼吸困难的情况下。

（3）变应原检测：对于疑似过敏性喉水肿的患者，可以进行变应原检测，明确变应原。

四、鉴别诊断

1. 喉癌

（1）临床表现：持续的声音嘶哑、喉痛、吞咽困难、咯血、体重下降等。

（2）鉴别要点：喉癌的症状通常逐渐加重，通过喉镜检查可以看到不规则的肿块或溃疡，活检是确诊的金标准。

2. 声带息肉和声带小结

（1）临床表现：声音嘶哑、声音疲劳和喉部不适，症状与喉水肿相似。

（2）鉴别要点：声带息肉和声带小结通常为局部隆起，通过喉镜检查可以明确区分。

3. 喉结核

（1）临床表现：声音嘶哑、喉痛、吞咽困难、咯血、体重下降等。

（2）鉴别要点：患者可能有肺结核病史或结核接触史，喉镜检查可见喉部溃疡和肉芽肿，结核菌素试验和痰液结核菌培养有助于确诊。

五、治疗措施

喉水肿的治疗主要包括病因治疗、对症治疗和支持治疗。

1. 病因治疗

（1）抗感染治疗：对于细菌感染引起的喉水肿，使用广谱抗生素如青霉素、头孢菌素类药物等。对于真菌感染，使用抗真菌药物（如氟康唑）。

（2）抗过敏治疗：对于变应性喉水肿，使用抗组胺药物如苯海拉明、氯雷他定，以及糖皮质激素类药物（如泼尼松），迅速减轻变态反应和水肿。

（3）控制基础疾病：对于心力衰竭、肾病综合征、肝硬化等引起的全身性水肿，积极治疗原发疾病，使用利尿剂（如呋塞米、螺内酯等），减轻全身性水肿。

2. 对症治疗

（1）吸氧：对于有呼吸困难的患者，应给予吸氧治疗，以提高血氧饱和度。

（2）雾化吸入：使用肾上腺素或布地奈德进行雾化吸入，减轻喉部水肿，改善气道通畅。

（3）糖皮质激素：如地塞米松、氢化可的松等，口服或静脉注射，有助于减轻喉部炎症和水肿，缓解症状。

3. 支持治疗

（1）保持空气湿润：使用加湿器或蒸汽浴，保持室内空气湿润，有助于减轻喉部干燥和刺激。

（2）补充液体：确保患者摄入足够的液体，以防止脱水，特别是在发热或使用利尿剂的情况下。

（3）退热药物：如对乙酰氨基酚或布洛芬，用于控制发热症状，改善患者的整体状况。

4. 手术治疗

（1）气管切开术：对于严重的喉水肿导致气道完全阻塞的患者，紧急气管切开术可以建立气道通畅，确保患者的呼吸。

（2）喉镜下引流：对于伴有脓肿形成的喉水肿，喉镜下引流可以排出脓液，减轻炎症和水肿。

第三十一章
常见咽喉科疾病的中医治疗

第一节　急性咽炎

急性咽炎是咽部黏膜、黏膜下组织的急性非特异性炎症，以咽部红肿、疼痛为主要特征。本病属于中医“喉痹”的范畴，最早出现在《五十二病方》中，在《黄帝内经》中也有很多关于喉痹的记载。《素问·阴阳别论》云：“一阴一阳结，谓之喉痹。”巢元方《诸病源候论·喉咽肿痛候》云：“脾胃有热，热气上冲，则喉咽肿痛。”张景岳认为少阳、阳明、厥阴、少阴等经过咽喉的经脉功能异常可导致本病的发生，又可根据病因病机分为阴虚喉痹、阳虚喉痹、格阳喉痹等。历代医家对于喉痹的认识不尽相同，部分医家认为这是一个相对独立的疾病，部分医家认为喉痹包括了喉痈、乳蛾、白喉、喉风等。

一、病因病机

本病常见于失调质偏热型体质，或兼夹偏湿及偏瘀型体质的人群。

（1）外邪侵袭，上犯咽喉，气候骤变，起居不慎，肺卫失固，易为外邪所中。若风寒束表，卫阳被遏，肺气不宣，邪滞咽喉，则发为风寒喉痹；风寒郁而化热，或风热外邪从口鼻而入，内犯于肺，肺失宣降，邪热上壅咽喉，则发为风热喉痹。

（2）肺胃热盛，上攻咽喉，表邪不解，壅盛传里；或肺胃素有蕴热，复感外邪，内外邪热搏结，熏蒸咽喉而为病。

二、临床表现

1. 局部症状

咽喉疼痛、灼热、干燥，或有阻塞感、异物感。咽痛一般不影响吞咽饮食，患者吞咽唾液比吞咽饮食时疼痛更明显。

2. 全身症状

全身症状一般较轻，可有恶寒、发热，体温在 37 ～ 38℃，少数患者症状较重，体温可达 39℃或更高。通常儿童发热比成人高。

3. 局部体征

局部检查，可见口咽及鼻咽黏膜呈急性充血，腭弓、悬雍垂水肿，咽后壁淋巴滤泡和咽侧索也见红肿。细菌感染者，间或在淋巴滤泡中央出现黄白色点状渗出物。颌下淋巴结肿大并有压痛。

三、辨证论治

本病属外邪侵犯的实证，辨证的重点在于区分表、里，初起邪在肺卫，多属表证，病

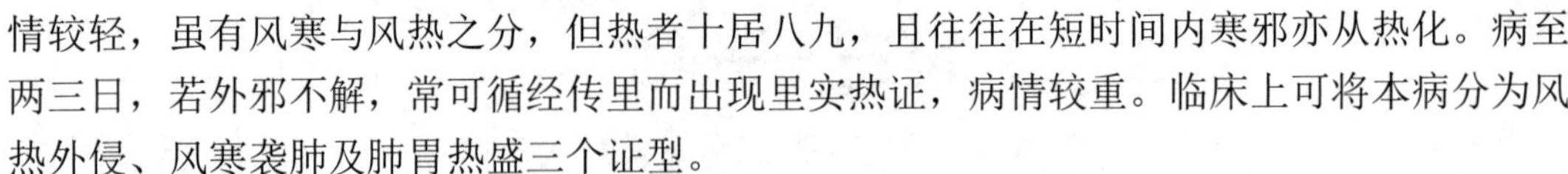

情较轻，虽有风寒与风热之分，但热者十居八九，且往往在短时间内寒邪亦从热化。病至两三日，若外邪不解，常可循经传里而出现里实热证，病情较重。临床上可将本病分为风热外侵、风寒袭肺及肺胃热盛三个证型。

1. 风热外侵

证候：咽部微红肿，干燥，灼热感，微痛，或痒咳，吞咽不利，可伴有发热、微恶寒、头痛，咳嗽痰黄，舌质正常或稍红，苔薄白或薄黄，脉浮数。

治法：疏风清热，解毒利咽。

方药：疏风清热汤（经验方）加减。荆芥10g，防风10g，牛蒡子12g，甘草6g，金银花15g，连翘15g，黄芩10g，桑白皮15g，赤芍15g，桔梗10g，浙贝母10g，花粉15g，玄参15g。头痛者，可加蔓荆子、藁本；咽痒作咳，去玄参，加蝉蜕、橘红；若咽痛较重，可加射干、山豆根。

中成药：①六神丸，每次10粒，每日3次，儿童酌减，孕妇忌服。能清热解毒、利咽止痛，用于风热喉痹。②喉症丸，每次5～10粒，每日2～3次，儿童酌减，孕妇忌服。能清热解毒、利咽止痛，用于风热喉痹。③喉疾灵胶囊，每次4粒，每日3次，儿童酌减。能清热解毒、利咽消肿，用于风热喉痹。④抗病毒口服液，每次服10mL（1支），每日3次。能疏风清热、活血消肿，可用于风热型咽炎。

2. 风寒袭肺

证候：咽部微痛或痒，黏膜淡红不肿，吞咽不利，伴恶寒、微热，无汗、鼻流清涕、咳嗽痰清稀；舌质淡红，苔薄白而润，脉浮紧。

治法：辛温解表，疏风散寒。

方药：六味汤（《喉科秘旨》）加减。荆芥10g，防风10g，桔梗10g，甘草6g，薄荷6g，僵蚕10g，紫苏叶10g，生姜6g。鼻塞流清涕者，加苍耳子、辛夷；咳嗽加紫菀、杏仁；咽痒加蝉蜕、橘红。

3. 肺胃热盛

证候：咽部红肿疼痛较剧，软腭及悬雍垂也红肿，吞咽困难，痰多而黄，不易咯出，颌下有脊核、压痛，发热，口干，头痛，大便干结，小便黄，舌红，苔黄腻，脉洪数。

治法：清热解毒，利咽消肿。

方药：清咽利膈汤（《喉症全科紫珍集》）加减：连翘15g，金银花15g，大黄6g，黄芩10g，栀子10g，薄荷6g，牛蒡子12g，荆芥10g，防风10g，玄明粉6g（冲），玄参15g。大便秘结者，大黄可酌情加至10～12g；口渴加花粉；痰多加瓜蒌仁、浙贝；高热加生石膏、知母；咽部肿甚，加丹皮、赤芍。

中成药：牛黄解毒片，每次2～4片，每日2～3次，儿童酌减。能泄热通便，可用于急性咽炎属肺胃热盛、大便秘结者。

四、其他疗法

1. 吹喉法

将药物研成极细粉末，吹于咽部患处，以起到清热利咽、消肿止痛的作用，常用的药物如双料喉风散、喉康散、复方西瓜霜、冰硼散、锡类散等。

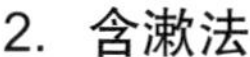

2. 含漱法

将具有清热解毒作用的中药煎成汤剂或提取有效成分制成水剂进行频频含漱，可起到消肿止痛的作用，如银连含漱剂等。

3. 含服法

将中药制成片剂含服，使药物能在咽部停留较长时间而发挥局部治疗作用，常用药如健民咽喉片、复方草珊瑚含片、薄荷喉片等。

4. 蒸汽吸入疗法或超声雾化吸入疗法

将具有清热解毒、消肿止痛作用的中药煎汤，反复过滤，取滤液行蒸汽吸入或超声雾化吸入，使药物直接作用于咽部而发挥治疗作用，方剂如金银花、大青叶、黄芩、荆芥、牛蒡子、甘草等。

5. 点刺放血法

用三棱针或 5 号注射针头在双侧耳尖（耳轮上缘中点）及少商穴点刺，挤出恶血数滴，每日 1 次，有显著的利咽止痛作用。

6. 穴位敷贴法

取蝎尾两只（末节有毒针部分），分别置于两块胶布（约 1cm×1cm 大小）中心，贴压在双侧扶突穴上，1 ～ 2 日后取下。

五、预防与保健

（1）锻炼身体，增强体质，提高机体抵抗力。

（2）注意口腔卫生，及时治疗邻近组织疾病，预防感冒。

（3）可服用具有清凉作用的代茶饮，如荸荠、白茅根、竹蔗煎水，或用玄参、生地黄、麦冬煎水服。

（4）避免过食辛辣、刺激性食物，宜食易于消化、清淡的食物。

第二节　慢性咽炎

慢性咽炎是指咽部黏膜、黏膜下及淋巴组织的弥漫性炎症。常为上呼吸道慢性炎症的一部分，可能与鼻咽部的长期刺激及某些全身性疾病有关。本病亦属于中医学“喉痹”的范畴。

一、病因病机

中医认为，本病多由外邪壅遏肺胃或脏腑虚损、咽喉失养而致，疾病的特点为咽痛或咽部不适，有异物感，或喉底有颗粒状突起。本病病机的关键为肺阴不足，虚火上炎，上犯咽喉，同时可伴有风、热、痰、瘀等致病因素。

1. 风邪

慢性咽炎的急性发作一般为感受外邪后，前多有受风及受寒病史，风邪客于上焦则发作时常见脉浮，微恶风寒，发热，微自汗。风善行数变，故出现咽痒等症状。

2. 热邪

慢性咽炎患者常有进食辛辣、刺激性食物史，或出现于过食温补药物后，这些食物属火热阳邪，其性炎上，上犯咽喉，且热邪易煎灼津液，出现喉间痰凝、色黄，难以咯出。

3. 湿邪

湿邪阻滞上焦则可导致慢性咽炎患者出现咽部异物感及梗阻感，且湿邪困遏清阳，脾不升清则加剧痰湿聚积体内，出现咽后壁肥厚，咽后壁淋巴滤泡增生等症状。

4. 寒邪

慢性咽炎多为急性咽炎反复发作，迁延不愈而致，而急性咽炎多为感受寒邪之后，郁而化热，与体内痰湿互结，客于咽喉，湿邪性黏滞，迁延不愈，故成慢性咽炎。且寒邪容易困遏体内阳气，进一步加重体内水湿积聚。

5. 痰饮

风、热、湿、寒邪困于体内，三焦气道不通，水液运行受阻，故体内生成痰饮等实邪。痰饮停滞上焦则咽喉肿痛，咽部异物感，滤泡增生；痰饮停滞中焦则脾阳不升，进一步加重痰饮的生成，痰饮停滞下焦则阻碍相火，疾病迁延难愈。

二、临床表现

1. 症状

（1）咽部异物感、吞咽不适、干燥感、灼热感、发痒感。吞咽疼痛，急性发作期咽痛较为明显。

（2）咽反射敏感，因咽后壁通常具有更多的黏性分泌物，部分患者早晨有刺激性咳嗽，在早晨起床及刷牙时尤其明显，伴有恶心。

（3）咽后壁常有较黏稠物质，引起刺激性咳嗽，待咳出分泌物后不适症状可缓解。

（4）在气候变化、劳累、抽烟、用咽过度后可加重。

2. 体征

咽部检查可见咽部弥漫性充血，呈暗红色，有时可见黏性分泌物附着；咽后壁淋巴滤泡增生，咽侧索增生变粗，悬雍垂亦可增粗增长、下垂；咽后壁黏膜干燥萎缩，色苍白且发亮。

三、辨证论治

本病多在脏腑阴阳气血虚损的基础上发生，一般病程较长。临床所见，以阴虚为多，阳虚相对少见，亦有在阴虚或阳虚的基础上兼夹“痰凝”或“瘀血”而表现为虚中夹实者，辨证时应仔细区分。

1. 肺肾阴虚

证候：咽部干痛不适，灼热感，异物感，或咽痒干咳，痰少而黏，症状朝轻暮重，可伴有午后潮热、两颧潮红、虚烦失眠、大便干燥、腰膝酸软等症，检查咽部黏膜暗红、干燥，舌质红少津，苔少或花剥，脉细数。

治法：滋阴降火，润燥利咽。

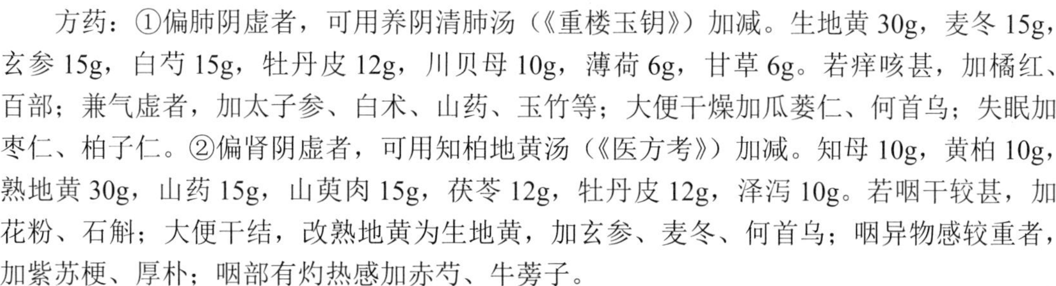

方药：①偏肺阴虚者，可用养阴清肺汤（《重楼玉钥》）加减。生地黄 30g，麦冬 15g，玄参 15g，白芍 15g，牡丹皮 12g，川贝母 10g，薄荷 6g，甘草 6g。若痒咳甚，加橘红、百部；兼气虚者，加太子参、白术、山药、玉竹等；大便干燥加瓜蒌仁、何首乌；失眠加枣仁、柏子仁。②偏肾阴虚者，可用知柏地黄汤（《医方考》）加减。知母 10g，黄柏 10g，熟地黄 30g，山药 15g，山萸肉 15g，茯苓 12g，牡丹皮 12g，泽泻 10g。若咽干较甚，加花粉、石斛；大便干结，改熟地黄为生地黄，加玄参、麦冬、何首乌；咽异物感较重者，加紫苏梗、厚朴；咽部有灼热感加赤芍、牛蒡子。

中成药：①润喉丸，每次 3 ～ 4 丸，开水送服，每日 3 次；或每次 1 ～ 2 丸，不拘时含服。功效为润喉利咽，用于虚火喉痹。②知柏地黄丸，为小粒丸剂，每次服 10g，每日 3 次。功效为滋阴降火，适用于虚火喉痹。

2. 脾肾阳虚

证候：咽喉微痛，哽哽不适，或干焮不思饮，饮则喜热汤，咽内不红不肿或略带淡白色，语声低微，精神不振，小便清长，大便溏薄，纳谷不香，手足不温，腰酸腿软，舌淡，苔白滑，脉沉细弱。

治法：温补脾肾，引火归原。

方药：肾气丸（《金匮要略》）加减，熟地黄 30g，山药 30g，山萸肉 15g，茯苓 12g，牡丹皮 10g，泽泻 10g，熟附片 6g，肉桂 6g。若痰多而稀，加法半夏、陈皮。若以脾气虚为主，可选用参苓白术散（太平惠民和剂局方）：党参 12g，白术 12g，茯苓 15g，炒扁豆 15g，薏苡仁 15g，山药 15g，陈皮 10g，砂仁 10g，莲子肉 12g，桔梗 10g，甘草 6g。

3. 痰火郁结

证候：咽部异物感、痰黏着感、焮热感，或微痛，易恶心作呕，痰黏稠带黄，口臭，检查咽部色暗红，黏膜肥厚，咽后壁滤泡增多甚至融合成块，咽侧索肥厚，舌质偏红或有瘀斑、瘀点，苔黄厚，脉细滑数。

治法：养阴利咽，化痰散结。

方药：贝母瓜蒌散（《医学心悟》）加减。川贝母 15g，瓜蒌皮 15g，天花粉 15g，茯苓 15g，橘红 10g，桔梗 10g。咽部有焮热感加知母、黄柏；恶心加法半夏；舌有瘀斑、瘀点加牡丹皮、赤芍；咽干加沙参、玉竹。

中成药：蛇胆川贝散，每次 1 支（0.6g）含服，每日 2 次。功效为化痰、清热、利咽，用于痰火郁结型慢性咽炎。

四、其他疗法

1. 中药超声雾化吸入疗法

（1）金银花 9g，黄芩 10g，野菊花 9g，藏青果 4 枚，浙贝母 10g，桔梗 6g，前胡 9g，姜半夏 15g，玄参 15，天花粉 15g，薄荷 9g。浓煎取汁 100mL，每次取 20mL 雾化吸入 10 分钟，每日 2 次，10 日为一个疗程。

（2）半夏 10g ～ 12g，厚朴 10g ～ 12g，茯苓 15g ～ 30g，柴胡 6g ～ 12g，陈皮 10g ～ 15g，金银花 20g ～ 30g，连翘 10g ～ 12g，川贝母 10g ～ 15g，枳壳 10g ～ 12g。水煎浓缩取汁 40mL，雾化吸入，每日 1 次，10 日为一个疗程。

（3）半夏、厚朴、玄参、麦冬、生地黄、金银花、黄芩、香附、郁金、薄荷、浙贝母、白芍、蒲公英、合欢皮、丹参、甘草，水煎过滤取汁，每次用 15mL 超声雾化吸入，每日 1 次，10 日为一个疗程。

2. 中药咽后壁黏膜下注射术

（1）复方丹参注射液：取复方丹参注射液 2mL，用 5 ～ 6 号注射针头分别注入咽后壁两侧黏膜下，深度以能注药为度，每侧各注入 1mL，每周 3 次，2 周为一个疗程，疗程间休息 5 日。

（2）板蓝根注射液：取板蓝根注射液 4mL，用 5 号长针头注入咽后壁两侧黏膜下，每侧上、下两点分别注入 1mL，每周 3 次，2 周为一个疗程。

（3）消痔灵：取消痔灵 1mL 加 1% 普鲁卡因 1mL，行咽后壁黏膜下注射 2 ～ 4 个点，每周 1 次，4 ～ 5 次为一个疗程。特别适合咽后壁滤泡增生者。

3. 中药咽后壁喷雾疗法

取 50% 黄柏水煎上清液 2mL，抽入 5mL 注射器内，药液温度保持在 28 ～ 32℃，以 5 号长针头直喷整个咽部，每日 1 ～ 2 次，5 ～ 6 日为一个疗程。

4. 针灸疗法

（1）温针：主穴取三阴交，肺胃阴虚者配鱼际、孔最、足三里，肺肾阴虚者配太溪、照海；气滞血瘀者配内关、血海。主穴进针后施平补平泻，得气后在针尾插 3cm 长艾条施灸，每次每穴灸 2 ～ 3 壮，其余配穴施平补平泻，得气后留针 30 分钟，每隔 10 分钟行针一次，隔日治疗一次，10 次为一个疗程。

（2）穴位注射疗法：先针刺双侧合谷，起针刺麻醉作用，每次取单侧涌泉，注射复方丹参 1mL，两侧交替，每 5 日 1 次，3 次为一个疗程。

（3）穴位敷药：斑蝥、白芥子按 1∶2 配合，研成细末备用。选穴：廉泉、人迎、水突、太溪、照海，痰多加天突，脾肾阳虚加足三里、三阴交，阴虚火旺加涌泉，双侧穴者可单侧交替使用。取适量药粉用食醋拌湿，揉成黄豆大的药丸，安放在穴位上，胶布粘贴，3 ～ 4 小时后取下，贴药部分渐见水疱，约 12 小时后用消毒针头刺破水疱，3 ～ 4 日后结痂。每周 1 次，3 次为一个疗程。

五、预防与保健

（1）少食辛辣、煎炒和刺激性的食物。

（2）注意休息，避免过度疲劳。

（3）减少烟酒及其他粉尘刺激。

第三节　急性喉炎

急性喉炎是指喉黏膜及声带的急性非特异性炎症，本病属于中医学的“喉瘖”的范畴。早在殷商甲骨文中已有“音有疾”“疾言”的记载,《黄帝内经》中始称为“瘖”，并有“暴瘖”“卒瘖”等记载。喉瘖作为病名，始见于明代的医籍，如《保婴撮要》卷五说：“喉中声嘶者，则为喉瘖。”

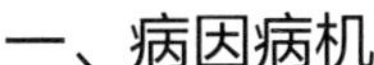

一、病因病机

（一）病因

本病多因风寒或风热邪毒袭肺所致。喉属肺系，为呼吸必经之窍道，主发声音，故当外邪侵袭，肺失清肃，或邪客于咽喉，均可妨碍其发声功能而致声音嘶哑。风寒袭肺，肺气壅遏，气机不利，风寒之邪凝聚于喉，或风热邪毒由口鼻而入，内伤于肺，肺气不宣，邪热上蒸，结于咽喉，气血壅滞，脉络痹阻，致喉部肌膜红肿，声门开合不利而成，即所谓“金实不鸣”“窍闭而瘖”。

（二）病机

1. 风寒袭肺

《灵枢·忧恚无言》曰：“人卒然无音者，寒气客于厌，则厌不能发，发不能下，至其开阖不致，故无音。”风寒外袭，壅遏肺气，肺气失宣，气机不利，风寒之邪凝聚于喉，阻滞脉络，致声门开合不利，发为喉瘖。

2. 风热犯肺

风热外袭，肺失清肃，气机不利，则邪热上蒸，壅结于喉，致声门开合不利，发为喉瘖。

3. 肺热壅盛

肺胃积热，复感风热，内外邪热互结，灼津为痰，痰热壅肺，肺失清肃，致声门开合不利，发为喉瘖。小儿脏腑娇弱，喉腔较窄，患有本病时，易导致气道阻闭，发展成急喉风。

二、临床表现

1. 局部症状

（1）急性喉炎多继发于上呼吸道感染，故多有鼻部及咽部的炎性症状。

（2）喉部症状以声嘶为主，轻者发音时音质失去圆润、清亮，音调变低、变粗，重者发音嘶哑，严重者甚至完全失声。喉部不适、干燥、有异物感，喉部及气管前部疼痛，发音时加重，但吞咽无碍。咳嗽，初期干燥无痰，晚期则有黏脓性分泌物，黏稠不易咳出。

2. 全身症状

起病时可有发热、恶寒及全身不适等症状。

三、辨证论治

1. 风热侵袭

证候：病之初起，喉内不适，干痒而咳，音低而粗，声嘶或失声，或喉内有灼热疼痛感觉，并见发热，恶寒，体倦骨痛等，舌边微红，苔薄白或薄黄，脉浮数。

治法：疏风清热，宣肺开音。

方药：疏风清热汤（《中医喉科学讲义》）加减。荆芥 12g，金银花 15g，连翘 12g，黄芩12g，玄参12g，桑白皮12g，牛蒡子12g，桔梗8g，甘草3g，蝉蜕8g，千层纸8g。若发热、恶寒明显者加防风；咳甚者加川贝母或北杏仁；痰多而黄选加天竺黄或瓜蒌、竹茹等；喉部疼痛较明显时选加赤芍、射干、山豆根等。

中成药：①银翘解毒片（丸），每次4～6片，每日3次。功效为疏风清热、解毒利喉，适用于风热侵袭、邪在肺卫的患者。②喉症丸，每次10粒，每日3次。功能清热解毒、消肿止痛，适用于风热侵袭型患者。③清音丸，每次1丸，每日3次，含化吞服。功能清肺解毒、利喉开音，适用于风热侵袭型患者。

2. 风寒外袭

证候：卒然声音不扬，甚则嘶哑，或兼有咽喉微痛，吞咽不利，咽喉痒，咳嗽不爽，鼻塞流清涕，恶寒发热，头痛，无汗，口不渴，舌苔薄白，脉浮紧。

治法：疏风散寒，宣肺开音。

方药：六味汤（《喉科秘旨》）加味。荆芥穗10g，防风10g，紫苏叶10g，薄荷3g，杏仁12g，僵蚕10g，桔梗10g，甘草3g，蝉蜕8g，千层纸10g。若咳嗽痰多加法半夏、白前；鼻塞流清涕加苍耳子、辛夷花；头痛加蔓荆子、白芷；恶寒发热无汗者加麻黄、生姜。

3. 胃腑热盛

证候：声嘶，甚则失声难言，喉痛增剧，吞咽困难，身壮热，口渴引饮，口臭腹胀，痰黄稠，小便黄赤，大便秘结，舌质红，苔黄厚，脉洪大而数。

治法：泄热解毒，利喉开音。

方药：清咽利膈汤（《喉科全科紫珍集》）加减。黄芩12g，栀子12g，金银花15g，连翘12g，荆芥12g，牛蒡子15g，玄参15g，生大黄12g（后下），芒硝15g（冲服），薄荷3g（后下），蝉蜕8g，千层纸8g。若大便通畅者，可去芒硝，大黄不后下；口渴引饮者加天花粉、桑白皮；痰黄稠者加贝母、天竺黄、竹茹、瓜蒌等；咽喉疼痛剧烈，吞咽困难者加射干、山豆根、赤芍等；若有呼吸困难症状者，则按急喉风处理。

中成药：新雪丹颗粒（或片），颗粒，每次1瓶，每日2次。片剂，每次4片（每片0.26g），或2片（每片0.52g），每日3次。本药有清热解毒、泻火凉血之功，常用于风热侵袭、胃腑热盛型。

四、其他疗法

1. 外治疗法

（1）吹药：将药粉吹至咽喉部，临床常选取清热化痰、利咽消肿的药物，如冰硼散、复方西瓜霜、珠黄散等吹喉，多用于风热侵袭之热证患者。

珠黄散：人中白3g，马勃粉15g，青黛3g，儿茶3g，玄明粉1.5g，硼砂3g，薄荷1.5g，黄连1.5g，牛黄0.9g，珠珍末0.9g，梅片0.9g。共研为极细末，过筛、密闭防潮。

（2）含服：将药液或丸剂含化后慢慢分次咽下，延长药物在病灶的停留时间，便于吸收。常用药物如铁笛丸，铁笛丸：诃子、麦冬、茯苓、瓜蒌皮各300g，贝母、甘草、桔梗各600g。凤凰衣30g，玄参300g，青果120g。以上十味，粉碎成细粉，过筛，混匀，每100g粉末加炼蜜110～130g，制成大蜜丸，即得。

（3）蒸汽吸入：取药液做蒸汽吸入（如风热患者也可做超声雾化吸入），每日1～2次，每次20分钟。

2. 针刺疗法

（1）风热侵袭者：针刺合谷、尺泽、天突穴，采用毫针泻法。或用耳针，取神门、咽喉、肺、平喘穴，每次2～3穴，留针15～20分钟。

（2）风寒外袭者：针刺合谷、尺泽、列缺穴，采用毫针泻法，或用艾悬灸。

（3）针刺综合治疗小儿急性喉炎。选穴：少商、合谷、足三里、涌泉、隐白、三间、尺泽、中冲、内庭、商阳、外关、液门，临床上前5个穴位多用，认为改善呼吸困难效果好。

（4）小儿急性喉炎有呼吸困难者，可在天突穴处注射肾上腺素，有助于缓解症状。

五、预防与保健

（1）进行适当体育锻炼，保持健康规律的作息，保证充足的睡眠和休息，调整身体状态和心态，从而提高自身整体免疫力，避免感冒。

（2）避免过度用声和滥用嗓音。

（3）清淡饮食、避免烟酒刺激、避免口干舌燥，应多喝水，清淡饮食，常食用蔬菜和水果，避免辛辣、刺激性饮食，如过量食用辣椒、浓茶、浓咖啡、碳酸饮品、油炸食物、膨化食物和干果类食物，过甜、过咸食物（如巧克力、糖果）等。

（4）保持室内空气流通、湿润，避免寒冷及高热气温刺激；避免接触粉尘、刺激性气体及有害气体、空气质量差的环境等一切对喉黏膜不利的刺激因素。

（5）尽量避免接触导致慢性变应性咽喉炎的变应原。避免摄入可引起变态反应的食物。

（6）积极治疗上呼吸道感染及邻近病灶（如鼻窦炎、咽炎、气管炎）等。

第四节　慢性喉炎

慢性喉炎是指多种原因引起的慢性喉部炎症，本病亦属于中医学的“喉瘖”“慢喉喑”的范畴。

一、病因病机

（一）病因

因久病肺金虚损、肾阴不足或血瘀痰阻，以致声音不扬，甚至嘶哑失声，即所谓“金破不鸣”，称为慢喉瘖。慢喉瘖　常是急喉瘖反复发作或迁延不愈的结果。此外，长期用声过度或用声不当，亦为极其重要的原因，各种年龄均可患此病，多见于成人。

（二）病机

1. 肺肾阴虚

素体虚弱，燥热伤肺，过劳伤肾，或久病失养，以致肺肾阴亏，肺津无以上布，肾阴无以上承；又因阴虚生内热，虚火上炎，蒸灼于喉，致声门失健，开合不利，发为喉瘖。

2. 肺脾气虚

素体虚弱，过度用嗓，气耗太甚，加之久病失调，或劳倦太过，致肺脾气虚，无力鼓动声门，发为喉瘖。

3. 血瘀痰凝

患病日久，余邪未清，结聚于喉，阻滞脉络；或用嗓太过，耗气伤阴，喉部脉络受损，经气瘀滞不畅，气滞则血瘀痰凝，致声带肿胀或形成小结或息肉，妨碍声门开合，则久瘖难愈。

二、临床表现

1. 声音嘶哑

以声嘶为主，初起为间歇性。声音变低沉、粗糙，晨起症状较重，以后随活动增加，咳出喉部分泌物而逐渐变好，次晨又变差；噤声后声音嘶哑减轻，多讲话又可使症状加重。日久可演变为持续性。完全失声者很少见。

2. 喉部不适

喉部常有不适，如刺痛、烧灼感、瘙痒、异物感、干燥感、痰液黏附感。每当说话则会咳嗽以清除黏稠痰液，是慢性喉炎的一个特有症状。

三、辨证论治

本病病程缠绵，以虚证居多，如肺肾阴虚或气阴俱虚；亦有实证者，如气滞血瘀痰凝，故临床上首先应辨清虚实。其次，要将声带等喉部的局部辨证与全身辨证相结合，使之辨证正确，以提高疗效。

1. 肺肾阴虚

证候：说话低沉费力，甚则嘶哑，日久难愈，每因劳累、多语后症状加重。咽喉干焮微痛，咽痒，干咳痰少，常有“清嗓”习惯；颧红唇赤，头晕耳鸣，虚烦少寐，腰膝酸软，手足心热，舌红少苔，脉细数。

治法：滋养肺肾，降火清音。

方药：百合固金汤（《医方集解》）加减。百合 12g，生地黄 15g，熟地黄 15g，麦冬 15g，玄参 15g，桔梗 10g，甘草 5g，贝母 10g，泽泻 12g，蝉蜕 8g，木蝴蝶 8g。如阴虚火旺明显者加黄柏、知母；咽喉梗阻不利者宜加香附、郁金；大便干结者加瓜蒌仁。若以咽喉干焮微痛、咽痒干咳为主，为阴虚肺燥之证，宜甘露饮（《阎氏小儿方论》）加减，药用熟地黄、生地黄、天冬、麦冬、甘草、茵陈、枇杷叶、石斛、黄芩、木蝴蝶。

中成药：①知柏地黄丸（或杞菊地黄丸），每次 10g，每日 3 次，淡盐水送服。本方滋补肺肾，清降虚火，适用于肺肾虚之慢喉喑。②润喉丸，每次 1 ～ 2 丸，每日数次，频频含化吞服。本方益气生津、软坚散结，适宜于咽喉干焮梗阻、微痛声哑者。③清音丸，每次 1 丸，每日 3 次，含化吞服。本方清肺降火，利喉开音，适宜于急（慢）性喉喑。

2. 肺脾气虚

证候：声嘶日久，遇劳益甚，上午明显，语音低微，说话费力；面色淡白或萎黄，倦怠乏力，易感冒，口淡不渴，纳呆便溏，舌质淡胖苔白，脉弱或虚张。

治法：补益肺脾，益气开胃。

方药：补中益气汤（《脾胃论》）加味。黄芪 15g，炙甘草 6g，党参 15g，白术 12g，当归 8g，陈皮 8g，柴胡 10g，升麻 6g，石菖蒲 12g，诃子 10g。若湿重痰多而白者，可选加法半夏、茯苓、扁豆；声带肿胀明显加苍术、生薏苡仁或泽泻；若声带松弛无力、全身倦怠乏力，可加大黄芪用量至 30g，或加人参。

中成药：①补中益气丸，每次 5 ～ 10g，每日 3 次，温开水冲服，功效为补中益气、利喉开音，适宜于本病之肺脾气虚者。②西洋参胶囊（或西洋参茶），每次 1 ～ 2 粒（或 1 ～ 2 包），每日 2 ～ 3 次，口服。功效益气生津，适宜于气阴两虚者。

3. 气滞血瘀痰凝

证候：声嘶日久，喉内有黏痰或异物感，或喉部微痛；胸胁脘腹胀闷不舒，或咽干而不引饮，舌质淡暗或有瘀点，脉弦滑。

治法：行气活血，化痰开音。

方药：会厌逐瘀汤（《医林改错》）加减。桃仁 12g，川红花 8g，当归 8g，赤芍 12g，柴胡 10g，枳壳 8g，桔梗 10g，甘草 5g，玄参 12g，法半夏 12g，木蝴蝶 8g。痰多者加贝母、瓜蒌仁、浮海石；声带息肉呈半透明者加泽泻、苍术；有小结者加三棱、莪术。

中成药：黄氏响声丸，每次20～30粒（小儿8～15粒），每日3次，饭后温开水送服。本方清肺化痰、滋养肺肾、行气活血、利喉开音，适宜于急（慢）性喉炎（包括声带小结、息肉）等，特别是肺热痰结、肺肾阴虚、血瘀气滞之患者。

四、其他疗法

（一）外治疗法

1. 含服

响胜破笛丸：大黄、连翘、桔梗、甘草、砂仁、川芎、薄荷、百药煎、诃子。常用于歌唱失声声嘶者。

2. 蒸汽吸入或超声雾化吸入

常在内服煎剂之前趁热吸其蒸汽，每次 5 ～ 10 分钟。也可根据不同证型选用不同药物，水煎煮后蒸气吸入或超声雾化吸入，每日 1 ～ 2 次，每次 20 分钟。

（1）肺肾阴虚：生地黄、玄参、泽泻各 15g，薄荷、蝉蜕、木蝴蝶各 8g。

（2）肺脾气虚：荆芥穗、紫苏叶、蝉蜕、当归各 8g，诃子、石菖蒲各 12g。

（3）气滞血瘀：桃仁、川红花、赤芍、枳壳、泽泻、莪术各 10g，木蝴蝶、蝉蜕各 8g。

（二）针灸疗法

1. 体针及灸法

（1）取手太阴、手足阳明、任脉等经穴为主，常用穴如合谷、鱼际、天突、足三里等，每次 2 ～ 3 穴。平补平泻手法，气虚亦可用灸法。

（2）主穴取人迎，辅穴取廉泉、天突、合谷、曲池。留针 15 ～ 20 分钟，每 5 分钟捻转一次，或用电针仪给予脉冲频率每秒 15 ～ 20 次的刺激，每日或隔日一次，6 ～ 8 次为一个疗程。

2. 穴位注射

取天突、曲池、孔最，每次选 1 ～ 2 穴，轮流使用，注射 10% 葡萄糖溶液 2mL（或丹参注射液、B 族维生素等），隔日一次，5 ～ 7 次为一个疗程。

3. 耳针疗法

主穴（耳穴）：肺、大肠、肾、膀胱。配穴（体针）：太渊、列缺、合谷、照海。一般以耳穴为主，病程长者再加配穴，每日一次，每次取双耳，留针 30 ～ 45 分钟，中间捻转 2 次，10 次为一个疗程，两个疗程间隔 1 周。

第五节　急性会厌炎

急性会厌炎是指病毒或细菌等引起的会厌急性感染。本病属于中医学的“猛疽”“喉痈”“咽喉生痈”“咽喉生疮”范畴。由于其发病部位在下喉部位，即会厌处，故中医具体又称“下喉痈”“会厌痈”。

一、病因病机

《太平圣惠方》云：“喉咙者，为气之通路；会厌者，是音声之门户。若风邪热毒，在于肺脾，则阴阳不和，气道否涩，上焦壅塞，风热之气，上冲咽喉，攻于会厌，故肿痛，语声不出也”。由此可知，本病是“风邪热毒，在于肺脾，则阴阳不和”。《疮疡经验全书·卷一》说：“积热生痈，此胃经受热，胃气通于咽喉，故生喉痈。”故本病的病因与喉痈大致相同，均为肺脾胃素有积热，复加风热之邪上冲咽喉，攻于会厌；或因过食辛辣炙煿，醇酒厚味；或因咽喉异物、外伤、邻近组织感染，致会厌肌膜受损染毒而发。

1. 风热侵袭，热毒搏结

风热之邪侵袭，最易客犯咽喉，攻于会厌。或平素肺脾蕴热，复感风热之邪，风热邪毒搏结会厌，气道受阻，开阖不利。

2. 热毒壅盛，痰火结聚

热毒壅盛，愈炽化火，火动痰生，结聚咽喉，灼腐成脓。火毒痰涎壅滞，故咽喉肿痛，声音难出，汤水难下，呼吸困难。

二、临床表现

1. 症状

（1）咽喉疼痛较剧，吞咽时加重，咽下困难，口涎外溢，言语含糊不清。局部症状虽较重，但因声带多无受累，故很少有声音嘶哑。

（2）全身症状起病急，有畏寒、发热，表现为急性痛苦面容。儿童及老年人症状多较为严重。体温在 38 ～ 39℃。

2. 体征

（1）会厌红肿：口咽部无明显改变，但会厌明显红肿，多呈球形。若脓肿形成，表面

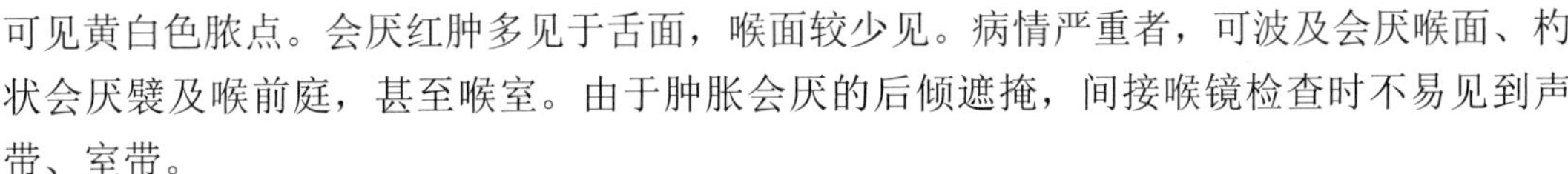

可见黄白色脓点。会厌红肿多见于舌面，喉面较少见。病情严重者，可波及会厌喉面、杓状会厌襞及喉前庭，甚至喉室。由于肿胀会厌的后倾遮掩，间接喉镜检查时不易见到声带、室带。

（2）吸气性呼吸困难：病情严重者，可出现不同程度的吸气性呼吸困难体征。

三、辨证论治

中医认为，本病多属热毒搏结于会厌的实热证，治疗以清热解毒、利咽消肿为主，后期阴液耗伤者，可取滋养阴液、清解余毒之法。

1. 外邪侵袭，热毒搏结

证候：起病急骤，突感咽喉疼痛，吞咽时加重，发热，恶寒，头痛，口干，咳嗽；检查见口咽部轻度充血，会厌红肿明显，舌质红，苔薄白或薄黄，脉浮数。

治法：疏风清热，解毒消肿。

方药：疏风清热汤加减：荆芥 6g、防风 6g、牛蒡子 10g、甘草 2g、金银花 10g、连翘 10g、桑白皮 10g、赤芍 10g、桔梗 10g、黄芩 10g、天花粉 10g、玄参 10g、浙贝母 10g、板蓝根 10g。

2. 热毒困结，化腐成脓

证候：咽喉疼痛剧烈，吞咽困难，汤水难下，呼吸不畅，甚则呼吸困难，语言含糊，高热不退，头痛，口气秽臭，大便秘结，小便黄；检查见会厌明显红肿如球，舌质红，苔黄厚而腻，脉洪数有力。

治法：泻火解毒，消肿排脓。

方药：清咽利膈汤合仙方活命饮加减：黄芩 10g，黄连 10g，栀子 10g，金银花 15g，连翘 15g，牛蒡子 15g，大黄 10g，玄明粉 10g，皂角刺 15g，穿山甲 10g，赤芍 15g，天花粉 20g，甘草 10g。

3. 阴液耗伤，余毒未清

证候：会厌痈经切开排脓、穿刺抽脓或自溃出脓后，咽喉疼痛即逐渐减轻，可有低热，疲乏、口干渴、大便干结，舌质红，苔微黄欠润，脉细缓或数。

治法：滋养阴液，清解余毒。

方药：沙参麦冬汤加减：沙参 15g，麦冬 15g，玉竹 15g，天花粉 20g，扁豆 10g，太子参 30g，石斛 15g，金银花 15g，蒲公英 15g，桔梗 10g，生甘草 6g。

四、其他疗法

因下喉痈病位较低，一般的含漱方法则药液难于到达病处，用含服法则效果较佳。多取有清热解毒、消肿止痛的药液、药片或丸剂含化后慢慢分次咽下，延长药物在病灶处的停留时间，便于吸收。

1. 润喉丸

甘草粉 300g，硼砂 15g，食盐 15g，玄明粉 30g、酸梅 750g（去核），共研为细末，以荸荠粉 250g 为糊制丸，每丸重 3g。

2. 内服中药

治本病的内服中药，取其汤剂小口缓慢分次咽下，既有内服之功，又兼外治之效，可谓一举两得。

3. 淡盐水

淡盐水适量含服，简便价廉，咽痛时及时采用，可争取治疗时间。

五、预防与保健

（1）了解本病的特点及预防措施，由变态反应所致者应避免与变应原接触。

（2）生活有规律，不过度疲劳，戒烟酒。

（3）积极治疗邻近器官感染，出现咽喉剧痛、吞咽困难、呼吸困难等症状时应立即就近求医就诊。

参考文献

[1] 丁淑贞，吴冰 . 耳鼻喉科临床护理一本通 [M]. 北京：中国协和医科大学出版社，2016.

[2] 蔺国英，孙丽 . 临床耳鼻喉疾病诊疗学 [M]. 昆明：云南科学技术出版社，2020.

[3] 崔勇 . 现代耳鼻喉疾病诊疗进展与实践 [M]. 昆明：云南科学技术出版社，2020.

[4] 刘蓬 . 实用中医耳鼻喉科学 [M]. 北京：中国中医药出版社，2020.

[5] 智慧宽，杨屈扬，马丹丹，等 .185 例儿童咽喉部异物临床分析 [J]. 中国耳鼻咽喉颅底外科杂志，2024，30（2）：111-114.

[6] 赵金铭，王向东，张罗 . 人工智能在耳鼻咽喉头颈外科的应用 [J]. 首都医科大学学报，2024，45（2）：175-180.

[7] 刘勇 . 主动发现、尽早干预 打开听障儿童有声世界访首都医科大学附属北京同仁医院耳鼻咽喉科研究所研究员黄丽辉 [J]. 妇儿健康导刊，2024，3（7）：1-3.

[8] 阳俊杰，邓安春 . 新形势下耳鼻咽喉科住院医师规范化培训体系优化策略 [J]. 医学理论与实践，2024，37（7）：1249-1251.

[9] 段祥强，何建乔，朱敏辉，等 . 一种鼓膜穿刺模型及其在耳鼻咽喉科教学实践中的应用 [J]. 中国毕业后医学教育，2024，8（5）：356-359，364.